臨床に役立つ
画像診断
トレーニング

【編集委員】

金田　隆 日本大学松戸歯学部　放射線学講座

村上秀明 大阪大学大学院歯学研究科　歯科放射線学講座

森本泰宏 九州歯科大学　歯科放射線学分野

刊行にあたって

　「日常歯科臨床に役立つ画像診断を学ぶよい本はありませんか？」と、近年、歯科開業医の先生方からよく尋ねられます。口内法を主とする単純 X 線写真はデジタル化が進み、新規開業の先生方はほぼ100％デジタル X 線装置を導入し、歯科用コーンビーム CT（以下、CBCT）は販売台数が23,000台を超え、歯科医院の 3 軒に 1 軒の割合で CBCT を導入している現在の状況から、このようなお尋ねは当然と思います。

　とくに CBCT の普及に伴い、保存治療や埋伏歯の治療、口腔インプラントや顎関節治療を中心に、CT を日常歯科臨床に応用する先生方が増加の一途を辿っています。しかしながら、歯科臨床医が画像診断に関する基礎的な知識、正常解剖およびデジタルワークフローなどを基本から学べる本は乏しいのが現状でした。また、CBCT をお持ちの50代以上の開業医の先生方は、その多くが学生時代に CT の原理や特徴および読影を学ぶ機会が乏しい状況でした。そのような背景のもと、本増刊号が発刊されました。

　本増刊号は、日常歯科臨床の画像診断をトレーニングするように、修復補綴、矯正、口腔インプラント治療へのデジタルワークフロー活用および保険診療まで幅広く学べる本です。本書の特徴は各領域のエキスパートの先生方に、簡潔にわかりやすくを念頭に、きれいな臨床画像や実態像および図や表を利用し、臨床画像や図を追うだけでも理解できるように執筆をお願いいたしました。

　全国の開業医の先生方が本書を利用され、画像診断を有効活用し、安全で良質な歯科医療を国民に提供し、健康増進および福祉向上の一助になれば幸いです。

　最後に丁寧な編集作業をしていただいたデンタルダイヤモンド編集部の野沢卓也氏と関係各位に、そして編者の要望を受け入れていただき、熱意をもって執筆いただいた先生方に深謝いたします。

2024 年 8 月

日本大学松戸歯学部　放射線学講座

金田 隆

CONTENTS

CONTENTS

編集制作：近藤佳代子(atelier spica)
ブックデザイン：雨谷卓生

第1章 正常画像解剖および正常変異と障害陰影

口内法 X 線写真の正常画像解剖

村岡宏隆　　Hirotaka MURAOKA　｜　日本大学松戸歯学部　放射線学講座
金田 隆　　Takashi KANEDA　｜　日本大学松戸歯学部　放射線学講座

1　正常画像解剖（図1、表1）

　口内法 X 線検査は、歯や歯周組織の画像検査として日常歯科臨床で最も頻用される撮影法であり、う蝕、根尖病巣および歯周炎などの術前および術後評価に有用である。また、同検査では歯や歯周組織以外の周囲の構造物として上顎では前鼻棘、切歯管、正中口蓋縫合、鼻腔などが、下顎ではオトガイ棘、舌側孔、オトガイ隆起、顎舌骨筋線などが描出される。臨床医は疾患との混同を避けるため、歯や歯周組織だけではなく、周囲に観察される正常解剖像も理解する必要がある。

2　口内法 X 線写真と読影のポイント

1．上顎前歯部（図2）

・上顎前歯部では X 線不透過像として鼻中隔の

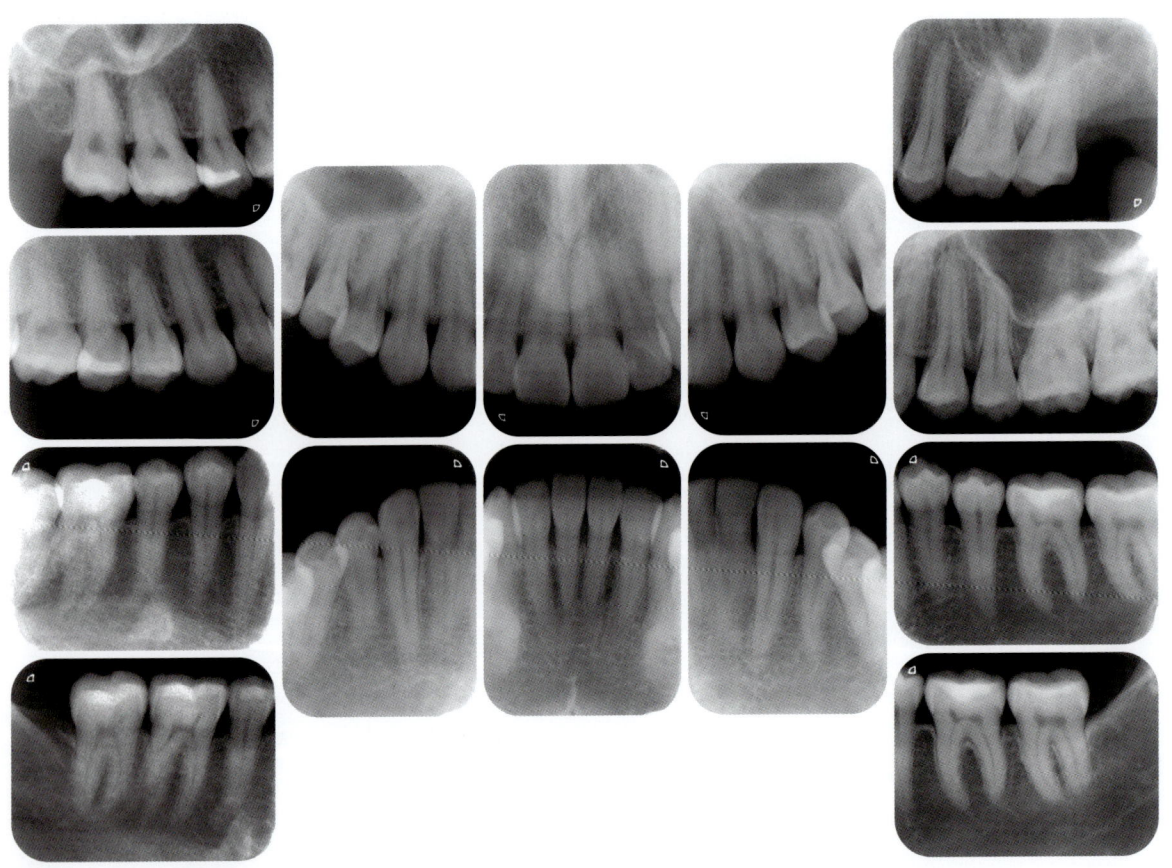

図❶　口内法 X 線写真

表❶　口内法 X 線写真で観察可能なおもな解剖学的構造

X 線透過像	X 線不透過像
1．歯髄腔	11．エナメル質
2．歯根膜腔	12．象牙質
3．切歯孔	13．歯槽硬線
4．鼻腔	14．前鼻棘
5．正中口蓋縫合	15．鼻腔底線
6．舌側孔	16．鼻中隔
7．栄養管	17．鼻尖
8．上顎洞	18．オトガイ棘
9．オトガイ孔	19．栄養管
10．下顎管	20．上顎洞底線
	21．上顎骨頬骨突起
	22．頬骨下縁
	23．上顎結節
	24．筋突起
	25．内斜線
	26．外斜線
	27．顎舌骨筋線

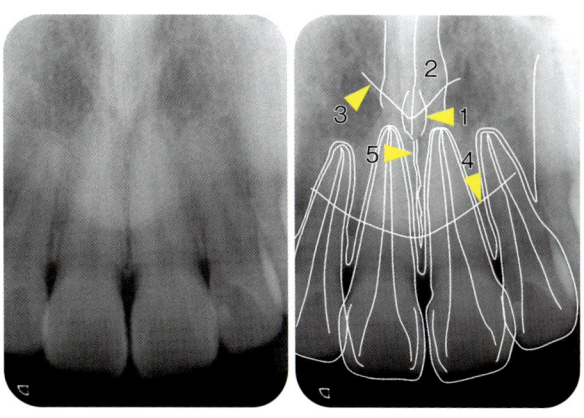

図❷　口内法 X 線写真とトレース像（上顎前歯部）
1．切歯孔　2．鼻中隔　3．前鼻棘　4．鼻尖　5．正中口蓋縫合

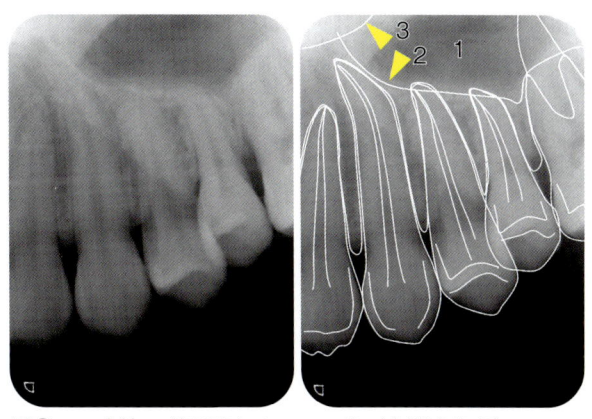

図❸　口内法 X 線写真とトレース像（上顎犬歯部）
1．上顎洞　2．上顎洞底線　3．鼻腔底線

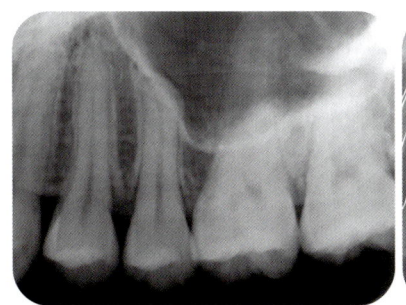

図❹　口内法 X 線写真とトレース像（上顎小臼歯部）
1．上顎洞　2．上顎洞底線　3．上顎骨頬骨突起　4．エナメル質
5．象牙質　6．歯髄腔　7．歯根膜腔　8．歯槽硬線

最先端部である前鼻棘、鼻尖などが描出される。
- X線透過像として切歯孔や正中口蓋縫合が描出される。
- 疾患とこれらの解剖学的構造が重複する場合には、留意して読像する必要がある。

2．上顎犬歯部・小臼歯部（図3、4）

- 上顎犬歯部および小臼歯部では根尖部の上方に上顎洞、鼻腔が X 線透過像として描出される。
- X線不透過像として、上顎洞底線、鼻腔底線が描出される。

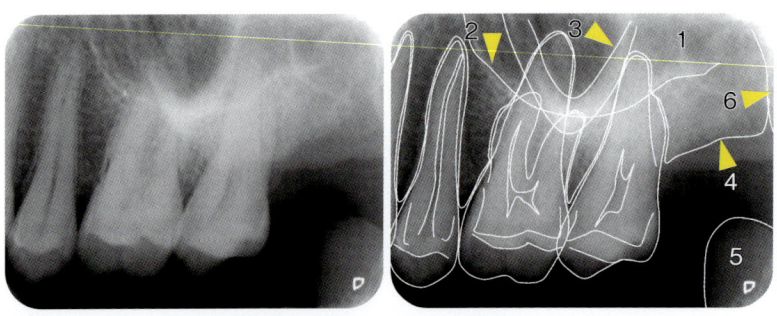

図❺　口内法Ｘ線写真とトレース像（上顎大臼歯部）
1．上顎洞　2．上顎洞底線　3．上顎骨頬骨突起　4．上顎結節
5．筋突起　6．蝶形骨翼状突起外側板

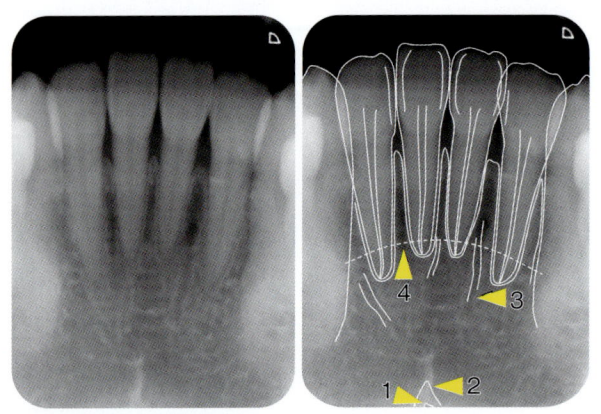

図❻　口内法Ｘ線写真とトレース像（下顎前歯部）
1．舌側孔　2．オトガイ棘　3．栄養管
4．オトガイ隆起

- 上顎洞壁は鼻腔壁に比べて境界明瞭に描出されることが多く、鼻腔底線と重複する。

3．上顎大臼歯部（図5）

- 上顎大臼歯部では上顎洞、上顎洞底線、上顎骨頬骨突起、筋突起などが描出される。
- 上顎洞はＸ線透過像として、上顎洞底線、上顎骨頬骨突起、筋突起はＸ線不透過像として描出される。
- 上顎洞底線は上顎第1大臼歯の口蓋根と重複し、上顎骨頬骨突起の下縁は根尖と重複する場合もあるため、読像時には留意が必要である。
- 蝶形骨翼状突起外側板がフィルムの位置づけにより描出される場合もある。

4．下顎前歯部（図6）

- 下顎前歯部では栄養管、オトガイ隆起、オトガイ棘、舌側孔などが描出される。

- オトガイ棘は塊状のＸ線不透過像として描出され、舌側孔はその中央部にＸ線透過像として描出される。
- オトガイ隆起は帯状のＸ線透過像として下顎前歯の根尖部付近に描出されることもあるため、根尖病巣の読像を困難にする場合がある。

5．下顎犬歯部・小臼歯部（図7、8）

- 下顎犬歯部および小臼歯部ではオトガイ孔、下顎管などが描出される。
- オトガイ孔および下顎管はともにＸ線透過像として描出される。
- オトガイ孔は楕円状のＸ線透過像として下顎第2小臼歯の根尖部付近に描出されるため、根尖病巣との誤認に注意が必要である。鑑別に歯根膜腔との連続性が有用な場合がある。

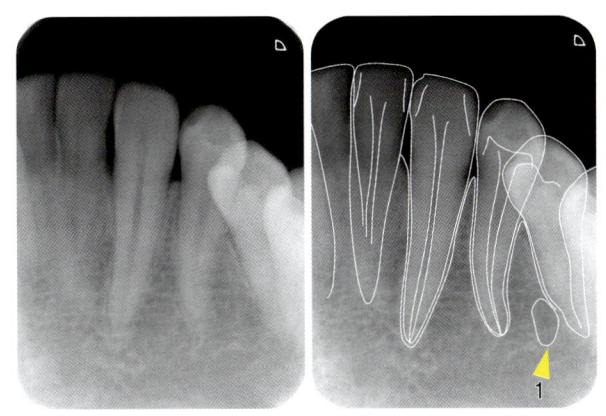

図❼　口内法 X 線写真とトレース像（下顎犬歯部）
　　　1．オトガイ孔

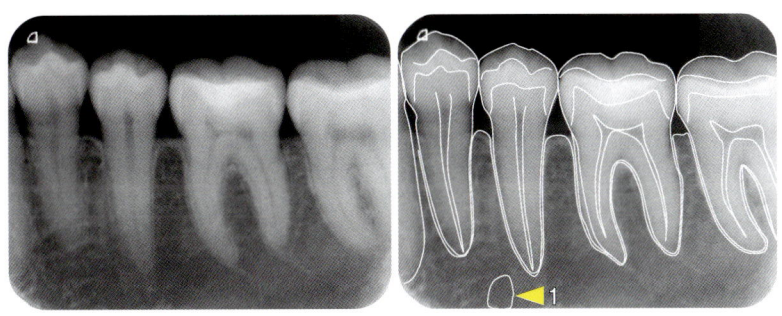

図❽　口内法 X 線写真とトレース像（下顎小臼歯部）
　　　1．オトガイ孔

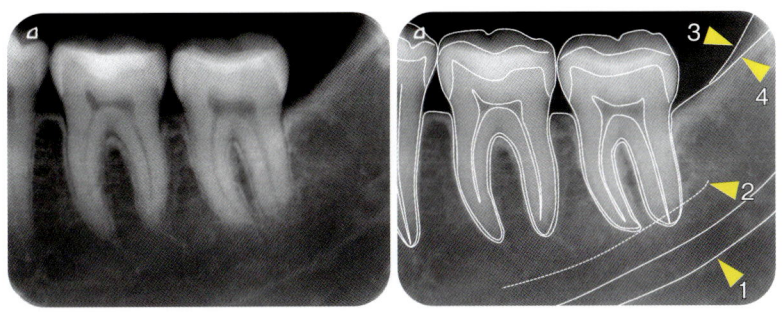

図❾　口内法 X 線写真とトレース像（下顎大臼歯部）
　　　1．下顎管　2．顎舌骨筋線　3．外斜線　4．内斜線

6．下顎大臼歯部（図9）

- 下顎大臼歯部では下顎管、内斜線、外斜線や顎舌骨筋線が描出される。
- 下顎管は X 線透過像として描出されるが、上壁は神経や脈管が交通しているため不明瞭となる。
- 顎舌骨筋が X 線不透過像として大臼歯部の根尖部と重複して描出される場合もある。

【参考文献】
1）金田 隆, 中山秀樹, 平井俊範, 生嶋一郎：知っておきたい 顎・歯・口腔の画像診断. 秀潤社, 東京, 2017.
2）金田 隆, 久山佳代：顎口腔領域の疾患　読影ポイントから病理診断, 治療方針まで. 永末書店, 京都, 2022.

パノラマＸ線写真の正常画像解剖

村岡宏隆　Hirotaka MURAOKA　｜　日本大学松戸歯学部　放射線学講座

金田 隆　Takashi KANEDA　｜　日本大学松戸歯学部　放射線学講座

1 正常画像解剖

パノラマＸ線検査は、歯列弓が明瞭に描出されるようにＸ線管球と検出器を対向して撮影する断層撮影法の一種である。歯や顎骨に加えて周囲の解剖学的構造を1枚の画像として撮影可能であり、日常臨床において口内法Ｘ線検査と並んで実施頻度の高い検査法である。

顎骨周囲の解剖学的構造として下顎では、茎状突起および舌骨、上顎では、眼窩、上顎洞、鼻腔、翼状突起等が描出される。また、軟組織構造も描出されるため唾石等の石灰化を生じるような疾患にも有用である。顎口腔領域を総覧できることが同検査の最大の利点であるが、断層域外の解剖学的構造が重複する特徴もあるため、日常臨床での有効活用には正常解剖像を熟知する必要がある。

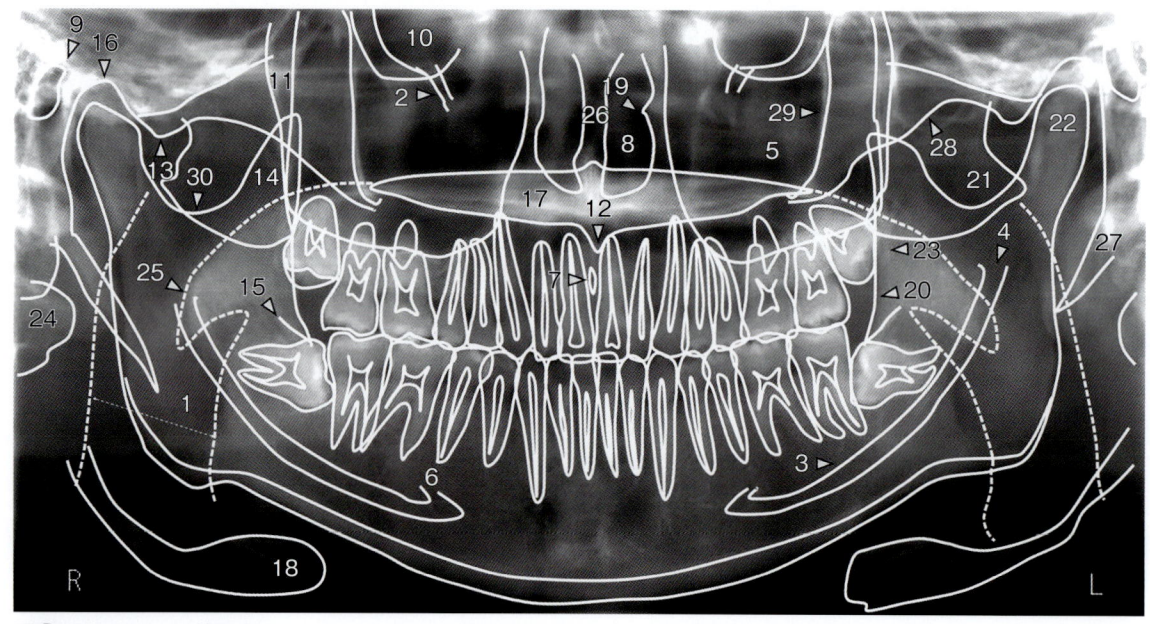

図❶　パノラマＸ線写真
Ｘ線透過像
　1．気道（咽頭）　2．眼窩下管　3．下顎管　4．下顎孔　5．上顎洞　6．オトガイ孔　7．正中口蓋縫合
　8．鼻腔　9．外耳孔　10．眼窩　11．翼口蓋窩
Ｘ線不透過像
　12．前鼻棘　13．関節結節　14．筋突起　15．内斜線　16．下顎窩　17．硬口蓋　18．舌骨
　19．下鼻甲介　20．外斜線　21．蝶形骨翼状突起　22．下顎頭　23．上顎結節　24．頸椎
　25．軟口蓋　26．鼻中隔　27．茎状突起　28．頬骨弓　29．上顎骨頬骨突起・頬骨後面（パノラマ無名線）
　30．下顎切痕

表❶ パノラマX線写真で観察可能なおもな解剖学的構造

X線透過像	X線不透過像
1. 気道（咽頭）	12. 前鼻棘
2. 眼窩下管	13. 関節結節
3. 下顎管	14. 筋突起
4. 下顎孔	15. 内斜線
5. 上顎洞	16. 下顎窩
6. オトガイ孔	17. 硬口蓋
7. 正中口蓋縫合	18. 舌骨
8. 鼻腔	19. 下鼻甲介
9. 外耳孔	20. 外斜線
10. 眼窩	21. 蝶形骨翼状突起
11. 翼口蓋窩	22. 下顎頭
	23. 上顎結節
	24. 頸椎
	25. 軟口蓋
	26. 鼻中隔
	27. 茎状突起
	28. 頬骨弓
	29. 上顎骨頬骨突起・頬骨後面（パノラマ無名線）
	30. 下顎切痕

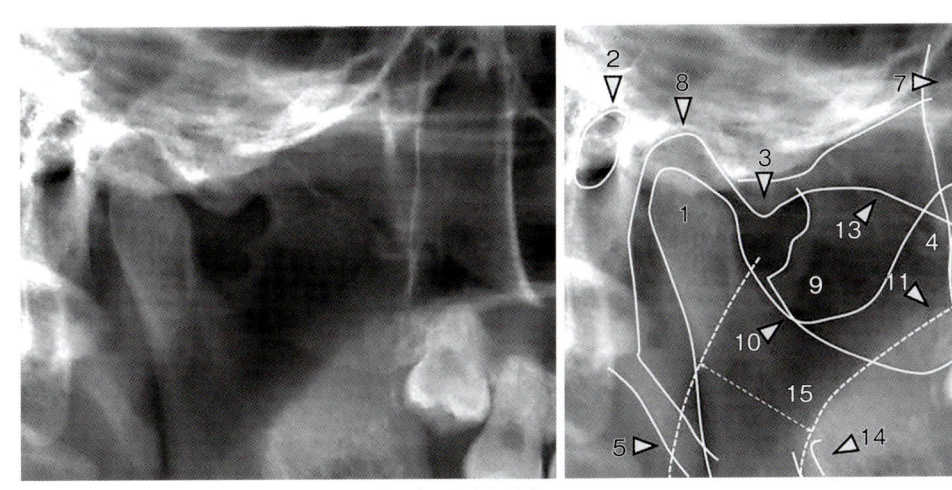

図❷ パノラマX線写真とトレース像（上顎右側部）
1．下顎頭　2．外耳孔　3．関節結節　4．筋突起　5．茎状突起　6．上顎骨頬骨突起・頬骨の後面
7．翼口蓋窩　8．下顎窩　9．蝶形骨翼状突起外側板　10．下顎切痕　11．軟口蓋　12．上顎洞
13．頬骨弓　14．下顎孔　15．気道（咽頭）

2 パノラマX線写真とそのトレース像と読影のポイント

1. 上顎大臼歯部

- 上顎後方部では上顎洞の後方部、顎関節、茎状突起などが描出される（図2、3）。
- 上顎洞に手術既往がある場合には、術後変形により不明瞭となる。
- 上顎洞の後方には蝶形骨翼状突起外側板と上顎洞後壁に挟まれた翼口蓋窩が描出される。さらに後方では関節結節、下顎窩、下顎頭が描出され、骨変形や骨吸収等の評価が可能である。
- 蝶形骨翼状突起は薄いため、観察が困難な場合

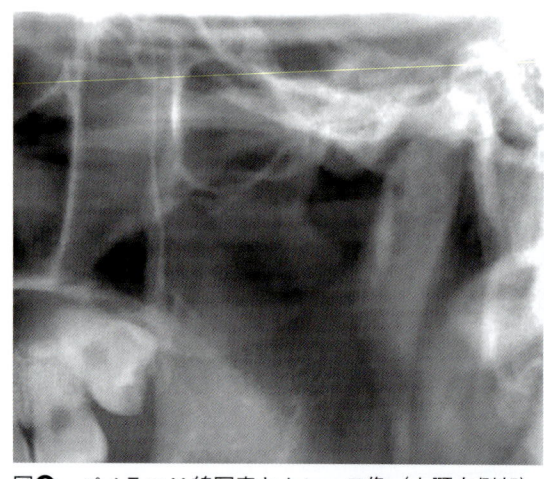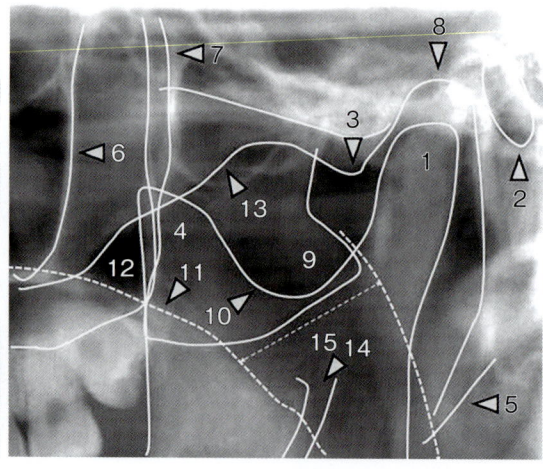

図❸　パノラマX線写真とトレース像（上顎左側部）
1．下顎頭　2．外耳孔　3．関節結節　4．筋突起　5．茎状突起　6．上顎骨頬骨突起・頬骨の後面
7．翼口蓋窩　8．下顎窩　9．蝶形骨翼状突起外側板　10．下顎切痕　11．軟口蓋　12．上顎洞
13．頬骨弓　14．下顎孔　15．気道（咽頭）

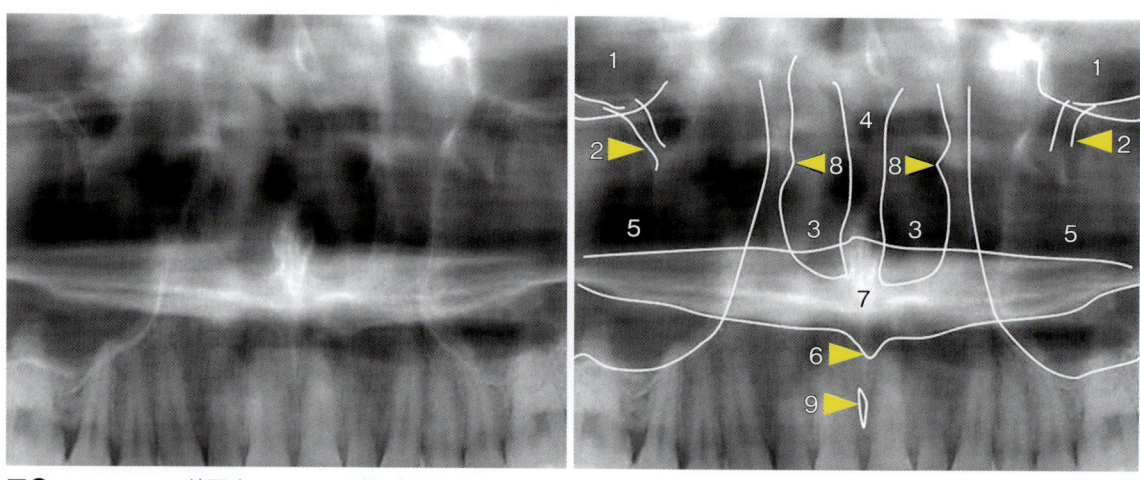

図❹　パノラマX線写真とトレース像（上顎正中部）
1．眼窩　2．眼窩下管　3．鼻腔　4．鼻中隔　5．上顎洞 6．前鼻棘　7．硬口蓋　8．下鼻甲介
9．正中口蓋縫合

もある。また、上顎洞後壁もX線の接線方向により描出が不明瞭な場合がある。

- その他、上顎後方部では気道（咽頭）がX線透過像として描出されるため、病変との混同に注意が必要である。

2．上顎正中部

- 上顎正中部では、上顎洞の前方部、眼窩が描出される（図4）。その他、鼻腔、鼻中隔および下鼻甲介が観察可能である。
- 硬口蓋および前鼻棘、正中口蓋縫合および鼻口蓋管は重複する。
- 眼窩は下縁のみ観察可能である。
- 上顎正中部では頸椎の重複により読像が困難な

場合がある。

3．下顎大臼歯部

- 下顎後方部では下顎骨後方部、下顎管、舌骨などが描出される（図5、6）。
- 上顎後方部と同様に気道（咽頭）がX線透過像として描出されるため、病変との混同に注意が必要である。

4．下顎正中部

- 下顎正中部では下顎管と連続してオトガイ孔が描出される（図7）。また、下顎管の折り返しが確認できる。
- 上顎正中部と同様に頸椎の重複により読像が困難な場合もある。

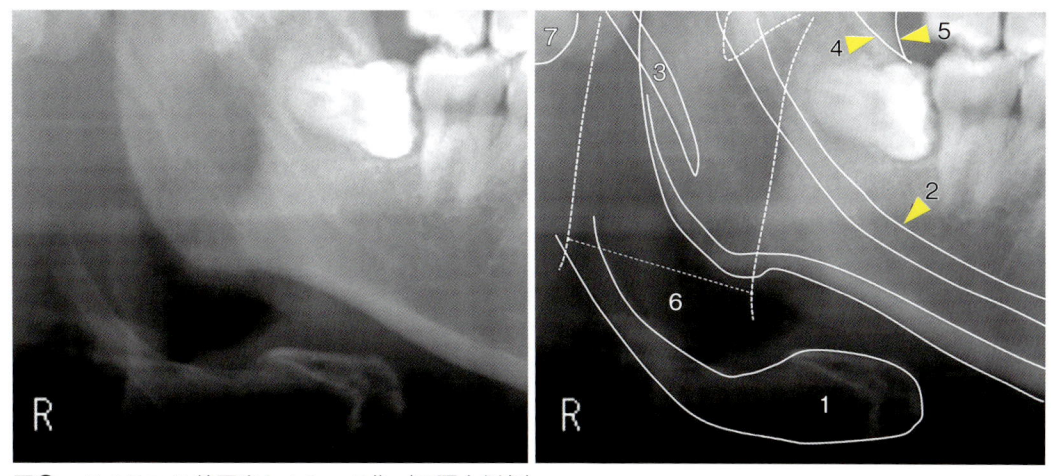

図❺ パノラマX線写真とトレース像（下顎右側部）
1．舌骨　2．下顎管　3．茎状突起　4．内斜線　5．外斜線　6．気道（咽頭）7．頸椎

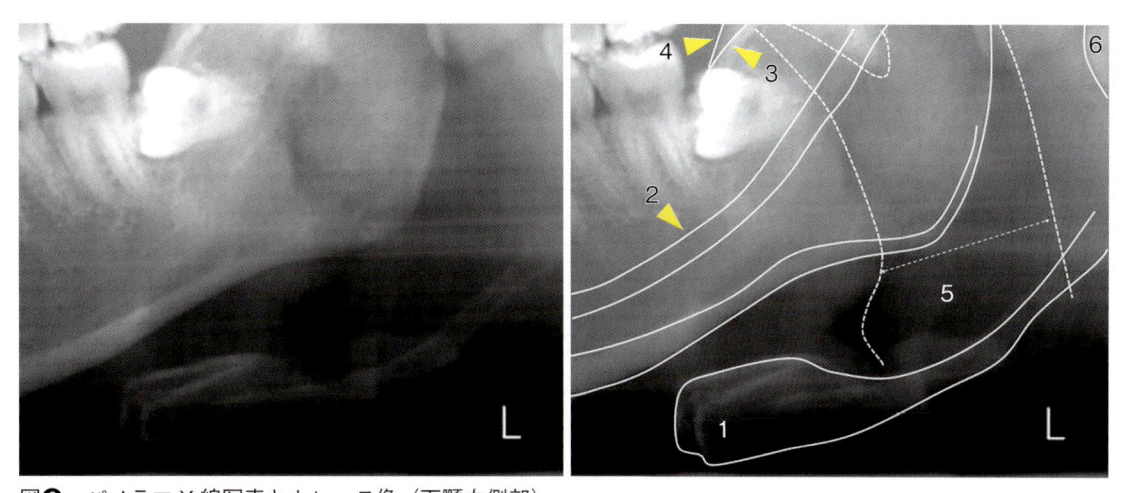

図❻ パノラマX線写真とトレース像（下顎左側部）
1．舌骨　2．下顎管　3．内斜線　4．外斜線　5．気道（咽頭）6．頸椎

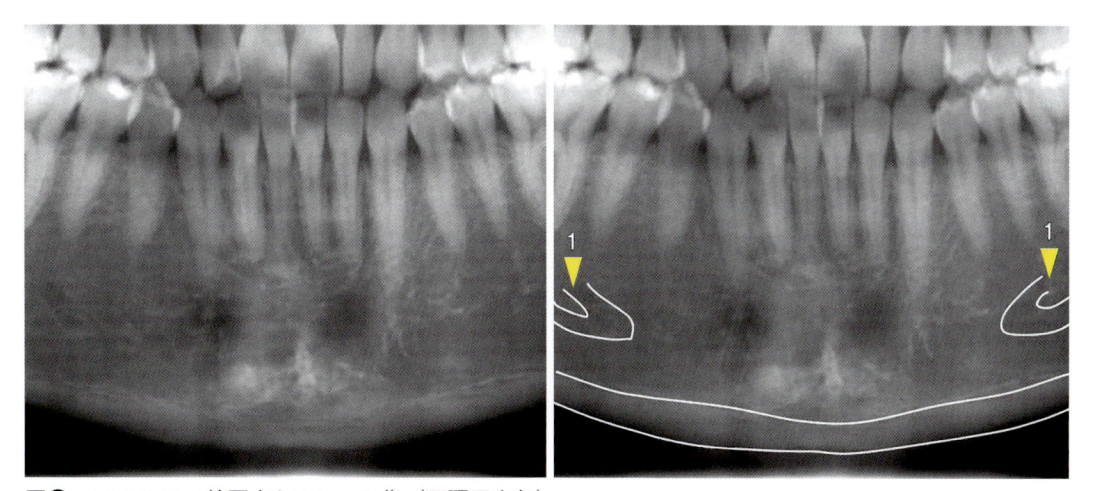

図❼ パノラマX線写真とトレース像（下顎正中部）
1．オトガイ孔

【参考文献】
1）金田 隆：一歩先のパノラマ診断力．砂書房，東京，2012．
2）金田 隆，中山秀樹，平井俊範，生嶋一郎：知っておきた
　い　顎・歯・口腔の画像診断．秀潤社，東京，2017．
3）金田 隆，久山佳代：顎口腔領域の疾患　読影ポイントか
　ら病理診断，治療方針まで．永末書店，京都，2022．

3 CBCTの正常画像解剖

徳永悟士　Satoshi TOKUNAGA　｜　日本大学松戸歯学部　放射線学講座

金田 隆　Takashi KANEDA　｜　日本大学松戸歯学部　放射線学講座

顎口腔領域は歯および歯周組織に由来する硬組織疾患の他、軟部腫瘍や唾液腺疾患等の多種多様な疾患が発生する。また、インプラント治療や矯正治療の際に術前画像検査にて患者の顎骨形態を評価することは必須である。このため、疾患の鑑別、診断および術前評価を行ううえで正常画像解剖を理解することは重要である。

本項では、硬組織の歯科用コーンビームCT（以下、CBCT）の正常解剖像を記す（**図1**）。

1 上顎

上顎骨は皮質骨が薄く、骨梁構造は疎であり、骨髄も非常に少ないのが特徴である。上顎骨前歯部には鼻口蓋管が走行しており、同部より発生する鼻口蓋管嚢胞に留意する必要がある。また、上顎骨では内部に副鼻腔最大の上顎洞を含むため、上顎洞に近接する臼歯部の歯科診療時には上顎洞への影響に留意する必要がある。

図2〜4に、それぞれの部位のCT像と解剖名称について説明する。

2 下顎

下顎骨は皮質骨が厚く、骨梁も太く密であるのが特徴である。下顎骨内には下顎管が走行しており、臨床では顎骨疾患による下顎管への影響やインプラント治療による下顎管との位置関係等を評

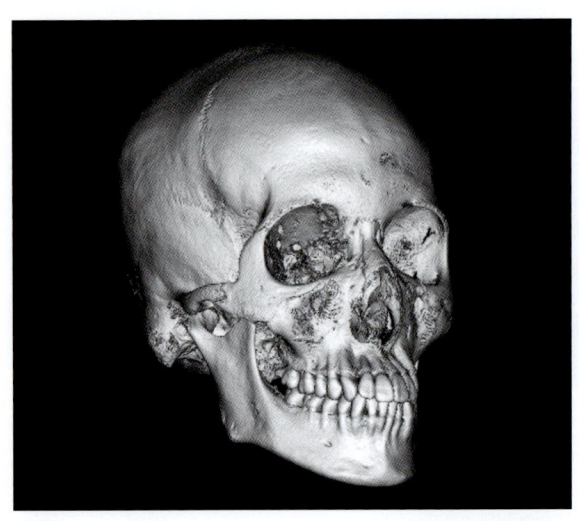

図①　3D画像

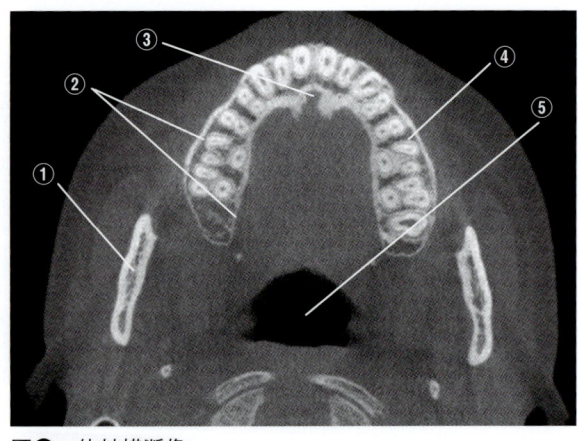

図②　体軸横断像
- 上顎骨体レベルの体軸横断像を示す
- 上顎前歯はやや唇側に位置している
- 上顎骨の皮質骨は下顎骨に比べて菲薄であり、骨梁も疎である
- 前歯部口蓋側に鼻口蓋管がみられる

①下顎枝、②上顎骨の皮質骨、③鼻口蓋管、④上顎歯槽骨、⑤中咽頭

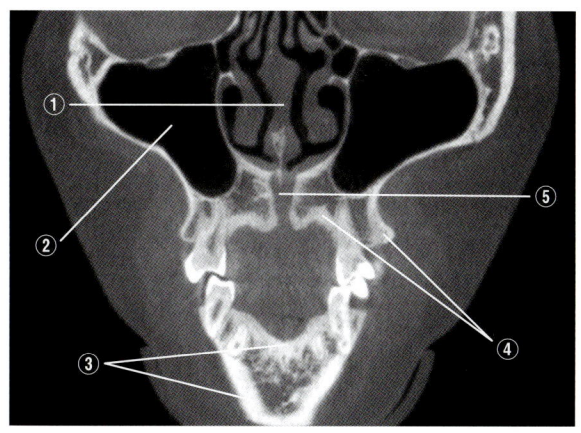

図❸ 前額断像
- 小臼歯部レベルの前額断像を示す
- 上顎正中部に上顎骨を貫通する管状の鼻口蓋管がみられる
①鼻中隔、②上顎洞、③下顎骨の皮質骨、
④上顎骨の皮質骨、⑤鼻口蓋管

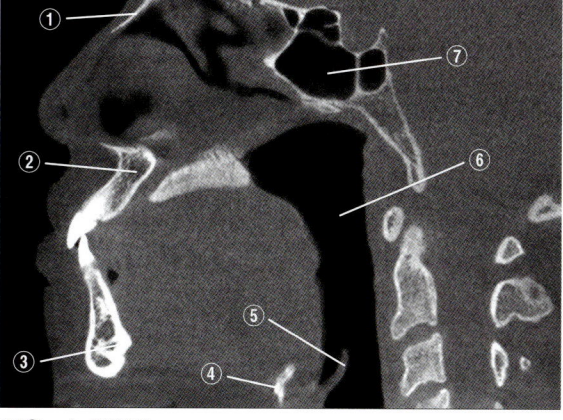

図❹ 矢状断像
- 正中部の矢状断像を示す
- 上顎正中部に鼻口蓋管がみられる
- 下顎正中部の舌側にオトガイ棘がみられる
①鼻骨、②鼻口蓋管、③オトガイ棘、④舌骨、⑤喉頭蓋、
⑥咽頭、⑦蝶形骨洞

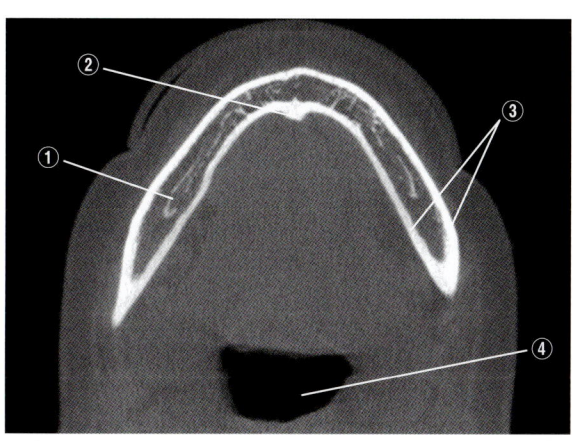

図❺ 体軸横断像
- 下顎骨体部レベルの体軸横断像を示す
- 下顎骨の皮質骨は厚く、均一な高濃度域としてみられる
- 下顎骨正中部の舌側皮質骨に突起状の高濃度域として、オトガイ棘がみられる
- 下顎骨内に下顎管が走行している
①下顎管、②オトガイ棘、③下顎骨の皮質骨、④中咽頭

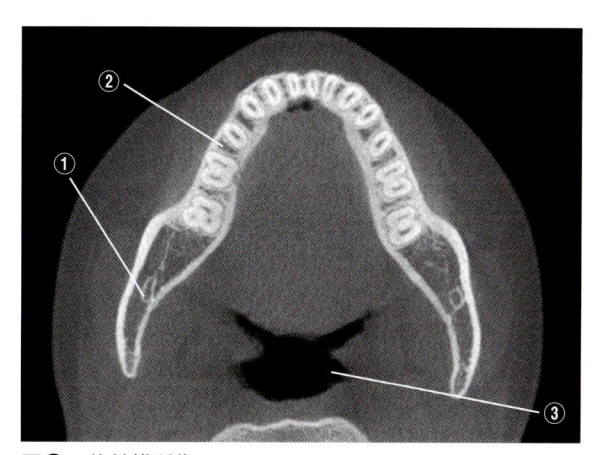

図❻ 体軸横断像
- 下顎骨体レベルの体軸横断像を示す
- 下顎の歯は歯槽骨の中央に位置しており、歯根は皮質骨とほぼ接している
- 歯槽骨の骨梁構造は明瞭であり、網目状の高濃度域としてみられる
- 海綿骨内の骨髄は脂肪と同程度の低濃度域を呈する
①下顎管、②下顎歯槽骨、③中咽頭

価する必要がある。また、左右下顎頭は顎関節を形成し、可動性を示すという特徴もある[1]。下顎頭に発生する変形性顎関節症はCBCTで評価可能であり、CT撮像時は下顎頭評価も重要である。

図5〜11にそれぞれの部位のCT像と解剖名称について説明する。

3 鼻副鼻腔

顎口腔領域のCBCT検査を施行した際、鼻腔と副鼻腔も撮像領域に含まれる。副鼻腔は前頭洞、上顎洞、篩骨洞、蝶形骨洞の4つである。副鼻腔に発生する疾患の多くは炎症であるが、上顎洞癌や術後性上顎嚢胞等の他疾患も発生し、鑑別が必

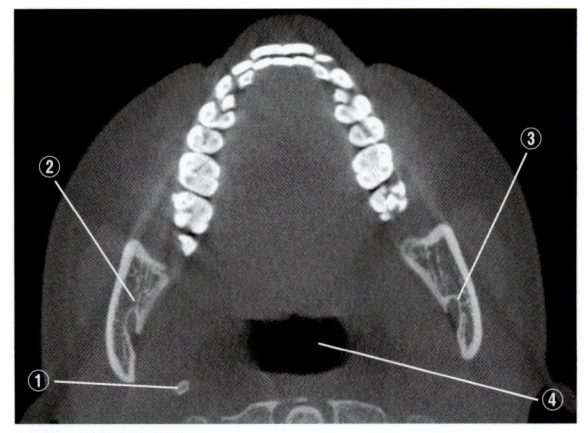

図❼　体軸横断像
- 下顎枝レベルの体軸横断像を示す
- 下顎枝舌側部に下顎管の開口部である下顎孔がみられる
①茎状突起、②下顎枝、③下顎孔、④中咽頭

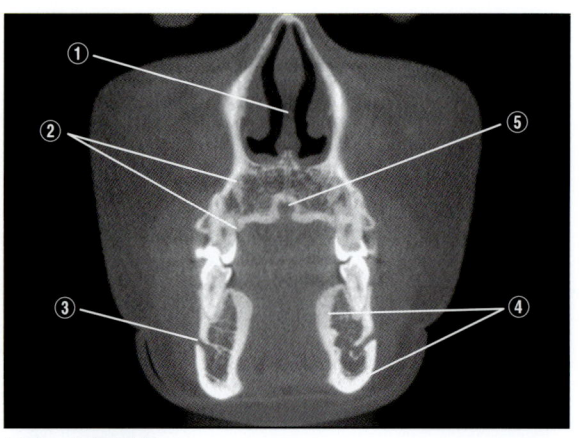

図❽　前額断像
- オトガイ孔レベルの前額断像を示す
- 下顎第2小臼歯根尖部付近の頬側にオトガイ孔が開口し、下顎管と連続している
①鼻中隔、②上顎骨の皮質骨、③オトガイ孔、
④下顎骨の皮質骨、⑤鼻口蓋管

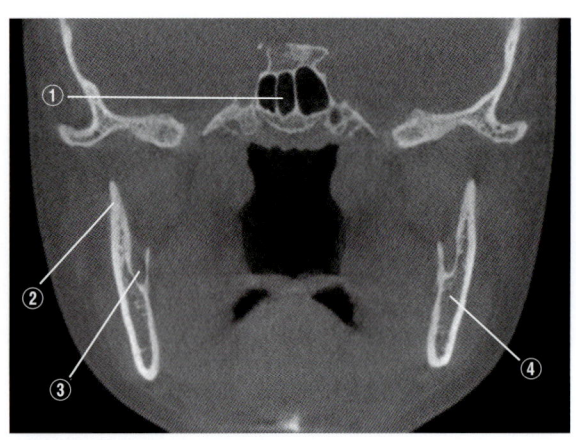

図❾　前額断像
- 下顎孔レベルの前額断像を示す
- 下顎枝舌側部に下顎孔が開口している
①蝶形骨洞、②筋突起、③下顎孔、④下顎枝

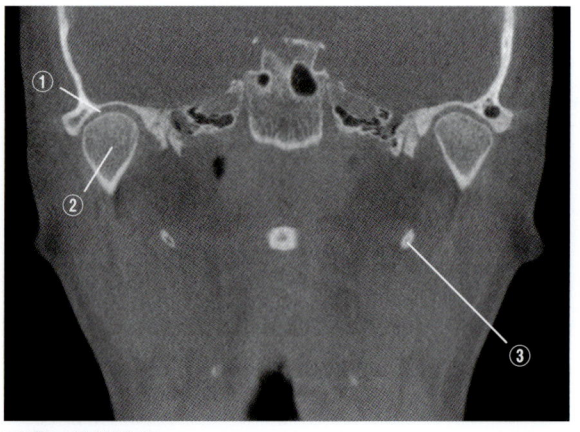

図❿　前額断像
- 下顎頭レベルの前額断像を示す
- 下顎頭は閉口時に下顎窩内に位置する
- 下顎頭の形態評価が可能であるが、関節円板の評価にはMRI検査を推奨する
①下顎窩、②下顎頭、③茎状突起

要となる[2)]。とくに副鼻腔の1つである上顎洞は上顎骨内にあるため、歯性感染による歯性上顎洞炎を併発させる可能性が考えられるので歯科診療時にはその点に留意する必要がある。

　図12〜17にそれぞれの部位のCT像と解剖名称について説明する。

4　歯および歯周組織

　歯はエナメル質、象牙質、歯髄で構成されてお

り、歯冠部と歯根部に大別される。歯冠の中でエナメル質は無機質が多いため、象牙質よりも高濃度域としてみられる。歯根は歯槽骨と関節形成している。歯周組織は歯肉、歯根膜、歯槽骨およびセメント質を指す。顎骨に発生する歯原性病変では歯との関連が重要であるため、発生部位の評価は鑑別診断に有用である[3)]。

　図18、19にそれぞれの部位のCT像と解剖名称について説明する。

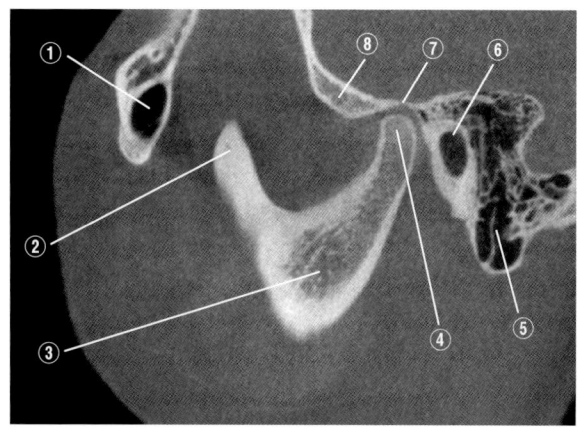

図**⓫** 矢状断像
- 下顎頭レベルの矢状断像を示す
- 下顎枝は上方で前方の筋突起と下顎頭に分かれ、下顎頭は顎関節を形成している
①上顎洞、②筋突起、③下顎枝、④下顎頭、⑤乳突蜂巣、
⑥外耳孔、⑦下顎窩、⑧関節結節

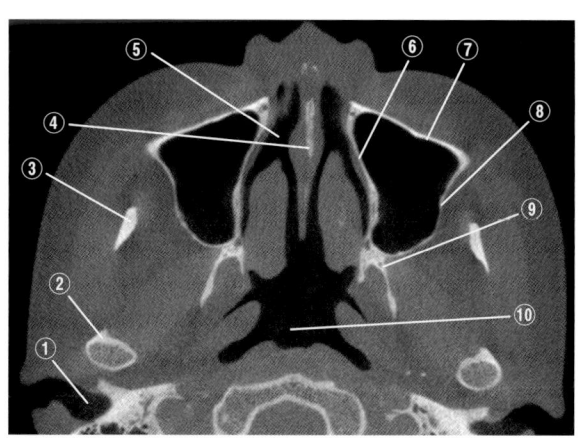

図**⓬** 体軸横断像
- 上顎洞レベルの体軸横断像を示す
- 上顎洞は逆三角形の形態で3つの骨壁（前壁、後壁、鼻腔側壁）をもち、内部に含気による低濃度域がみられる
- 下顎枝の突起である筋突起および下顎頭がみられる
①外耳道、②下顎頭、③筋突起、④鼻中隔、⑤鼻腔、
⑥上顎洞鼻腔側壁、⑦上顎洞前壁、⑧上顎洞後壁、
⑨蝶形骨の翼状突起、⑩上咽頭

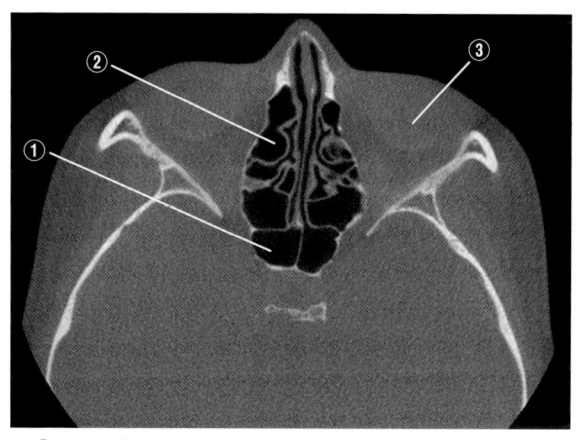

図**⓭** 体軸横断像
- 眼窩レベルの体軸横断像を示す
- 上顎洞よりも上方では篩骨洞がみられ、その後方では蝶形骨洞がみられる
- 篩骨洞および蝶形骨洞も含気と同程度の低濃度域である
①蝶形骨洞、②篩骨洞、③眼窩

【参考文献】
1）金田 隆：下顎骨. 酒井 修, 金田 隆（編）：顎・口腔のCT・MRI. メディカル・サイエンス・インターナショナル, 東京, 2016：103-105.
2）栗原宜子：鼻副鼻腔. 尾尻博也, 酒井 修（編）：頭頸部のCT・MRI. メディカル・サイエンス・インターナショナル, 東京, 2012：188-120.
3）森本泰宏, 田中達朗, 鬼頭慎司, 小田昌史：歯および歯周組織. 酒井 修, 金田 隆（編）：顎・口腔のCT・MRI. メディカル・サイエンス・インターナショナル, 東京, 2016：25-30.

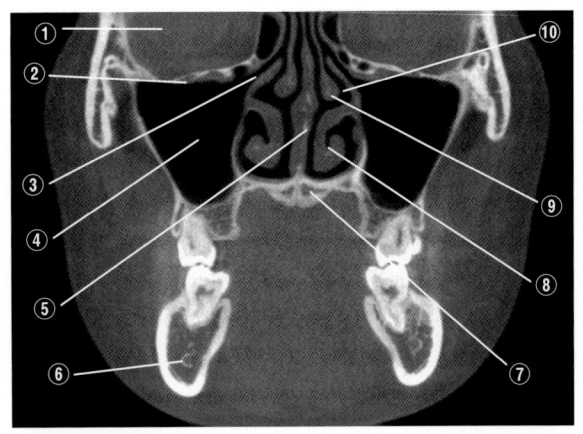

図⑭　前額断像

- 上顎洞レベルの前額断像を示す
- 正常な上顎洞には粘膜による低濃度域はみられない
- 上顎洞は鼻腔側壁上方に存在する自然孔を介して中鼻道へ開口する

①眼窩、②眼窩下孔、③上顎洞自然孔、④上顎洞、⑤鼻中隔、⑥下顎管、⑦硬口蓋、⑧下鼻甲介、⑨中鼻甲介、⑩中鼻道

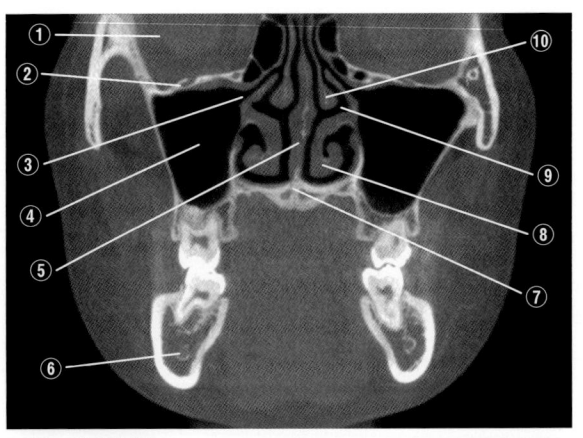

図⑮　前額断像

- 大臼歯部レベルの前額断像を示す
- 上顎正中部に上顎骨を貫通する管状の鼻口蓋管がみられる

①眼窩、②眼窩下孔、③上顎洞自然孔、④上顎洞、⑤鼻中隔、⑥下顎管、⑦硬口蓋、⑧下鼻甲介、⑨中鼻道、⑩中鼻甲介

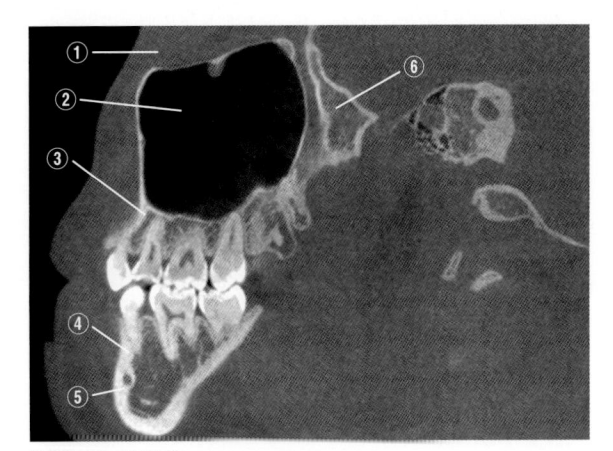

図⑯　矢状断像

- 臼歯部付近の矢状断像を示す
- 上顎洞と上顎臼歯部根尖は上顎洞底と接している
- 第2小臼歯根尖部付近にオトガイ孔がみられる

①眼窩、②上顎洞、③上顎骨の皮質骨、④下顎骨の皮質骨、⑤下顎管、⑥蝶形骨の翼状突起

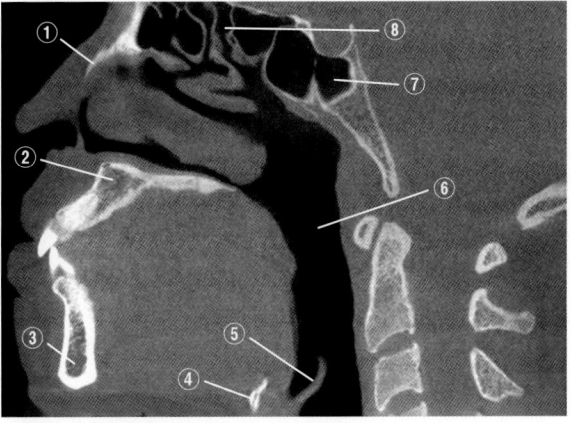

図⑰　矢状断像

- 正中部の矢状断像を示す
- 鼻腔の上方に篩骨洞、その後方に蝶形骨洞がみられ、内部に含気による低濃度域がみられる
- 鼻腔は後方で咽頭と連続している

①鼻骨、②上顎骨、③下顎骨、④舌骨、⑤喉頭蓋、⑥咽頭、⑦蝶形骨洞、⑧篩骨洞

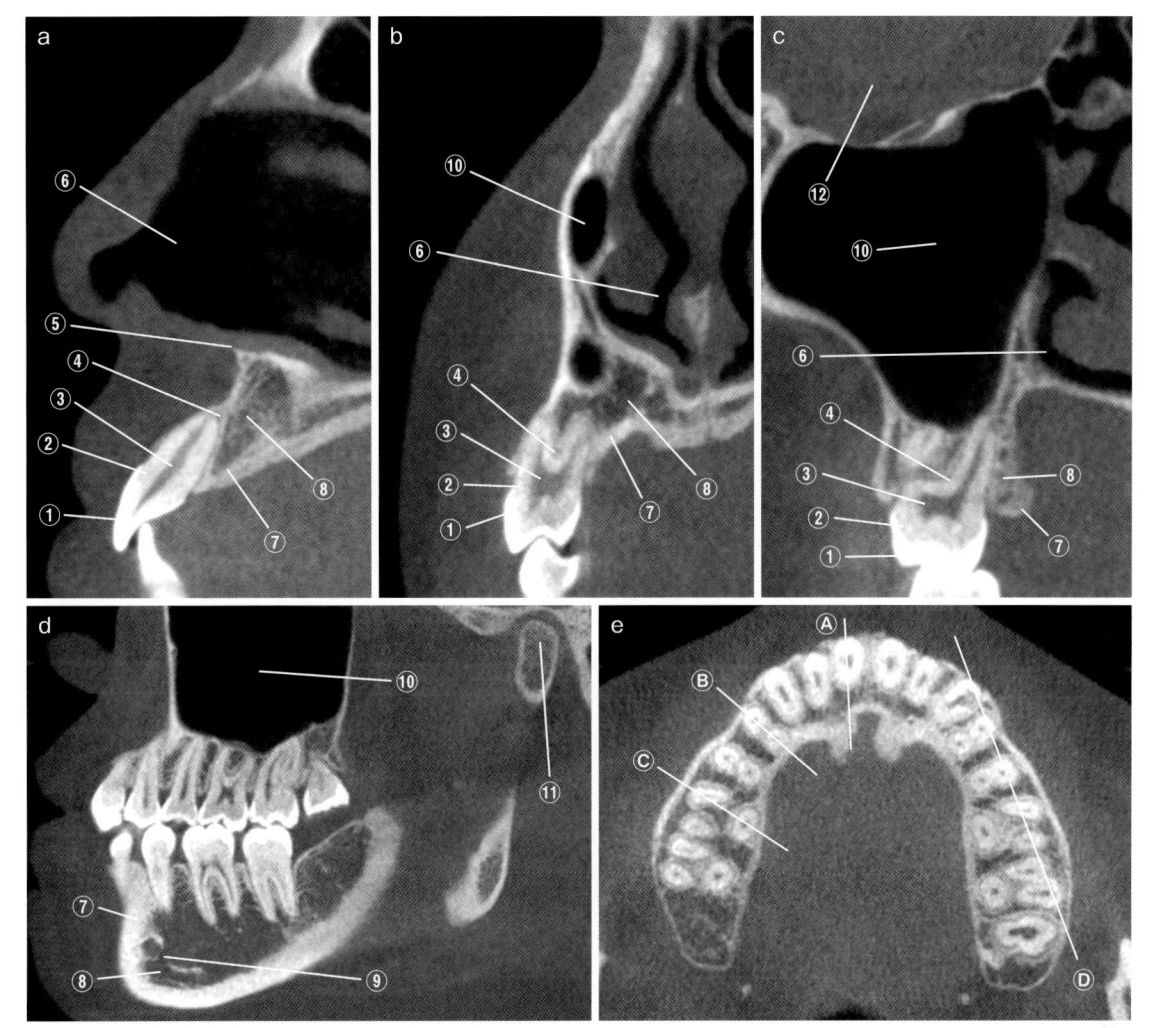

図⓲ 上顎の歯および歯周組織の Cross sectional 像および Oblique 像を示す

a：上顎中切歯

b：上顎第1小臼歯

c：上顎第1大臼歯

d：上顎左側臼歯部

e：Ⓐ〜Ⓓはそれぞれ a〜d の位置を示している

- エナメル質は象牙質よりも高濃度域としてみられ、象牙質の内部に歯髄腔による低濃度域がみられる
- 歯根と歯槽骨周囲に歯根膜腔による一層の低濃度域がみられる
- 上顎皮質骨は薄く、骨梁構造もやや疎である
- 中切歯は単根で、根尖は唇側皮質骨と接している
- 第1小臼歯は2根で、頬側根は頬側皮質骨と接している
- 第1大臼歯は3根としてみられ、根尖は上顎洞底と接している

①エナメル質、②象牙質、③歯髄腔、④歯根膜腔、⑤前鼻棘、⑥鼻腔、⑦皮質骨、⑧海綿骨、⑨オトガイ孔、⑩上顎洞、⑪下顎頭、⑫眼窩

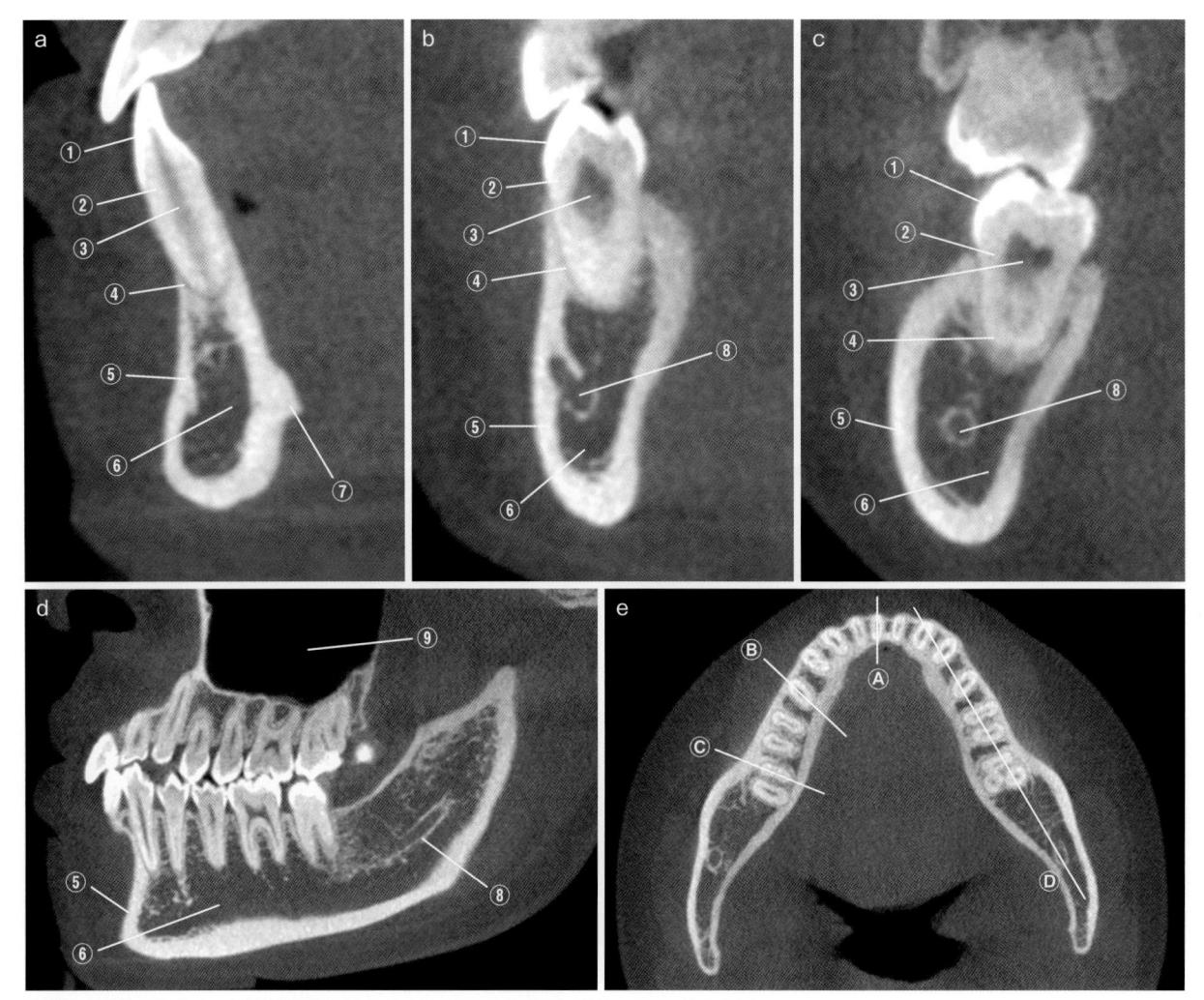

図**⑲**　下顎の歯および歯周組織の Cross sectional 像および Oblique 像を示す

a：下顎中切歯
b：下顎第2小臼歯
c：下顎第2大臼歯
d：下顎左側臼歯部
e：Ⓐ〜Ⓓはそれぞれ a 〜 d の位置を示している
・下顎骨皮質骨は上顎骨に比べて厚く、骨梁構造も明瞭である
・中切歯は単根、第2小臼歯は単根、第2大臼歯は2根または3根である
・臼歯部から下顎枝部にかけて、下顎管の走行がみられる

①エナメル質、②象牙質、③歯髄腔、④歯根膜腔、⑤皮質骨、⑥海綿骨、⑦オトガイ棘、⑧下顎管、⑨上顎洞

4　顎顔面領域の正常変異・形態異常・過形成

伊東浩太郎　Kotaro ITO　｜　日本大学松戸歯学部　放射線学講座

金田 隆　Takashi KANEDA　｜　日本大学松戸歯学部　放射線学講座

　正常変異や形態異常、過形成はしばしば無症状であり、画像上病変と類似するため、画像診断を行う歯科医師にとって注意が必要である。また、口腔および顎顔面領域の解剖学的構造は多種多様で複雑である。不必要な歯科処置や画像検査を回避するため、頻繁に遭遇する正常変異や形態異常、過形成を理解することは必要不可欠である。

1　歯の正常変異・過形成

1．樋状根（C-shaped root）

　樋状根はCT水平断像で歯根が樋状（アルファベットのC状）を呈する正常変異である。発生頻度は人種差が大きく（2〜45%程度）、アジア人に多いとされている。また、性差はみられない。好発部位は下顎第2大臼歯であり、多くの場合両側性に発生する（70〜80%程度）。

　臨床上の問題点として、根管治療の難易度が高いことが挙げられる。

【画像所見および画像診断のポイント】

- 口内法X線画像では、しばしば複根に類似する様相を呈する（図1a）。
- CT水平断像にて樋状の歯根形態を呈する（図1b）。

　2次元の画像検査では歯根の正確な形態を評価することが困難であるため、CTや歯科用コーンビームCT（以下、CBCT）などの水平断像にて評価を行う。

2．セメント質肥大（Hypercementosis）

　セメント質肥大は歯根にセメント質が過剰に堆積した状態を示す歯の非腫瘍性の過形成である。セメント質肥大の頻度は1〜2%程度とされ、性差はないとされている。多くの場合は複数の歯で発生し（30〜50%程度）、生活歯、失活歯ともに発生し得ることが特徴である。臨床上の問題点として、抜歯や根管治療が困難となることが挙げられる。

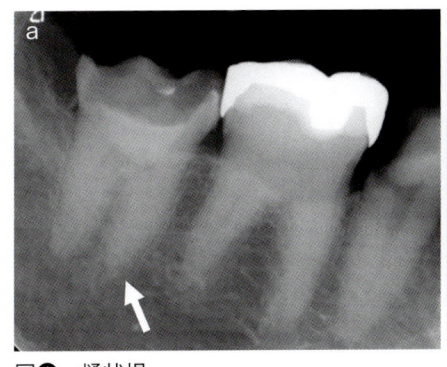
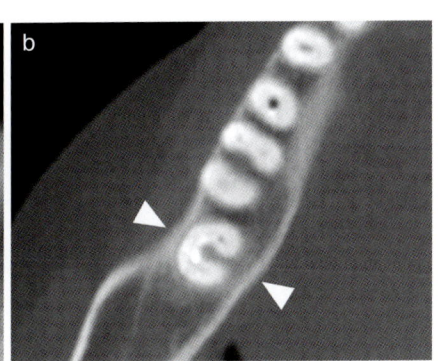

図❶　樋状根
a：⑦の口内法X線画像。歯根は2根様の形態を呈している（白矢印）
b：⑦のCT水平断像。歯根は樋状の形態を呈している（白矢頭）

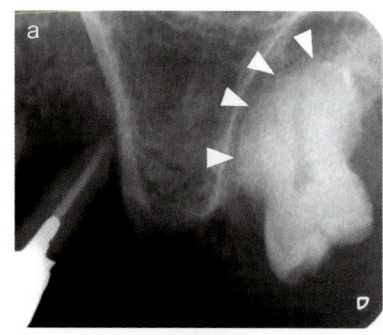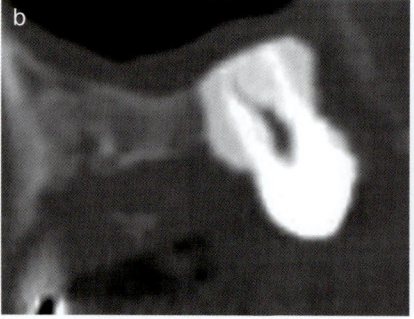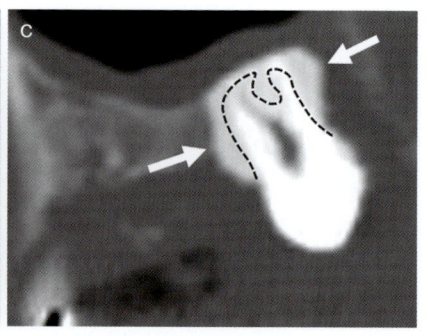

図❷　セメント質肥大
a：⌐8の口内法X線画像。歯根の境界がやや不明瞭となっている（白矢頭）
b、c：⌐8のCT矢状断像。歯根周囲において象牙質より低濃度の堆積したセメント質がみられる（黒点線、白矢印）

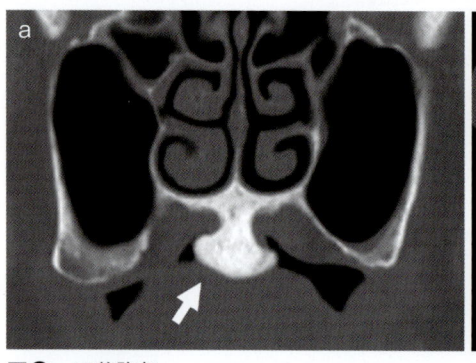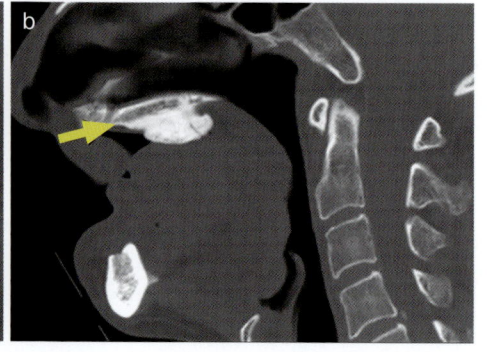

図❸　口蓋隆起
a：口蓋隆起のCT前額断像。口蓋隆起は結節状を呈している（白矢印）
b：口蓋隆起のCT矢状断像。口蓋隆起は口蓋骨皮質骨との連続性がみられる（黄矢印）

　セメント質肥大の原因として、慢性根尖性歯周炎や過度な咬合圧が挙げられる。また、下垂体性巨人症やPaget病の一症状としてみられることもある。

【画像所見および画像診断のポイント】

- 根尖部に歯根と連続する塊状のX線不透過像を呈する。
- 歯根全体にセメント質肥大が見られた場合、口内法X線画像やパノラマX線画像上で歯根の境界がやや不明瞭となる（図2a）。

　セメント質は象牙質と比較し、CBCTにて低吸収域を示す（図2b、c）。

　鑑別が必要な疾患として、セメント芽細胞腫、セメント質骨性異形成症、内骨症などが挙げられるが、①歯根と連続していること、②周囲に一層の透過帯がみられないこと、③皮質骨との連続性がみられないことが病変との鑑別のポイントとなる。

2　上顎部の正常変異・過形成

1.　口蓋隆起（Torus palatinus）

　口蓋隆起は硬口蓋の中央が結節状や分葉状などに隆起する非腫瘍性の過形成である。発生頻度は10～20％程度であり、女性に多いとされている。おもに思春期に発生し、通常は成人するまでに形成されるが、生涯にわたり成長することもある。口蓋隆起の原因として、①遺伝、②不飽和脂肪およびビタミンDの過剰摂取、③ブラキシズムが挙げられる。通常治療は不要だが、上顎義歯作製時に外科的切除が必要となることがある。

【画像所見および画像診断のポイント】

- 口蓋正中部に結節状や分葉状のX線不透過像を呈する（図3a）。
- CTにて硬口蓋皮質骨と連続した高吸収域を呈する（図3b）。

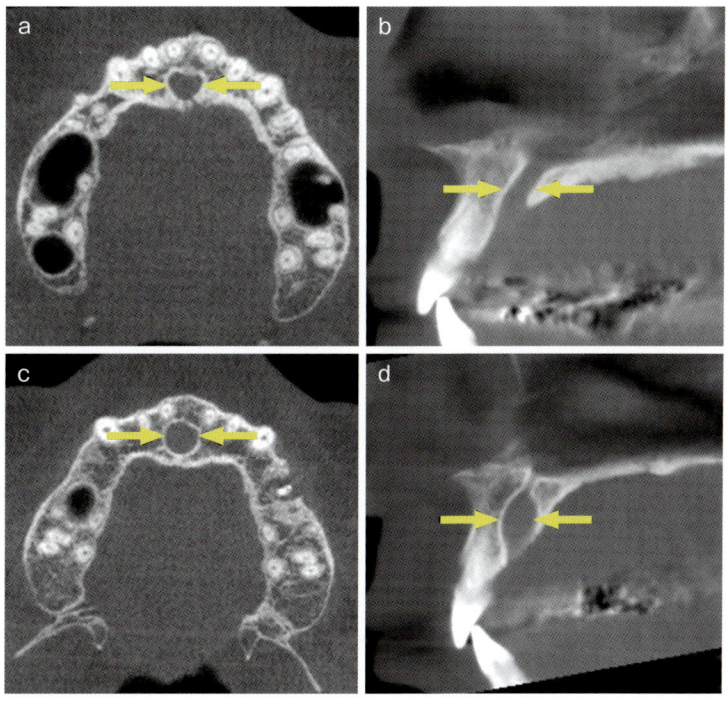

図❹　鼻口蓋管の拡大
a：上顎部の CT 水平断像。鼻口蓋管は最大径 6 ㎜程度の拡大を示してい
　　る（黄矢印）
b：上顎部の CT 矢状断像。鼻口蓋管正中部の膨隆はみられない（黄矢印）
c：上顎部の CT 水平断像。鼻口蓋管は最大径 6 ㎜程度の拡大を示してい
　　る（黄矢印）
d：上顎部の CT 矢状断像。鼻口蓋管正中部の膨隆がみられる（黄矢印）

　発生部位が口蓋隆起であるという点と、皮質骨と連続している点が口蓋隆起を診断するうえで重要である。

2．鼻口蓋管の拡大 (Enlarged nasopalatine duct)

　鼻口蓋管の拡大は加齢変化もしくは正常変異と考えられており、鼻口蓋管囊胞と鑑別が必要となる。鼻口蓋管は左右の鼻腔底から始まり、鼻口蓋孔から上顎骨を通り、開口部である切歯孔まで連なる解剖学的構造である。鼻口蓋管内部には鼻口蓋管神経、鼻口蓋管動脈、鼻口蓋管静脈が走行しており、上顎前歯部の知覚や栄養補給に関連する。鼻口蓋管囊胞は症状を伴わずに緩徐に成長することが多いため、画像から早期に正常変異と鑑別することが重要である。

【画像所見および画像診断のポイント】

- CT 水平断像にて 6 ㎜未満の鼻口蓋管の拡大を呈する（図4a）。

- CT 矢状断像にて鼻口蓋管の中央部の拡大は鼻口蓋孔や切歯孔未満である（図4b）。

　鑑別が必要な疾患として鼻口蓋管囊胞が挙げられる。鑑別点として、最大径が 6 ㎜を超える鼻口蓋管は鼻口蓋管囊胞を疑う（図4c）。また、CT の矢状断像にて鼻口蓋孔や切歯孔より拡大している場合も鼻口蓋管囊胞を疑う（図4d）。

3　下顎部の正常変異・形態異常・過形成

1．下顎隆起 (Torus mandibularis)

　下顎隆起は下顎骨の舌側部が分葉状に隆起する非腫瘍性の過形成である。発生頻度は10％程度とされており、女性に好発する口蓋隆起と異なり、男性に好発する。また、遺伝的影響ではなく、ブラキシズムなどの局所的なストレスの結果発生すると考えられている。通常治療は不要だが、下顎義歯作製時に外科的切除が必要となることがある。

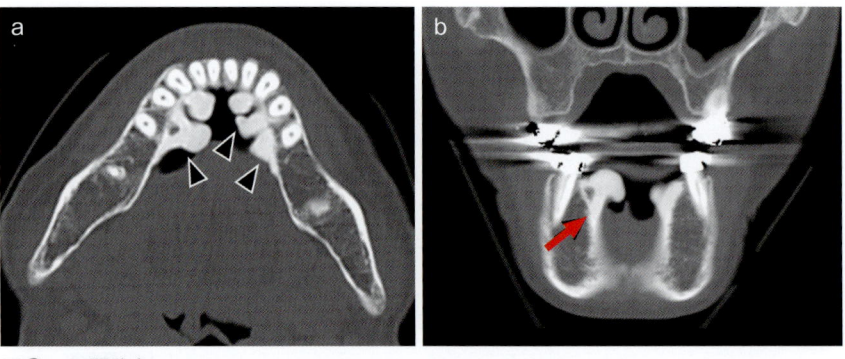

図❺　下顎隆起
a：下顎部の CT 水平断像。下顎舌側部に分葉状の下顎隆起を認める（黒矢頭）
b：下顎部の CT 前額断像。下顎隆起は下顎皮質骨との連続性を示す（赤矢印）

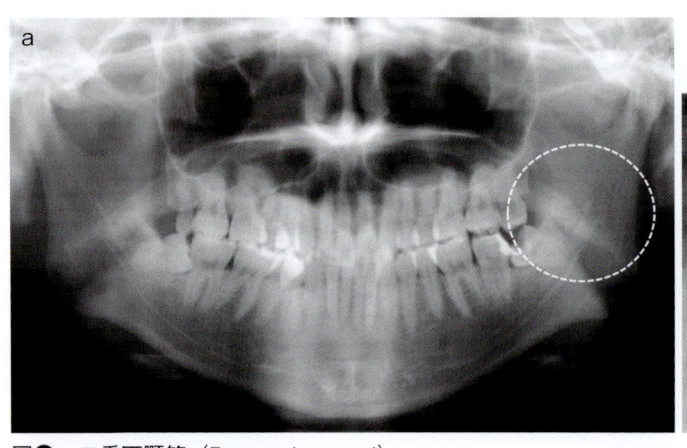
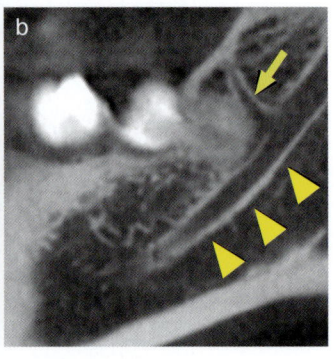

図❻　二重下顎管（Retromolar canal）
a：30歳男性のパノラマ X 線画像。下顎管にあきらかな分枝は指摘できない（白点線）
b：下顎左側部の CT 矢状断像。下顎管の主管（黄矢頭）と副管（Retromolar canal：黄矢印）がみられる

【画像所見および画像診断のポイント】

- CT にて下顎舌側部に分葉状の高吸収域を呈する（図5a）。
- CT にて下顎舌側皮質骨と連続した高吸収域を呈する（図5b）。

　下顎舌側皮質骨と連続している点が画像診断のポイントとなる。また、左右対称的に発生することも多い。

2. 二重下顎管（Bifid mandibular canal）

　二重下顎管は下顎管が分岐する正常変異である。発生頻度は15 〜 60％程度とされており、さまざまなサブタイプが存在する。二重下顎管の臨床的な問題点として、下顎第3大臼歯の抜歯時、下顎インプラント体の埋入時、局所麻酔時の下顎管の損傷が挙げられる。パノラマ X 線画像では二重下顎管の副管を観察することは困難なため、CTや CBCT にて下顎管の走行を評価することは重要である。

【画像所見および画像診断のポイント】

- パノラマ X 線画像から二重下顎管の副管を観察することは困難である（図6a、b）。
- 下顎管の走行は下顎骨内を斜めに走行しているため、Oblique 断面等の再構成画像を用いた評価が有用である（図7a、b）。

3. 静止性骨空洞（Static bone cavity）

　静止性骨空洞は下顎角付近の下顎骨が局所的な陥凹を呈する形態異常である。50 〜 60歳代に多くみられ、男性に好発する。静止性骨空洞の内容

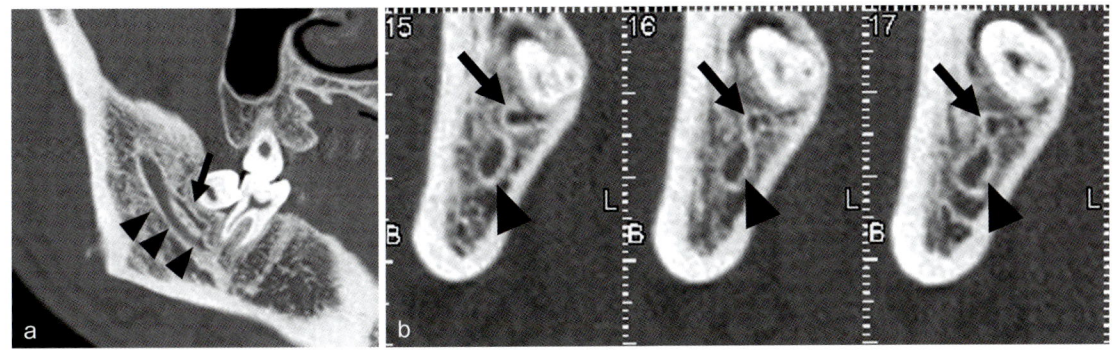

図❼ 二重下顎管（Forword canal）
a：下顎右側部 CT 斜断像。下顎管主管（黒矢頭）と副管（Forword canal：黒矢印）がみられる
b：下顎右側部の CT 歯列直交断。下顎管主管は⌐8⌐とのあきらかな近接はみられない（黒矢頭）が、副管は⌐8⌐歯根と接している（黒矢印）

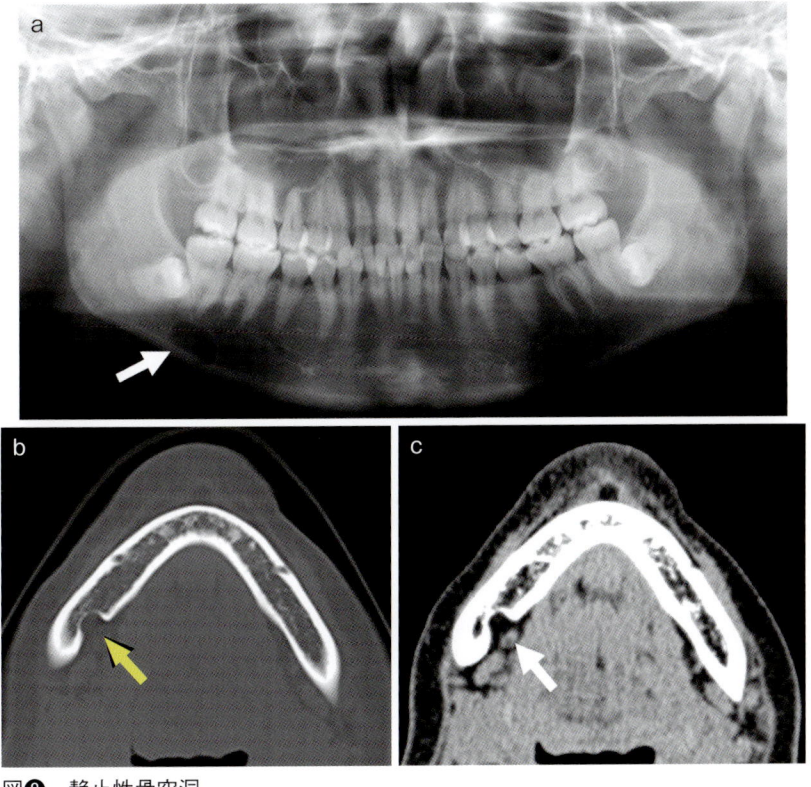

図❽ 静止性骨空洞
a：58歳、男性のパノラマ X 線画像。下顎右側部下顎管下方に境界明瞭、類円形の X 線透過像を認める（白矢印）
b：骨表示 CT 水平断像。下顎右側舌側皮質骨と連続する陥凹がみられる（黄矢印）
c：軟組織表示 CT 水平断像。下顎右側舌側皮質骨と連続する陥凹内に脂肪と同程度の低濃度域がみられる（白矢印）

物は、1）脂肪、2）結合組織、3）リンパ組織、4）筋肉、5）血管、6）顎下腺など多岐にわたる。静止性骨空洞は治療が不要なため、顎骨嚢胞との鑑別が重要である。

【画像所見および画像診断のポイント】

- パノラマ X 線画像にて下顎管下方に境界明瞭な類円形の X 線透過像を呈する（**図8a**）。
- CT にて下顎骨舌側皮質骨と連続する陥凹がみられる（**図8b**）。

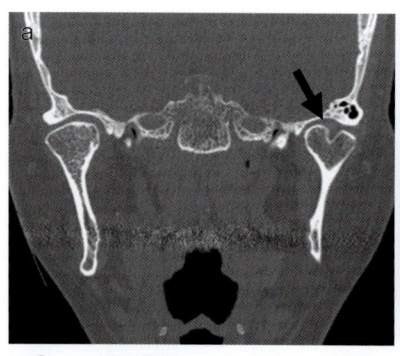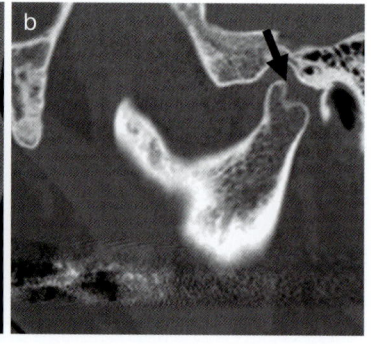

図❾ 二重下顎頭
a：CT前額断像。左下顎頭は右下顎頭と比較し、分葉状の形態を呈している（黒矢印）
b：CT矢状断像。左下顎頭頂部において陥凹がみられる（黒矢印）。下顎頭皮質骨の断裂や皮質硬化はみられない

- 静止性骨空洞の内容物によってCT画像上の濃度は異なる（図8c）。

　鑑別が必要な疾患として顎骨嚢胞や唾液腺腫瘍などが挙げられる。パノラマX線画像上で、下顎管より下方に位置していること、下顎下縁と連続していることが顎骨嚢胞との鑑別のポイントとなる。また、CT画像から舌側皮質骨と連続した陥凹を示すことが特徴である。

4. 二重下顎頭（Bifid condyle）

　二重下顎頭は下顎頭が溝によって分離されている形態を呈する正常変異である。発生頻度は1〜12%程度とされており、やや女性優位に発生する。二重下顎頭の原因として遺伝的影響、内分泌系の異常、外傷などが挙げられる。他の正常変異と異なり関節痛や運動障害などの症状がみられることがあるため、変形性顎関節症や下顎頭骨折との鑑別が重要である。

【画像所見および画像診断のポイント】

- 下顎頭頂部に陥凹を呈する（図9）。

　皮質骨の連続性および下顎頭骨髄が正常に保たれていることが変形性顎関節症や下顎頭骨折との鑑別のポイントとなる。パノラマX線画像では検出が難しく、CTやMRIで評価することが重要である。

【参考文献】
1）Ito K, Hirahara N, Muraoka H, Okada S, Kondo T, Andreu-Arasa VC, Sakai O, Kaneda T: Normal Variants of the Oral and Maxillofacial Region: Mimics and Pitfalls. Radiographics, 42（2）：506-521, 2022.
2）佐藤方信，立川哲彦，長谷川博雅：口腔軟組織・顎骨の腫瘍および腫瘍様病変，高木 實，高田高師，豊澤 悟：口腔病理アトラス第3版. 文光堂，東京，2018：280.

顎顔面領域画像のアーチファクト・障害陰影

5

伊東浩太郎　Kotaro ITO　｜　日本大学松戸歯学部　放射線学講座

金田 隆　Takashi KANEDA　｜　日本大学松戸歯学部　放射線学講座

1　CT および歯科用 CBCT の アーチファクト

　アーチファクトは、医用画像において、実際の構造とは異なる不正確な部分や偽像を指す。代表的なものに、歯科用金属により生じる金属アーチファクトと体動により生じるモーションアーチファクトがある。これらは、画像を解釈する際の混乱を引き起こし、画像診断の正確性に影響を与える可能性がある。

　CT や歯科用コーンビーム CT（以下、CBCT）は、歯科診療において広く使用される高解像度の 3 次元画像を提供する画像検査である。ここでは CT と CBCT に特有のアーチファクトについて解説させていただく。

1．金属アーチファクト（Metal artifacts）

　金属アーチファクトは、光線状や縞模様の放射状アーチファクトを引き起こし、これにより金属周囲の画像が不鮮明になる。これらのアーチファクトは、金属の密度が高いため、X 線が金属を通過できず、検出器に到達する X 線の量が不均一になることで発生する。

【原因】

　歯科用インプラント、修復物、ブリッジなどの高密度金属物質が X 線を吸収するために生じる。原子番号が高く、密度が大きい物質ほど X 線をより吸収する。

【画像所見】

・金属を中心に放射状に発生する高濃度域や低濃度域を呈する（ビームハードニングアーチファクト：図 1）。

・金属周囲に帯状の低濃度域を呈する（カッピングアーチファクト）。

・金属や根管充塡材のエッジが歪み、実際の形状と異なる形態を呈する（図 2）。

2．モーションアーチファクト（Motion Artifacts）

　モーションアーチファクトは、医学画像やその他の画像診断において、撮影中の被写体や撮影機器の動きによって生じるアーチファクトである。このアーチファクトは、とくに動きの多い被写体を撮像する際に発生しやすく、画像の品質を著しく低下させることがある。

【原因】

　モーションアーチファクトは、おもに撮影中の被写体や撮影機器の動きに起因する。患者の自発的な呼吸や心拍、筋肉の痙攣、または不安による意図的な動き、さらには撮影装置自体の振動や不安定さが原因となる。

【画像所見】

・画像全体がボケを生じる（図 3）。

・輪郭が歪み、位置のずれが生じる。

・被写体の一部または全体が二重となる（図 4）。

2　パノラマ X 線画像の障害陰影

　パノラマ X 線画像は、診断対象となる部位に対し診断に直接関係のない他の構造物が重複して写る、いわゆる障害陰影というものがみられ、画像診断に影響を与える。パノラマ X 線画像上の障害陰影として、①頸椎、②硬口蓋、③下顎枝、

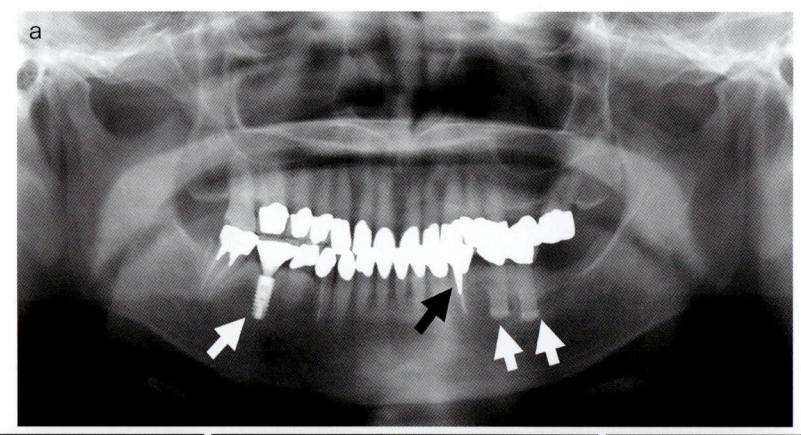

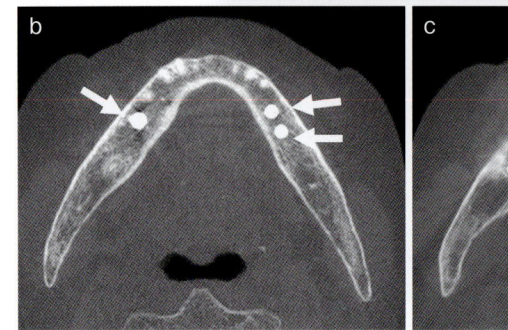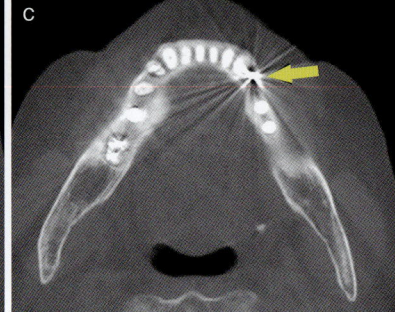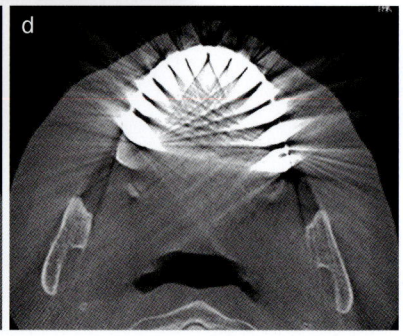

図❶　歯科用金属アーチファクト（55歳、男性）

a：パノラマX線画像。下顎左右臼歯部においてインプラント体（白矢印）、⌐4部にメタルコアがみられる（黒矢印）。また、上下歯列において貴金属冠による補綴物がみられる。パノラマX線画像上にあきらかな金属アーチファクトはみられない

b、c：CT水平断像。インプラント体による弱い金属アーチファクト（白矢印）、メタルコアによる中等度の金属アーチファクト（黄矢印）がみられる

d：CT水平断像。貴金属冠による強い金属アーチファクトがみられる

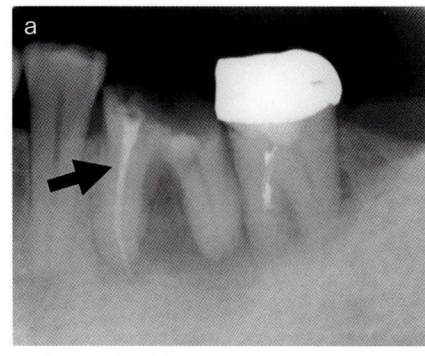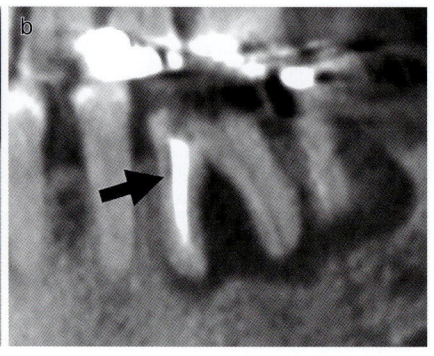

図❷　根管充填材によるアーチファクト

a：⌐6の口内法X線画像。歯冠部に歯髄腔にまで達する実質欠損がみられ、近心根において根管充填材によるX線不透過像がみられる（黒矢印）

b：CT矢状断像。近心根において、アーチファクトにより実径より水平方向に拡大した根管充填材がみられる（黒矢印）。垂直方向への著明な拡大はみられない

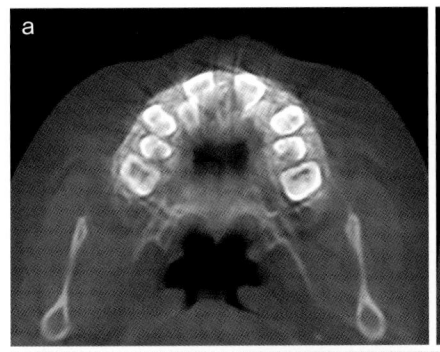
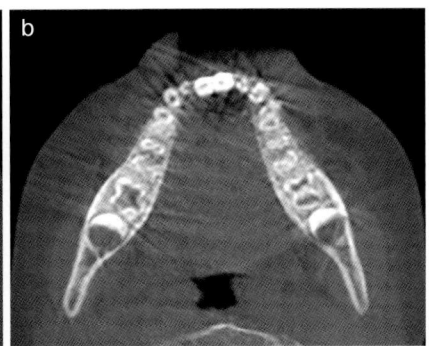
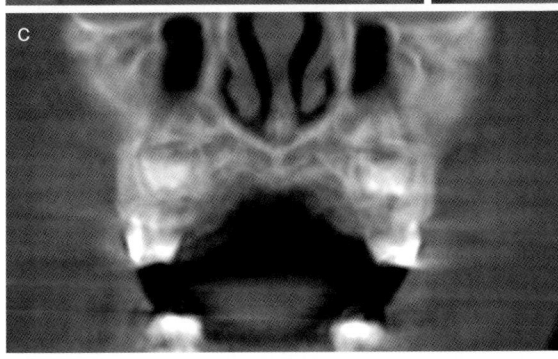

図❸ CBCTのモーションアーチファクト。6歳、男児のCBCT水平断像（a、b）ならびに前額断像（c）。上下顎ともにモーションアーチファクトによる画像のボケがみられる。CBCTではモーションアーチファクトの影響が画像全体にみられる

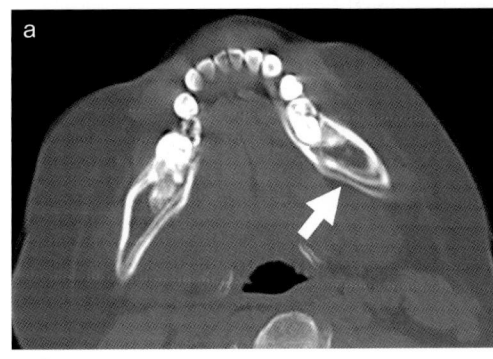
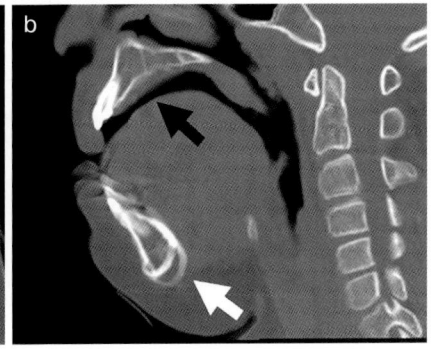

図❹ CTのモーションアーチファクト
a：6歳男児のCT水平断像。モーションアーチファクトにより下顎骨が二重像としてみられる（白矢印）
b：CT矢状断像。下顎骨は二重像（白矢印）としてみられるが、上顎骨にモーションアーチファクトの影響はみられない（黒矢印）

④含気空洞などがみられる（図5）。また、頭頸部の金属はGhostイメージとして対側のやや上方にみられる（図6）。これらの障害陰影や虚像を正しく理解することは病変の検出や疾患の鑑別をするうえで重要である。

また、CBCTを利用してパノラマX線画像に近似するパノラミック画像を作成することが可能である。パノラミック画像はパノラマX線画像と比較し、障害陰影がないことが特徴である（図7）。しかしながら、パノラミック画像は金属ア

ーチファクトが強く出ることもあるため、必要に応じて使い分けることを推奨する。

【参考文献】
1）Ito K, Hirahara N, Muraoka H, Okada S, Kondo T, Andreu-Arasa VC, Sakai O, Kaneda T: Normal Variants of the Oral and Maxillofacial Region: Mimics and Pitfalls. Radiographics, 42（2）：506-521, 2022.
2）William C. Scarfe, Allan G. Farman: Imaging principles and techniques. In: Oral radiology principles and interpretation 6th ed., ed by White SC and Pharoah MJ, Inc., St. Louis, 2009: 207-243.

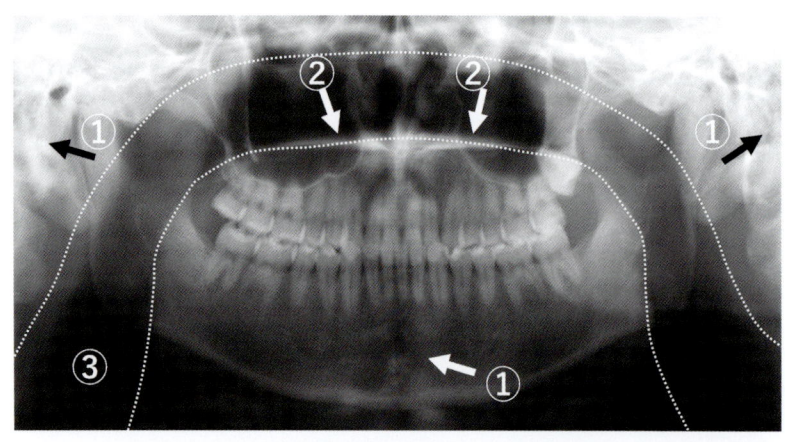

図❺ パノラマX線画像上の障害陰影
①頸椎、②硬口蓋、③含気空洞

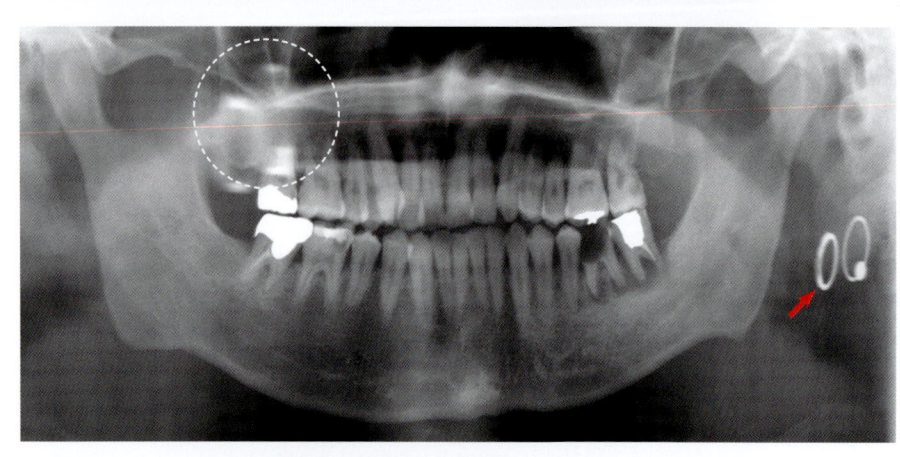

図❻ パノラマX線画像上の
Ghostイメージ。パノラマX線
画像上にピアスによるX線不透
過像を認める（赤矢印）。ピア
スによるGhostイメージが上顎
右側臼歯相当部においてみられ
る（白円）

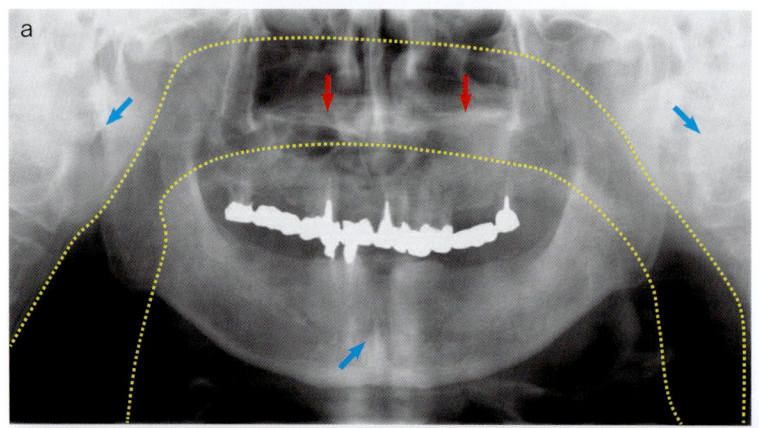

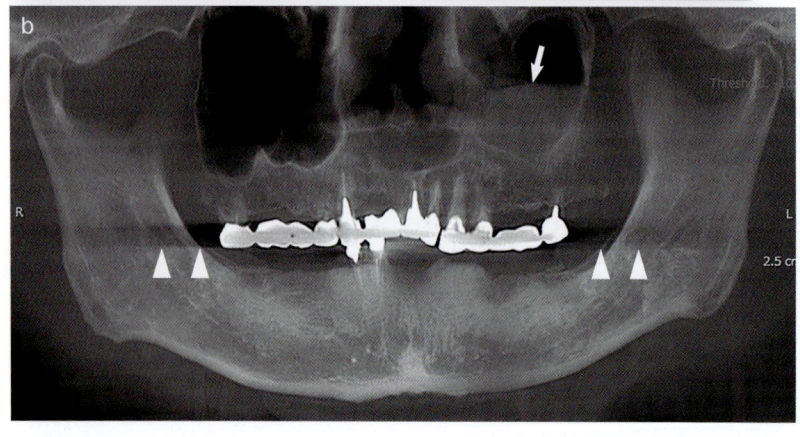

図❼ パノラマX線画像とCBCTパノ
ラミック画像の比較
a：60歳代男性のパノラマX線画像。含
　気空洞と硬口蓋の障害陰影により上
　顎洞の評価は困難である（黄点線お
　よび赤矢印）。また、頸椎の障害陰影
　（青矢印）により前歯部ならびに左右
　下顎枝部は不明瞭となっている
b：CBCTパノラミック画像。障害陰影
　はみられず、左上顎洞内部の粘膜肥
　厚像が明瞭に描出されている（白矢
　印）。しかしながら、パノラマX線
　画像と比較し、咬合平面に沿って金
　属アーチファクトがみられる（白矢頭）

第1章をおさらいしよう

《解説》 伊東浩太郎　Kotaro ITO　｜ 日本大学松戸歯学部　放射線学講座
　　　　金田 隆　Takashi KANEDA　｜ 日本大学松戸歯学部　放射線学講座

○×でチェック！

1 口内法X線検査では、歯根膜腔はX線透過像を呈する。

2 オトガイ棘は下顎臼歯部で描出される。

3 下顎後方部では茎状突起が描出される。

4 パノラマX線写真では、上顎前歯部が明瞭に写し出される。

5 CBCTでは、軟組織の評価は困難である。

6 二重下顎頭は変形性顎関節症の一種である。

7 CT画像上のアーチファクトは歯科用金属周辺で発生する。

[解説]

[1]
口内法X線検査では歯根膜は写し出されず、歯根膜腔として X線透過像を呈する。また、接線効果により歯根膜腔は比較的明瞭に描出される。

[2]
オトガイ棘はX線不透過像として下顎前歯部で描出される。

[3]
下顎後方部では茎状突起や気道（咽頭）が描出される。

[4]
パノラマX線写真では、上顎前歯部は硬口蓋や含気空洞などの障害陰影と重なるため、評価が困難なことが多い。

[5]
CBCTでは、アーチファクトやノイズが多く、CTと比較し濃度分解能が低くなる。そのため、軟組織の評価は困難となる。

[6]
二重下顎頭は下顎頭の正常変異の一種である。下顎頭皮質骨の連続性や下顎頭骨髄が正常に保たれていることが変形性顎関節症との鑑別点となる。

[7]
CTやCBCTでは、歯科用金属を中心に放射状に発生するビームハードニングアーチファクトや歯科用金属周囲に帯状に発生するカッピングアーチファクトなどの金属アーチファクトが発生する。

【答え】問1：○、問2：×、問3：○、問4：×、問5：○、問6：×、問7：○

Thinking ahead. Focused on life.

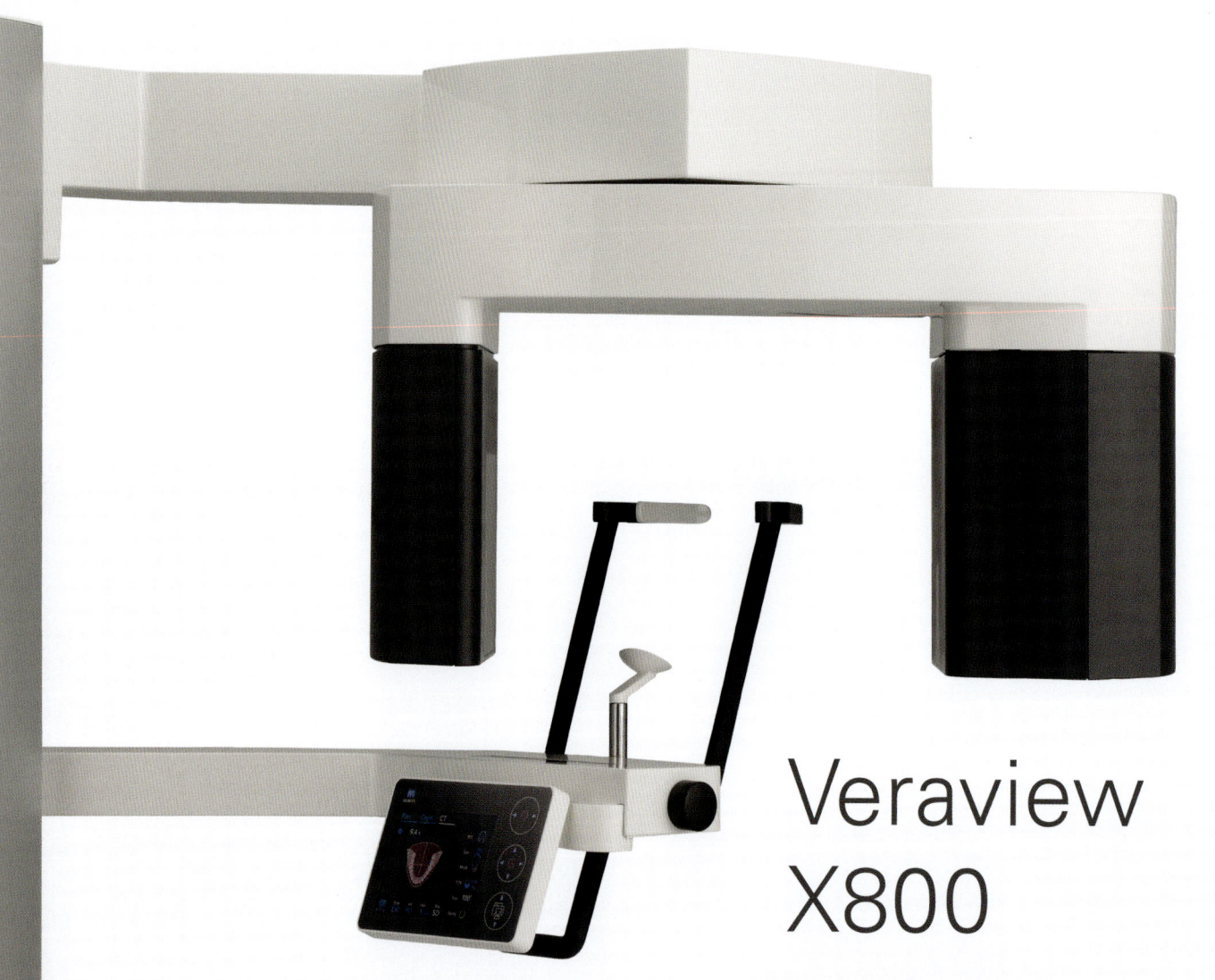

Veraview X800

New Frontier of the X-ray

ベラビュー X800は、CT撮影に加えパノラマ/セファロ撮影を1台で可能にしたAll-in-oneタイプのX線診断装置。高解像度、ボクセルサイズ80μmのCT撮影を実現。CT撮影は、水平にX線を照射することで、アーチファクトの少ない画像を取得できます。

さらに、高精細な360度CT撮影モードとハイスピードで低照射線量の180度CT撮影モードを搭載し、診断目的に合わせた撮影を行うことができます。

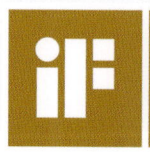

iF GOLD AWARD 2017

発売 **株式会社 モリタ** 大阪本社：大阪府吹田市垂水町3-33-18 〒564-8650 T 06. 6380 2525 　東京本社：東京都台東区上野2-11-15 〒110-8513 T 03. 3834 6161
お問合せ：お客様相談センター 歯科医療従事者様専用 T 0800. 222 8020（フリーコール） 　製造販売・製造 **株式会社 モリタ製作所** 京都市伏見区東浜南町680 〒612-8533 T 075. 611 2141
販売名：ベラビュー X800 　標準価格：9,600,000円〜（消費税別途）2019年1月21日現在 　一般的名称：デジタル式歯科用パノラマ・断層撮影X線診断装置
機器の分類：管理医療機器（クラスⅡ）特定保守管理医療機器 医療機器承認番号：228ACBZX00008000
詳細な製品情報につきましては、こちらを参照ください。 http://www.dental-plaza.com/article/veraview_x800

臨床に役立つ画像診断

保存

1 う蝕

平原尚久　Naohisa HIRAHARA　｜　日本大学松戸歯学部　放射線学講座
金田 隆　Takashi KANEDA　｜　日本大学松戸歯学部　放射線学講座

　歯科診療において、う蝕は最も遭遇頻度の高い疾患であり、同疾患の検出や進行度の評価に画像検査が有用である。しかしながら、口内法 X 線検査は歯の脱灰が30 〜 40％進行してはじめて異常検出されることが早期発見の妨げとなる。近年同検査に加え、歯科用コーンビーム CT（以下、CBCT）が導入され、う蝕の3次元的な評価が可能となった。

1 う蝕の画像検査

　う蝕はその進行度により処置が異なるため、画像検査でう蝕の進行度を評価することは臨床上重要である（図1〜3）。また、CBCT は口内法 X 線検査では検出が困難な隣接面う蝕や二次う蝕などが明瞭に描出できるため、臨床上有用である。以下に臨床例を供覧する。

　隣接面う蝕は、歯の表面に広い底面をもつ円錐状の実質欠損を伴う。また、象牙質まで達するとエナメル質と象牙質の境界に沿って広範な実質欠損を伴うことが特徴である。しかしながら、隣接面う蝕は口内法 X 線検査から検出が困難なことがある（図4）。初期のエナメル質う蝕は、エナメル小柱に沿ってう蝕が進行し、円錐状の X 線透過像を呈する。歯の脱灰が象牙質に達すると、象牙細管の走行に沿って広範な X 線透過像を呈するようになる。

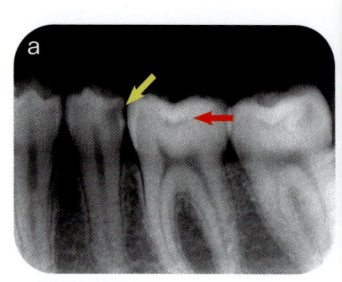
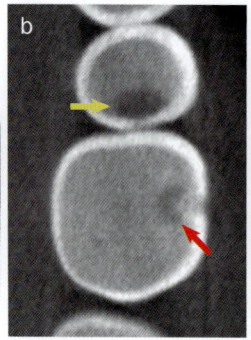
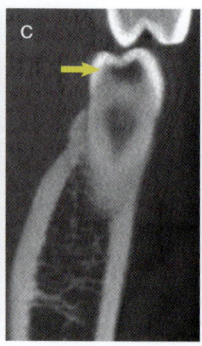
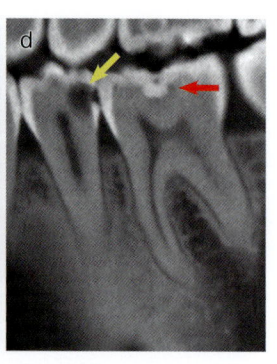

図❶　C2
20歳代、男性。5̲ の冷水痛を主訴として来院した。口内法 X 線検査にてう蝕の進行度の評価が困難であったため、CBCT 検査を追加で行った。口内法 X 線写真および CBCT 像にて、同歯近心隣接面に象牙質に達する実質欠損を認め（a、b、c、d：黄矢印）、6̲歯冠部に同検査にて象牙質に達する実質欠損を認める（a、b、d：赤矢印）。CBCT 像にてう蝕の進行が明瞭に検出でき、治療に有用であった
a：口内法 X 線画像
b：CBCT 体軸横断像
c：CBCT 前額断像
d：CBCT 矢状断像

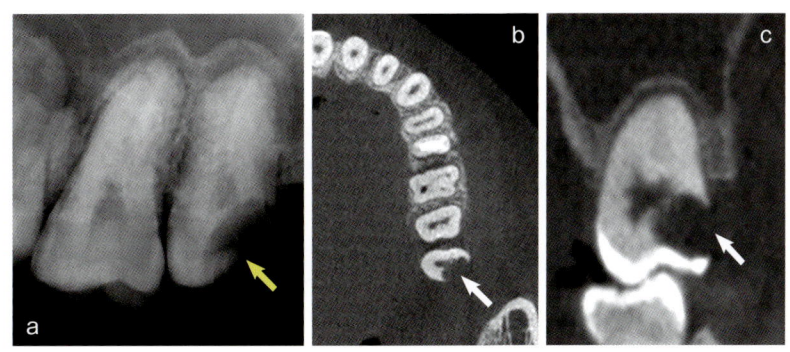

図❷　C3

40歳代、男性。|8 の自発痛を主訴として来院した。う蝕の進行度を3次元的に評価するため、CBCT 検査を追加で行った。口内法 X 線写真にて、同歯歯冠部遠心に歯髄腔と近接する X 線透過像を認める（a：黄矢印）。CBCT 像にて同歯歯冠部遠心に口内法 X 線写真では検出されなかった歯髄腔と交通する低濃度域を認めた（b、c：白矢印）。これらの画像検査から根管治療を行った
a：口内法 X 線画像
b：CBCT 体軸横断像
c：CBCT 前額断像

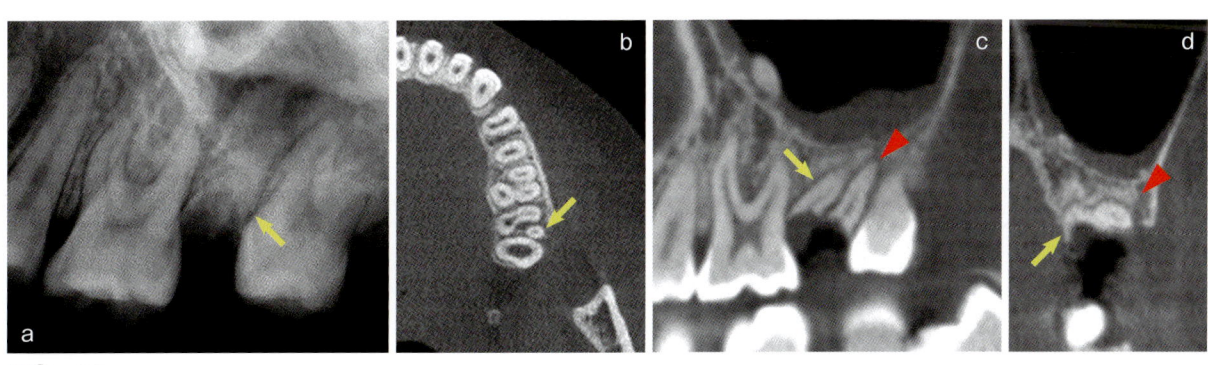

図❸　C4

70歳代、男性。|7 の違和感を主訴として来院した。同歯の残根状態を評価するため CBCT 検査を行った。同歯歯冠部が崩壊し、残根状態を呈している（a～d：黄矢印）。CBCT 像にて、根尖部は洞底部と近接し（c、d：赤矢頭）、抜歯時に洞内への穿孔に注意すべき症例とわかった。CBCT 検査は口内法 X 線検査で評価しにくい残根と洞底部の関係を3次元的に評価可能であった
a：口内法 X 線画像
b：CBCT 体軸横断像
c：CBCT 矢状断像
d：CBCT 前額断像

　二次う蝕は修復物辺縁または直下に再発したう蝕であり、修復物の不透過性に応じて検出が困難なことがある。画像所見は修復物直下に X 線透過像を呈する（**図5**）。

2　歯の形態異常

　歯の形態異常は先天性、発育性または後天性に発生する歯の異常である。歯の形態異常は、石灰化の不良や歯冠部の構造の変化、歯列不正を引き起こすため、う蝕治療に際し、留意する必要がある。ここでは代表的な歯の形態異常である癒合歯、癒着歯、歯内歯の画像を供覧する（**図6～8**）。

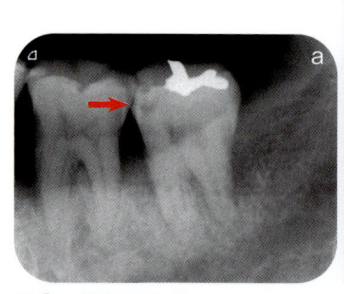 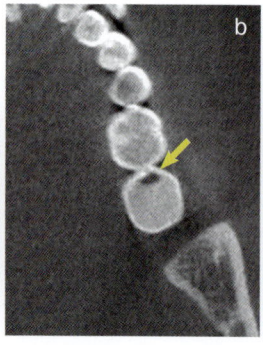 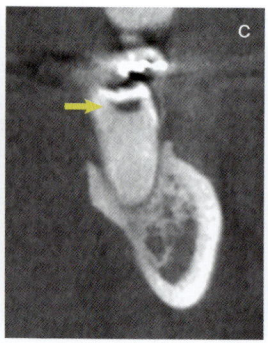 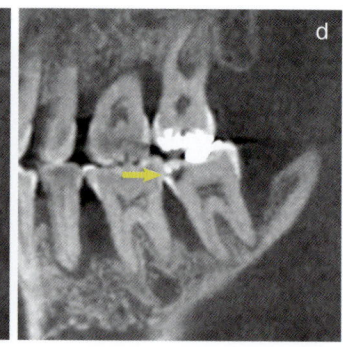

図❹　隣接面う蝕

40歳代、女性。7 の冷水痛を主訴として来院した。同歯の隣接面う蝕を検査するため CBCT 検査を追加で行った。口内法 X 線写真にて実質欠損による近心隣接面う蝕の検出が困難であったが（a：赤矢印）、CBCT 像にて象牙質に達する実質欠損による低濃度域を認めた（b～d：黄矢印）。これらの画像検査から修復処置が施された

a：口内法 X 線写真
b：CBCT 体軸横断像
c：CBCT 前額断像
d：CBCT 矢状断像

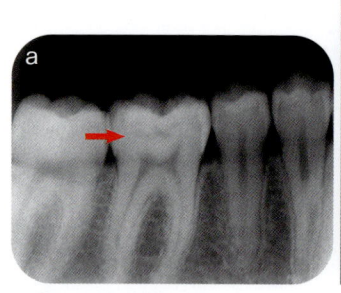 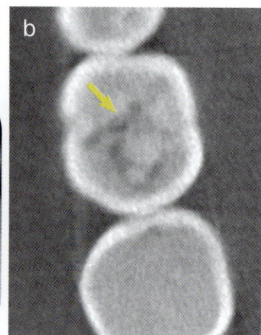 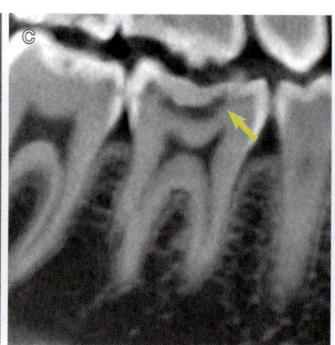 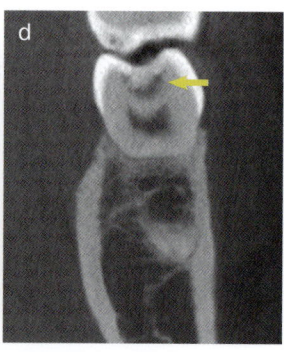

図❺　二次う蝕

20歳代、男性。6 の冷水痛を主訴として来院した。口内法 X 線写真にて、修復物直下の二次う蝕の検出が困難であったため、CBCT 検査を追加で行った。口内法 X 線写真にて修復物直下の二次う蝕による実質欠損の検出は困難であったが（a：赤矢印）、CBCT 像にて修復物直下に象牙質に達する二次う蝕による低濃度域を認める（b～d：黄矢印）。CBCT 検査にて、3次元的に二次う蝕の検出が可能であった

a：口内法 X 線写真
b：CBCT 体軸横断像
c：CBCT 矢状断像
d：CBCT 前額断像

【参考文献】

1）金田 隆，村上秀明，森本泰宏：必携 視覚で学ぶ歯科放射
　線学．砂書房，東京，2022：85.
2）金田 隆：知っておきたい顎・歯・口腔の画像診断．秀潤社，
　東京，2017：60-61.

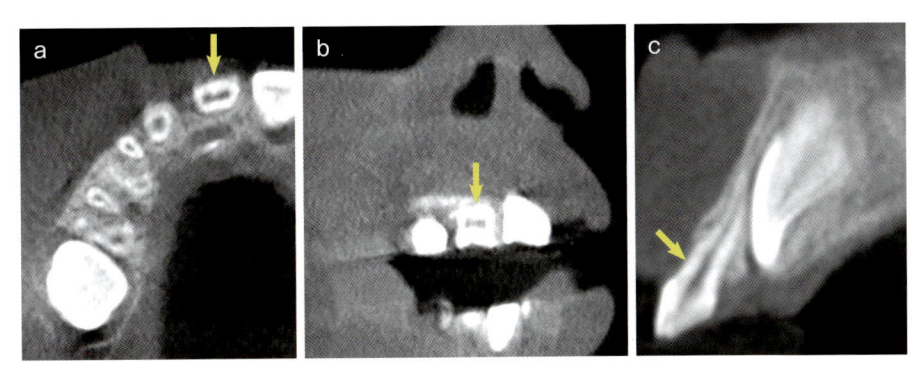

図❻　癒合歯
7歳、男児。⊥B⊥および⊥C⊥の形態異常を主訴として来院した。同部の形態の3次元的な評価のため CBCT 検査を行った。同部に歯髄腔の連続を認め、CBCT 検査にて癒合歯と判明した（a〜c：黄矢印）
a：CBCT 体軸横断像
b：CBCT 前額断像
c：CBCT 矢状断像

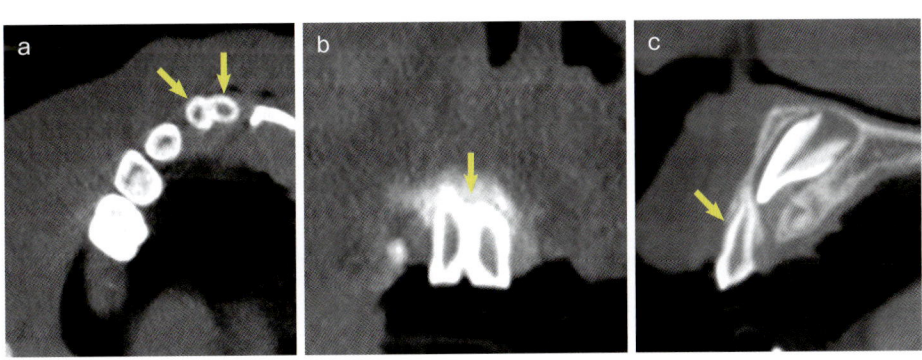

図❼　癒着歯
6歳、女児。⊥B⊥および⊥C⊥の形態異常を主訴として来院した。同部の形態および周囲組織との3次元的な評価のため CBCT 検査を行った。同部にセメント質を介して接する癒着歯がみられ、同歯は歯髄腔の交通を認めないことにより、CBCT 検査にて癒着歯と判明した（a〜c：黄矢印）
a：CBCT 体軸横断像
b：CBCT 前額断像
c：CBCT 矢状断像

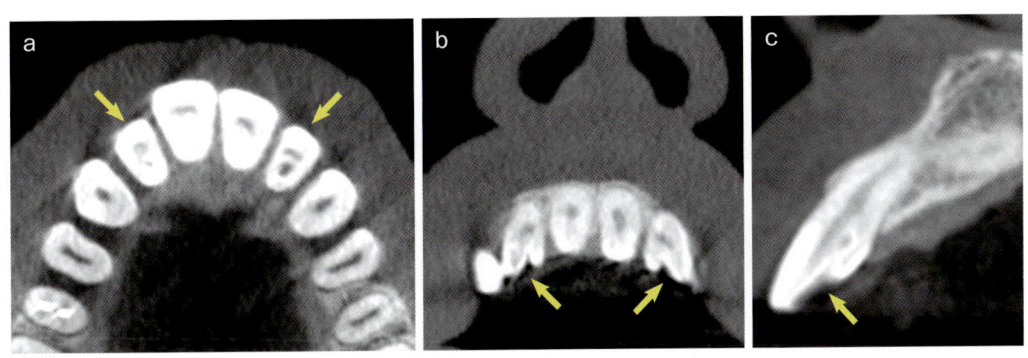

図❽　歯内歯
30歳代、女性。2|2 の形態異常を主訴として来院した。同部の形態および3次元的な評価のため CBCT 検査を行った。同歯冠部にエナメル質の陥凹および歯内歯を認めた（a〜c：黄矢印）
a：CBCT 体軸横断像
b：CBCT 前額断像
c：CBCT 矢状断像

2 根尖性歯周炎

平原尚久　Naohisa HIRAHARA　｜日本大学松戸歯学部　放射線学講座

金田 隆　Takashi KANEDA　｜日本大学松戸歯学部　放射線学講座

　根尖性歯周炎は、失活歯根尖に生じる代表的な歯周疾患の1つである。同疾患の術前・術後評価は、病巣の検出や広がりおよび鑑別診断が必須となる。また、患歯の歯根や根管形態を歯科用コーンビームCT（以下、CBCT）を用いて3次元的に評価することは重要である。

1 根尖性歯周炎の画像診断

　根尖性歯周炎は、急性根尖性歯周炎と慢性根尖性歯周炎に大別される。急性根尖性歯周炎は、歯根膜腔の拡大が失活歯根尖部で生じる（**図1**）。慢性根尖性歯周炎は、失活歯根尖部に歯根膜腔と連続するび漫性のX線透過像を呈し（**図2**）、病巣周囲に骨硬化像を伴う場合が多い。

　上顎では、根尖性歯周炎が原因となり、上顎洞炎を併発することがある（**図3**）。また、歯内－歯周病変は歯根周囲に骨壁性を伴う高度の歯槽骨吸収を認め、その周囲歯槽骨に骨硬化像を伴う場合もある（**図4**）。

　根尖性歯周炎の鑑別診断として、歯根嚢胞や生活歯根尖部に生じる初期のセメント質骨性異形成症がある。

　歯根嚢胞は顎骨内に発生する歯原性嚢胞のなかで最も発生頻度が高く、根尖性歯周炎に続発し、歯根膜に存在するMalassezの上皮遺残から由来する歯原性嚢胞の1つである。増大すると隣在歯歯根の偏位や吸収が生じることもある。上顎臼歯部では上顎洞底部を挙上し、下顎臼歯部では下顎管を下方に偏位させる場合もある。画像所見として、X線写真またはCBCT像は、失活歯根尖部に歯根膜腔と連続する境界明瞭な類円形のX線透過像または低濃度域を呈する（**図5**）。

　セメント質骨性異形成症は、根尖部に限局するセメント質と接する単発、あるいは多発性（開花型）の腫瘤が形成される腫瘍類似疾患の1つである。中年以降の女性に多く、単発性では下顎前歯

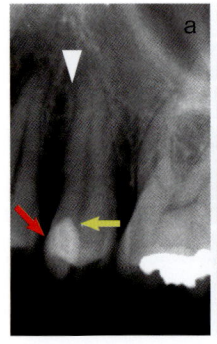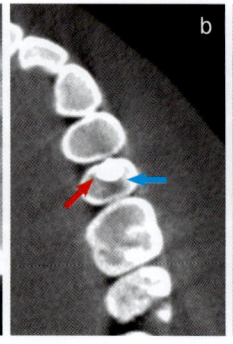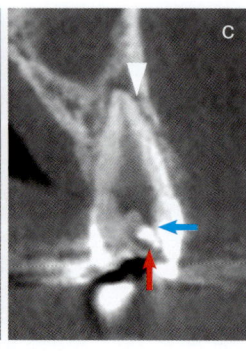

図❶　急性根尖性歯周炎

40歳代、男性。⑤の拍動の自発痛を主訴として来院した。修復物直下および根尖部の3次元的評価のためCBCT検査を追加で行った。同歯の歯冠部近心に修復物を認める（a〜c：赤矢印）。同歯根尖部は歯根膜腔の拡大を伴う歯槽硬線の消失を認める（a、c：白矢頭）。口内法X線写真にて修復物直下の二次う蝕は検出できなかったが（a：黄矢印）、CBCT像で歯髄腔に交通する二次う蝕の実質欠損を認めた（b、c：青矢印）。同部は根管治療を行い、完治した

a：口内法X線写真

b：CBCT体軸横断像

c：CBCT前額断像

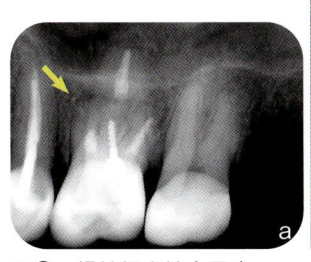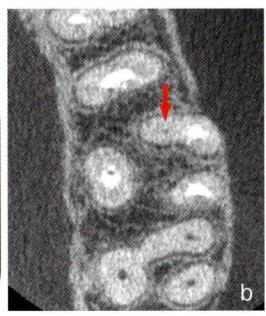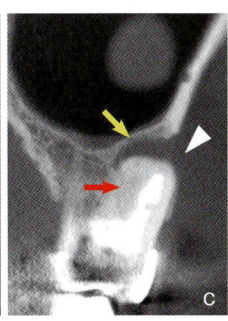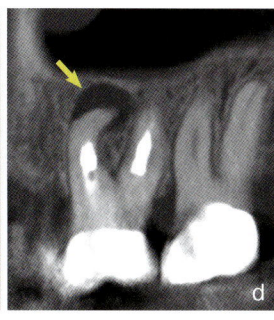

図❷　慢性根尖性歯周炎
20歳代、男性。⌞6の違和感を主訴として来院した。口内法X線写真にて、同歯近心根根尖部の3次元的評価が困難であったため、CBCT検査を追加で行った。同歯近心頬側根に歯根膜腔と連続するび漫性の骨吸収を認め（a、c、d：黄矢印）、頬側皮質骨の吸収を認める（c：白矢頭）。CBCT像にて、口内法X線写真で検出できない同部歯根の著明な彎曲および第2根管を認め、根管内に根管充塡材は認めなかった（b、c：赤矢印）。これらの検査から、同部第2根管の根管治療を行った
a：口内法X線写真
b：CBCT体軸横断像
c：CBCT前額断像
d：CBCT矢状断像

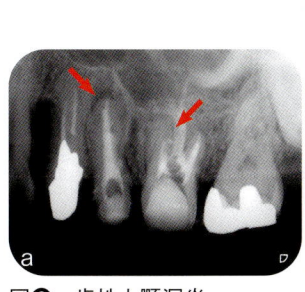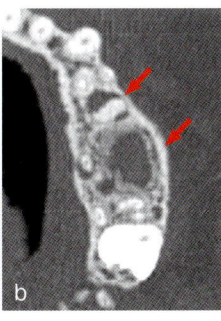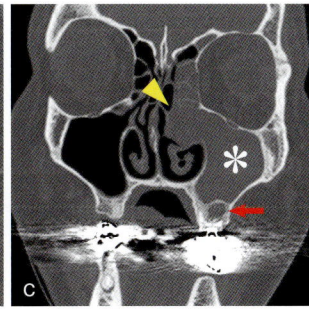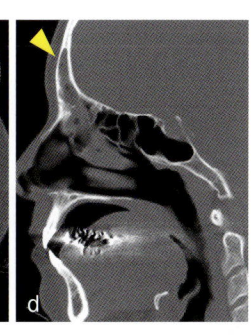

図❸　歯性上顎洞炎
30歳代、男性。上顎左側部の違和感を主訴として来院した。根尖部および副鼻腔の3次元的評価のため、CBCT検査を追加で行った。⌞5および⌞6頬側根根尖部において、歯根膜腔と連続するび漫性の骨吸収を認める（a〜c：赤矢印）。CBCT像にて、口内法X線写真で検出困難であった同部の病変と近接する左上顎洞内に充満する低濃度域を認めた（c：*）。また、前篩骨洞から前頭洞にかけて低濃度域を認め、左自然孔の閉塞も認めた（c、d：黄矢頭）。これらの検査から同部の根尖性歯周炎を原因とする歯性上顎洞炎と診断され、再根管治療を行った
a：口内法X線写真
b：CBCT体軸横断像
c：CBCT前額断像
d：CBCT矢状断像

部、多発性では臼歯部に好発する。画像所見として、同疾患は病期によって画像所見が異なり、初期はX線透過像、CBCT像で低濃度域を呈する（図6）。中期はX線透過像内部に塊状の不透過像を伴い、成熟期は周囲に一層の透過像または低濃度域に囲まれた不透過像、CBCT像で高濃度域を呈する。

　同疾患は生活歯に発生し、他疾患との鑑別ポイントとなる。また、開花型の場合は多発性に発生することが特徴であり、全顎的に評価する必要がある。

【参考文献】
1）金田 隆：知っておきたい顎・歯・口腔の画像診断．秀潤社，東京，2017：66-67.
2）金田 隆：顎口腔領域の疾患　読影ポイントから病理診断、治療方針まで．永末書店，京都，2022：42-43.

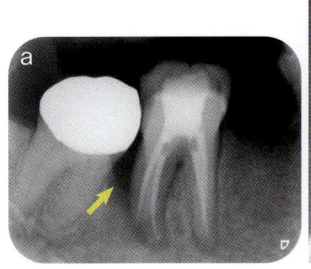
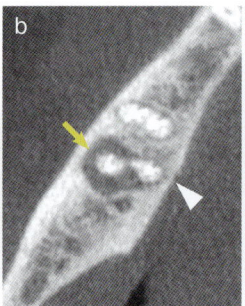
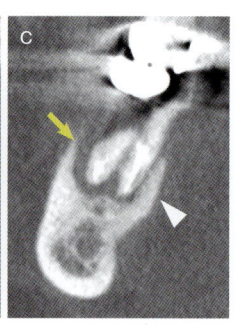

図❹　歯内−歯周病変
40歳代、男性。⑥の違和感を主訴として来院した。同部の骨形態を3次元的に評価するため CBCT 検査を追加で行った。同歯遠心根の周囲に骨吸収を認め、同病変は根分岐部まで及んでいる。周囲歯槽骨に骨硬化像も認める（黄矢印）。CBCT 像にて、口内法 X 線写真で検出できない同部の頬舌的な骨形態を検出可能であった（白矢頭）
a：口内法 X 線写真
b：CBCT 体軸横断像
c：CBCT 前額断像

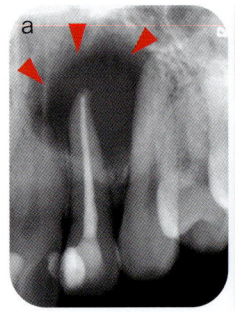
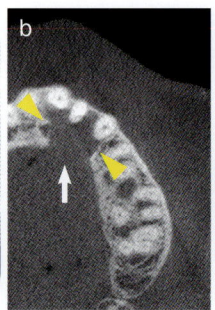
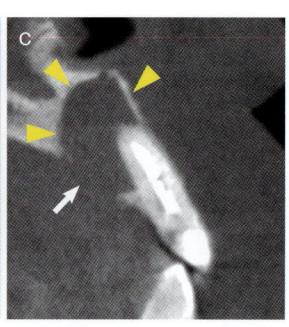

図❺　歯根嚢胞
50歳代、男性。開業医にて②の病変を指摘され来院した。病変の形状を3次元的に評価するため、CBCT 検査を追加で行った。同歯歯根膜腔と連続する境界明瞭な類円形の X 線透過像を認める（a：赤矢頭）。CBCT 像にて大きさ14.2×14.2×14.0mm程度の類円形の低濃度域を認める（b、c：黄矢頭）。CBCT 像にて口内法 X 線写真で検出困難であった病変による口蓋側皮質骨の軽度膨隆および骨吸収を認めた（b、c：白矢印）。CBCT 検査にて、病変を3次元的に検出でき、治療に有用であった
a：口内法 X 線写真
b：CBCT 体軸横断像
c：CBCT 矢状断像

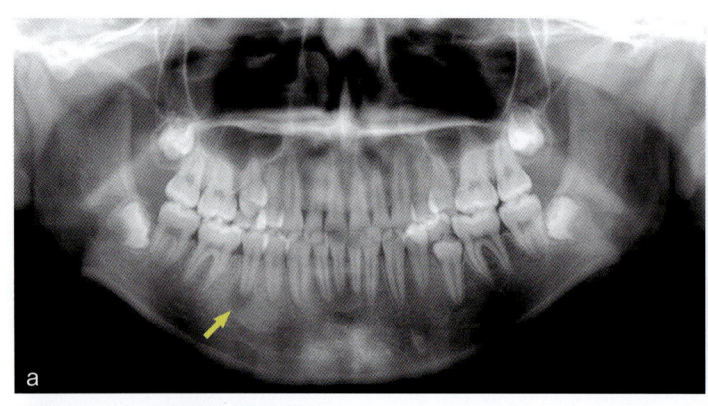
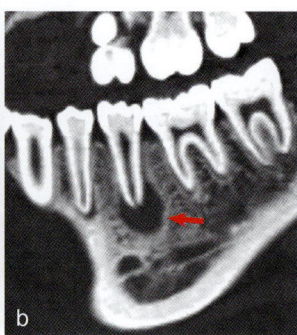
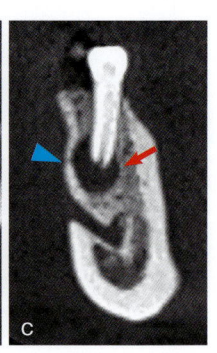

図❻　セメント質骨性異形成症
19歳、女性。開業医にて⑤の病変を指摘され来院した。病変および周囲組織の3次元的評価が困難であったため、CBCT 検査を追加で行った。同歯根尖相当部に境界明瞭な X 線透過像を認める（a：黄矢印）。CBCT 像にて同歯根尖相当部に大きさ8.9×8.7×8.6mm程度の境界明瞭な低濃度域を認め（b、c：赤矢印）、頬側皮質骨の菲薄化も認める（c：青矢頭）。CBCT 像にて、同歯歯冠部に実質欠損は認めず、周囲組織にあきらかな異常所見も認めなかった。これらの検査から経過観察となった
a：パノラマ X 線写真
b：CBCT 矢状断像
c：CBCT 前額断像

保存

3 歯周炎

村岡宏隆　Hirotaka MURAOKA　｜　日本大学松戸歯学部　放射線学講座
金田 隆　Takashi KANEDA　｜　日本大学松戸歯学部　放射線学講座

1 歯周炎（図1）

　歯周炎は、口腔内常在菌の感染により歯周組織に炎症が生じる病変であり、臨床症状として歯肉の発赤、腫脹、出血、排膿、歯の動揺などが認められる。画像検査では歯根長、歯根形態、根分岐部の状態や歯槽骨吸収の程度が評価可能である。

　歯周炎は、重症度によってステージⅠ〜Ⅳまでに分類される。Ｘ線画像上では、ステージⅠで歯根長の1/3未満（＜15％）、ステージⅡで歯根長の1/3未満（15〜33％）、ステージⅢおよびⅣでは歯根長の1/3を超える。歯周炎は稀ではあるが歯肉周囲膿瘍や骨髄炎に伴う蜂窩織炎など、重篤化することもあり適切な診断と治療が重要となる。

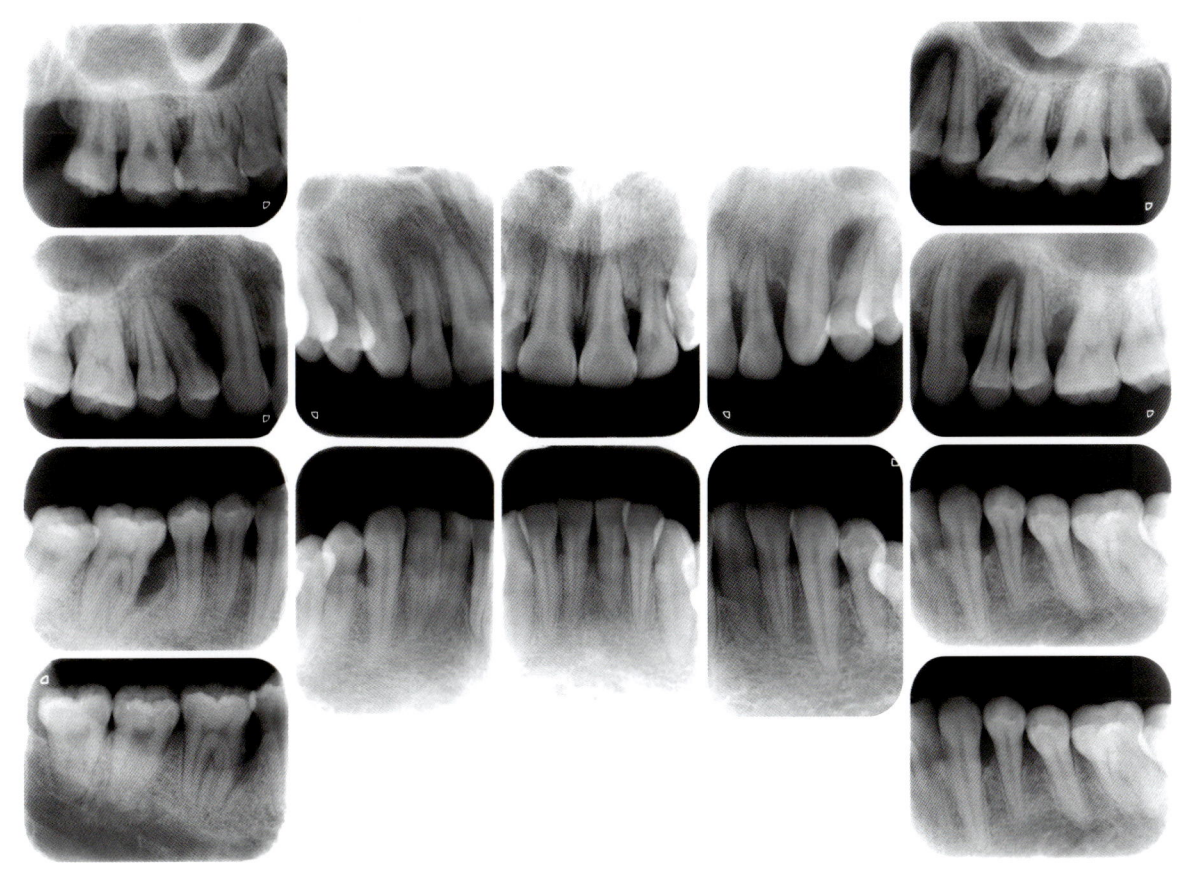

図❶　歯周炎における口内法Ｘ線写真（14枚法）

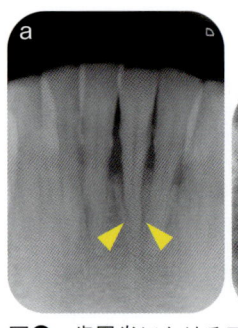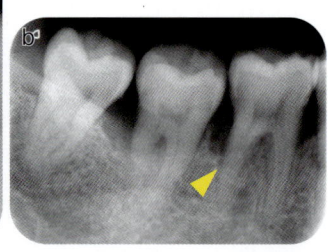

図❷　歯周炎における口内法X線写真とその画像所見
a：1|12の歯頸部に歯石の付着を認める。また、歯槽硬線の消失と歯根の1/2程度の水平性骨吸収を認める。1の近遠心には歯根膜腔の拡大も認める（黄矢頭）
b：7 6に歯槽硬線の消失と歯根の1/2程度の水平性骨吸収を認める。また、6の遠心根の遠心には歯根膜腔の拡大も認める（黄矢頭）。ともに歯冠部および歯髄腔に病的所見は認められない

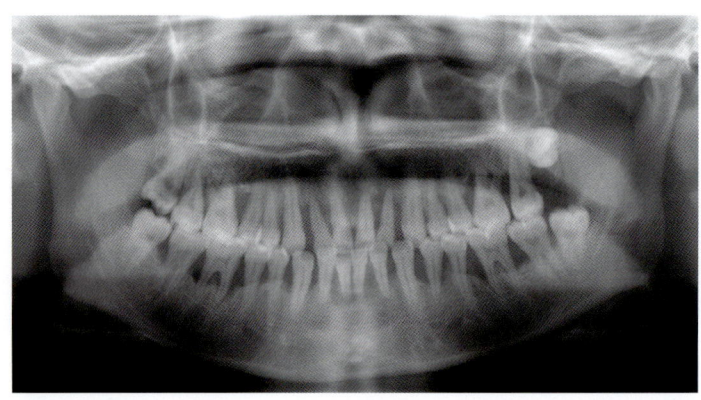

図❸　歯周炎におけるパノラマX線写真とその画像所見。全顎に歯根の1/2～根尖部に及ぶ歯槽骨の水平的骨吸収を認める。左右の上顎洞のX線透過性に異常は認められない。左右下顎頭、関節結節の形態にあきらかな異常は認められない

2　画像診断のポイント

- 画像検査はおもに口内法X線検査が使用され、パノラマX線検査が併用される（**図2、3**）。重度の場合には3次元的な歯槽骨吸収の程度や形態を評価するために歯科用コーンビームCT（以下、CBCT）が使用される。
- CBCTでは、口内法X線検査やパノラマX線検査では判断できない3壁性、4壁性といった骨吸収形態を評価することが可能である（図4）。
- 歯周炎の一般的な画像所見は、初期では歯槽頂部の歯槽硬線の粗造化と消失である。また、進行期では境界不明瞭なX線透過像であり、経過の長い症例では歯槽骨吸収周囲に不透過性変化を伴うこともある。
- 歯周炎の画像診断では水平・垂直性骨吸収の有無と程度、歯根膜腔、歯槽硬線の状態、不適合補綴物の有無、歯根長と歯根形態、歯冠歯根比などが重要となる。

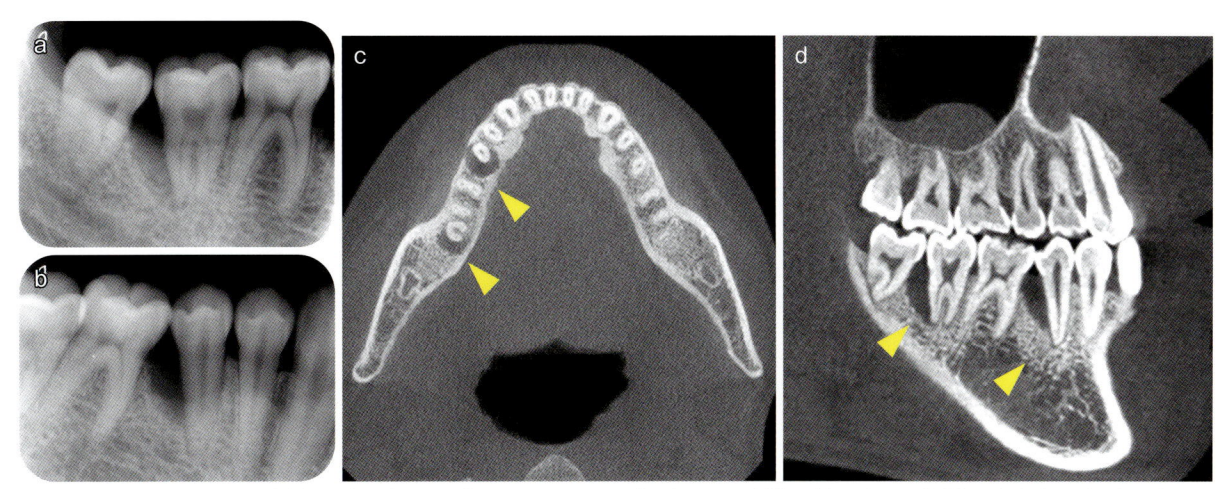

図❹　歯周炎における口内法X線写真およびCBCTとその画像所見。口内法X線写真にて⻆7 5の遠心部に歯槽硬線の消失と歯根の1/2〜根尖に及ぶ骨吸収を認める。CBCT画像でも⻆7 5の遠心部に限局する骨吸収を認め、⻆5では3壁性の骨欠損を呈している。骨吸収部の周囲には反応性骨硬化による高濃度域も認められる（c、d：黄矢頭）

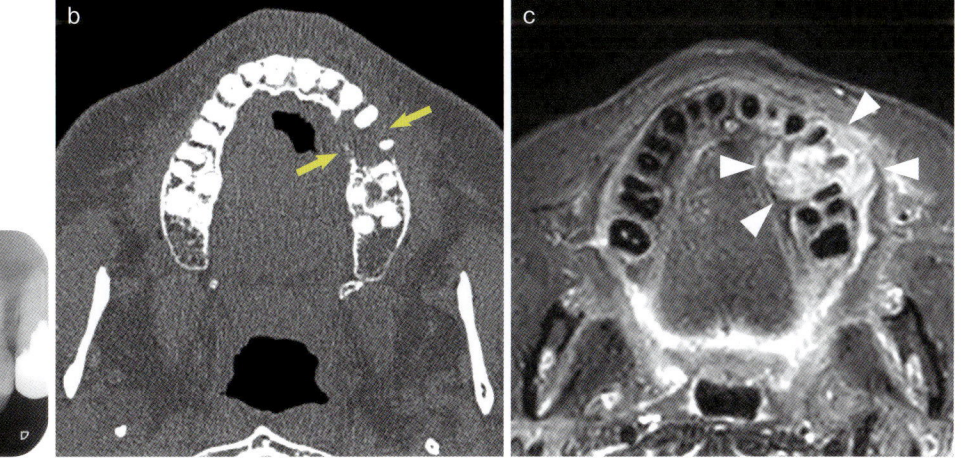

図❺　歯肉癌における口内法X線写真、単純CTおよびMRI。口内法X線写真にて4 5⻆周囲の歯槽骨に境界不明瞭な骨破壊像が認められ（a：赤矢印）、鼻腔および左上顎洞底と接している。同歯は浮遊歯状を呈している。また、一部虫喰い状を呈している（a：黄色矢頭）。単純CTにおいて骨破壊所見がみられ（c：黄矢印）、MRIで腫瘍を認める（d：白矢頭）

３　鑑別診断のポイント

- 歯周炎は境界不明瞭なX線透過像を呈するが、歯肉癌、転移癌などの悪性腫瘍においても同様の所見がみられるため鑑別が重要となる。
- 歯周炎では咬合性外傷など原因による垂直的な骨吸収を除いて、一般的に全顎的な水平的な骨吸収が認められる。対して歯肉癌では、視診での腫瘍の存在と一致する皮質骨および海綿骨の

広範な消失と浮遊歯の存在が認められるため鑑別に有用となる（図5）。

- 歯肉癌では虫喰い状、船底状を呈する場合もある。重度の歯周炎では浮遊歯状の所見を呈することもあり、その場合には画像所見と併せて腫瘍、潰瘍の存在、疼痛、出血などの臨床症状が重要となってくる。
- 造血器腫瘍である白血病や悪性リンパ腫でも歯周炎と類似する歯肉出血、歯の動揺、歯槽骨吸

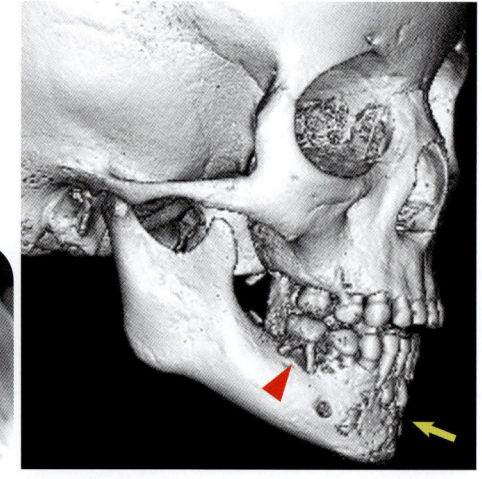

図❻　急性白血病における口内法Ｘ線写真と3D-CT。口内法Ｘ線写真およ
び3D-CTにて E D 周囲の歯槽骨に根分岐部および根尖部に及ぶ著明な骨吸
収が認められる（赤矢頭）。また、下顎前歯部の唇側皮質骨にも骨吸収が認
められる（黄矢印）

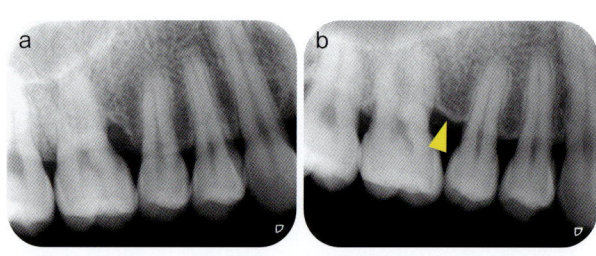

図❼　歯周炎における口内法Ｘ線写真。 6 の近心歯槽骨に
歯根の1/3程度の骨吸収を認める。歯槽頂部は粗造であり、
歯槽硬線は不明瞭である。歯周治療後は歯槽頂部の歯槽硬線
の明瞭化が認められる（黄矢頭）
a：歯周治療前
b：歯周治療後

収などの所見がみられることがあるため、疑わ
れる場合には早急に専門医療機関に紹介するこ
とが重要となる（図6）。

4　術後の画像評価のポイント

- 歯周炎の経過観察には術前と同様におもに口内
法Ｘ線検査が使用され、パノラマＸ線検査が
併用される場合もある。
- 術後では歯周炎により消失していた歯槽硬線が
歯周治療により明瞭化することがある（図7）。
このため、歯槽硬線、すなわち歯槽骨の皮質骨
状態は歯周治療の効果判定の目安となる。

- 歯槽硬線は歯周炎ではない場合でも、頰（唇）
舌（口蓋）側の歯槽骨の高さが異なる場合など
では不明瞭、もしくは観察されない場合もある
ため、観察できない場合に必ずしも病的状態で
はないということに留意が必要である。

【参考文献】
1 ）Newman M, Takei H, Klokkevold P, Carranza F:
Newman and Carranza's clinical periodontology. 13th ed,
Saunders, Los Angeles, 2018: 50-125.
2 ）森本泰宏，金田　隆：今さら聞けない歯科用CBCTとCT
の読像法．クインテッセンス出版，東京，2017.

第2章 保存をおさらいしよう

《解説》 伊東浩太郎　Kotaro ITO　｜ 日本大学松戸歯学部　放射線学講座
金田 隆　Takashi KANEDA　｜ 日本大学松戸歯学部　放射線学講座

○×でチェック！

1 う蝕は口内法X線画像上の実質欠損より深部まで進行している。

2 セメント質骨性異形成症の初期は根尖性歯周炎との鑑別が必要となることがある。

3 上顎前歯部の根尖性歯周炎は歯性上顎洞炎を引き起こすことが多い。

4 白血病や悪性リンパ腫などの造血器腫瘍においても歯周炎と同様の所見がみられる場合がある。

5 歯周炎ではない場合でも、歯槽硬線が不明瞭となることがある。

[解説]

[1]
歯の脱灰がある程度進んでいる領域のみX線画像上で実質欠損として検出される。

[2]
セメント質骨性異形成症は病期によって画像所見が異なり、初期では根尖相当部にX線透過像を呈し、根尖性歯周炎と類似した画像所見を呈する。セメント質骨性異形成症は多発性に発生することや、生活歯でも発生することなどが鑑別のポイントとなる。

[3]
上顎前歯部の根尖性歯周炎により歯性上顎洞炎が引き起こされることは少ない。それに対し、上顎臼歯部は根尖部が上顎洞底部と近接していることが多く、上顎臼歯部の根尖性歯周炎は歯性上顎洞炎を引き起こすことが多い。

[4]
造血器腫瘍である白血病や悪性リンパ腫では歯周炎と類似する歯肉出血、歯の動揺、歯槽骨吸収などの所見がみられることがある。

[5]
歯槽硬線は歯周炎ではない場合でも、頬（唇）舌（口蓋）側の歯槽骨の高さが異なる場合等では不明瞭、もしくは観察されない場合がある。したがって、観察できない場合、必ずしも病的状態ではないということに留意が必要である。

【答え】問1：○、問2：○、問3：×、問4：○、問5：○

口腔外科

4 埋伏智歯

森本泰宏　Yasuhiro MORIMOTO ｜ 九州歯科大学　歯科放射線学分野

土生 学　Manabu HABU ｜ 九州歯科大学　顎顔面外科学分野

小田昌史　Masafumi ODA ｜ 九州歯科大学　歯科放射線学分野

1 疾患の概要

　口腔外科領域の手技として大切なものの1つは、歯の抜去である。歯の抜去は外科的侵襲が比較的大きい。可能なかぎり患者に負担をかけないように歯を抜去する技術は、歯科医師として備えておかなければならない。とくに、埋伏智歯の抜去は患者の身体的負担が大きいため、診断および手技に多くの注意が必要である。

　本項では埋伏智歯の抜去を行う際に画像診断上、注意をしなければならない内容を画像供覧しながら説明する。下顎埋伏智歯と上顎埋伏智歯に大別して解説する。

2 下顎埋伏智歯の 鑑別診断のポイント

　下顎埋伏智歯の抜去にあたり画像により評価するべき項目を挙げる。大きく次の5つ程度が考えられる。

1．埋伏の程度

2．形態（とくに歯根）

3．歯槽骨との癒着（歯根膜腔の状態）

4．周囲歯槽骨の状態

5．近走する下顎管との位置関係　など

　それぞれの項目について画像に示し、説明する。

　下顎智歯の埋伏状態、形態については口内法やパノラマX線画像で評価可能である。しかし、正常画像解剖像の項で説明があったように、3次元的な評価は難しい。

　口内法やパノラマX線画像では下顎智歯が埋伏しているように描出されても、CT（CBCT含む）で確認すると歯が萌出していることがある（図1）。もちろん、歯肉外まで萌出していれば視診でも確認可能である。

　歯根形態は視診で確認できない。口内法やパノラマX線画像上、歯根は2本であるように描出されても、CTで確認すると3根である場合がある（図2）。次に、口内法やパノラマX線画像上、歯根の彎曲を認めなくてもCTでは歯根が彎曲し

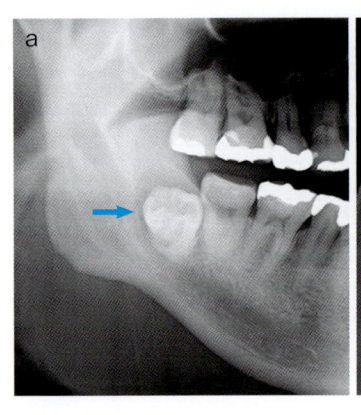 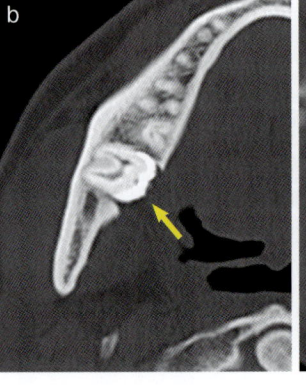 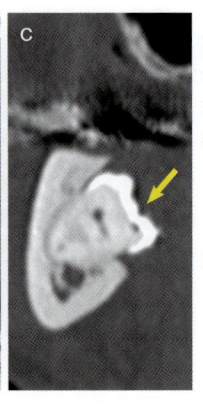

図❶　パノラマX線画像では下顎智歯は埋伏しているように見えるが、CT画像では舌側に萌出している例

a：パノラマX線画像では 8 は歯槽骨頂のレベルに達しておらず、埋伏しているように見える（青矢印）

b、c：CT画像では 8 の歯冠は歯槽骨頂のレベルに達していないものの、舌側に傾斜して骨外に萌出していることがわかる（黄矢印）

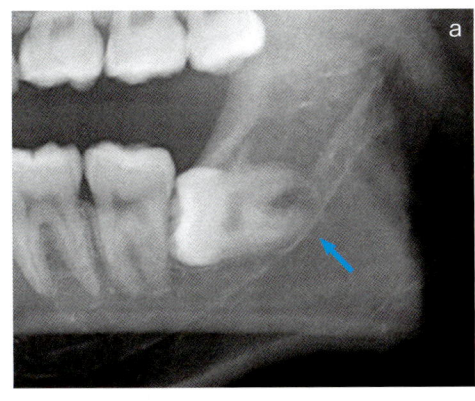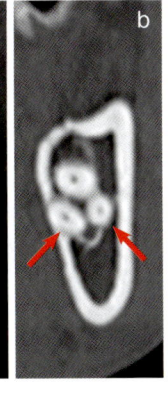

図❷　パノラマX線画像では下顎埋伏智歯は2根に見える
が、CT画像では3根であることが確認できる例
a：パノラマX線画像では⌊8は2根に見える（青矢印）
b：CT画像では⌊8の近心根は舌側と頰側に分かれており、
　　この歯は3根であることがわかる（赤矢印）

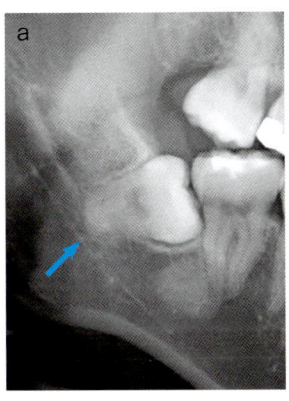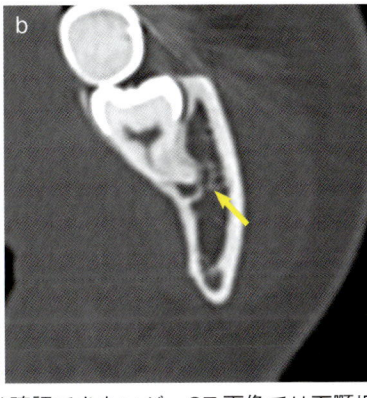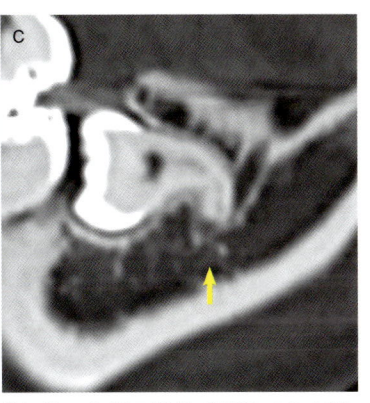

図❸　パノラマX線画像では確認できないが、CT画像では下顎埋伏智歯の歯根の彎曲が確認できる例
a：パノラマX線画像では⌊8の歯根に特筆すべき形態ではないように見える（青矢印）
b、c：CT画像では⌊8の歯根は遠心、尾側方向に彎曲していることがわかる（黄矢印）

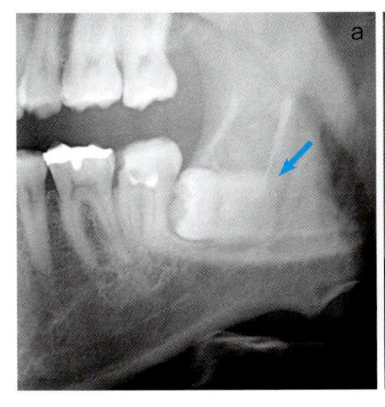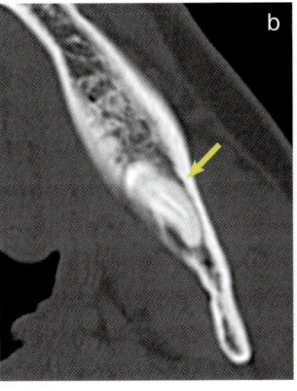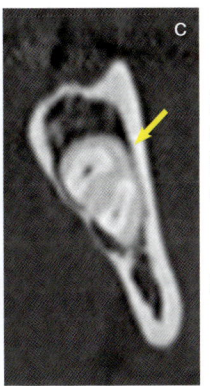

図❹　下顎埋伏智歯の歯根と歯
槽骨の癒着により、歯根膜腔が
確認できない例
a：パノラマX線画像で⌊8の歯根
　　膜腔の透過像がはっきり確認
　　できない（青矢印）
b、c：CT画像では⌊8と歯槽骨と
　　の間の歯根膜腔が石灰化
　　し、癒着していることが
　　確認できる（黄矢印）

ている場合がある（**図3**）。

　その他に下顎埋伏智歯の抜去に際して画像による術前評価で重要な項目として挙げられるのが、「歯と歯槽骨との癒着」と「歯と下顎管との関係」である。

　下顎埋伏智歯が周囲の歯槽骨と癒着している状態では歯根膜腔（歯と歯槽骨との間）にヘーベルを挿入し、歯を脱臼させることが難しい場合がある（**図4**）。この状況を術前に評価するには口内法やパノラマX線画像で歯根膜腔の透過像が

はっきり確認できないことが挙げられる（**図4**）。このような症例では歯の脱臼が困難で、周囲の歯槽骨を削除しなければ歯を摘出できないケースがほとんどである。CTで評価すると歯と歯槽骨との間の歯根膜腔が石灰化し、両者が癒着していることが確認できる（**図4**）。このようなケースとは別に、歯と周囲歯槽骨との癒着はないにもかかわらず、口内法やパノラマX線画像で下顎智歯の歯根膜腔が描出されていない場合もある。理由は下顎埋伏智歯の周囲では頰舌側皮質骨が発達し

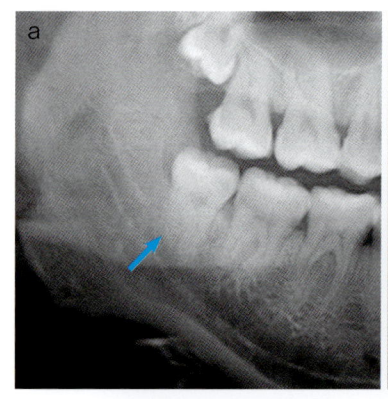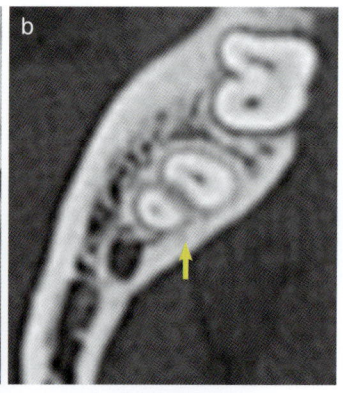

図❺ パノラマX線画像では下顎埋伏智歯の歯根膜腔が不明瞭だが、CT画像では明瞭な歯根膜腔が確認できる例
a：パノラマX線画像で$\overline{8}$の歯根膜腔は不明瞭である（青矢印）
b：CT画像では$\overline{8}$の歯根膜腔は明瞭で癒着を疑う所見は認めない（黄矢印）

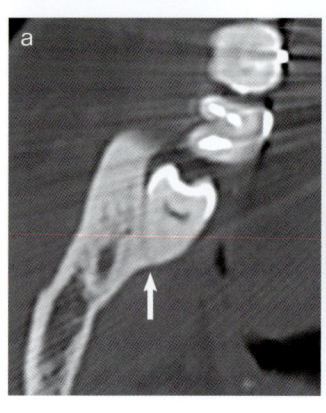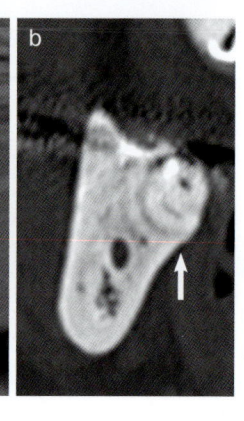

図❻ 下顎埋伏智歯の歯根膜腔の石灰化および慢性硬化性骨髄炎を伴う例。CT画像で$\overline{8}$の周囲の歯槽骨に硬化性変化を認める。$\overline{8}$の歯根膜腔は認められるが、CT値が上昇しており、石灰化が疑われる（白矢印）

ているため、その周囲が強い不透過像として描出される場合である（**図5**）。

　口内法やパノラマX線画像では、下顎埋伏智歯とその周囲歯槽骨が全体的に強い不透過像として描出されている。そのため、歯根膜腔が確認できない（図5）。CTで確認すると、歯根膜腔が明瞭に描出されており（図5）、歯と歯槽骨とは癒着していないことがわかる（図5）。両症例から、口内法やパノラマX線画像単独の評価では下顎智歯と周囲歯槽骨との癒着の診断に注意を払う必要のある症例が存在することがわかる（図4、5）。よって、下顎埋伏智歯と周囲歯槽骨との癒着を評価するためには、CT検査が有効である（図4、5）。

　経験上、一般的に30歳代より若年者では下顎埋伏智歯と周囲歯槽骨との間の歯根膜腔に石灰化を示すX線吸収値の上昇を表すことは少ない。口内法やパノラマX線画像でも歯根膜腔が確認できる場合が多い。若年者では歯根膜腔が確認され、骨梁も柔軟である。このようなケースは、抜歯の難易度は低いことが多い。年齢が高くなるほど、下顎埋伏智歯と周囲歯槽骨の間の歯根膜腔は石灰

化の程度が増す。しかも、高齢になると下顎埋伏智歯の周囲歯槽骨の密度が上昇し、硬化性変化が強くなる。画像上は慢性硬化性骨髄炎とも判断される骨梁構造を示すこともある（**図6**）。このような状態になると、抜歯は困難なことが予想される。すなわち歯と歯槽骨との癒着が高確率で進行しているため、抜歯が極めて困難なうえ、予期しない抜歯後の疼痛の出現や治癒が遅延する傾向がある。そのため、ある一定の年齢以上の下顎埋伏智歯を抜去する場合はCTを用いて詳細に評価することを認識しておく必要がある。

　最後に、下顎埋伏智歯を抜去するうえで、術前の画像検査で最も慎重に評価しておく必要のある項目を示す。下顎埋伏智歯に近接する下顎管の走行である。抜歯時に下顎管への傷害が生じると管内を走行する下歯槽神経、下歯槽動静脈およびリンパ管を傷つけることに繋がり、出血や疼痛といった不快症状を引き起こす原因になる。口内法ではX線の入射角度によって下顎管と下顎智歯との垂直的位置関係を正確に評価できないことがある。

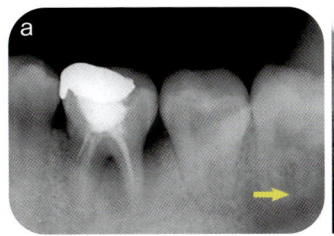
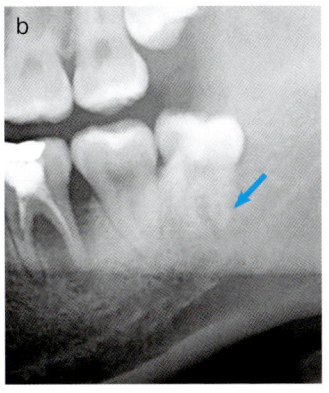

図⓻　口内法Ｘ線画像では下顎埋伏智歯の歯根と下顎管が重なっているが、パノラマでは重なっていない例
a：口内法Ｘ線画像では⟨8の根尖は、一部下顎管と重なっており、両者の接触が疑われる（黄矢印）
b：パノラマＸ線画像ではＸ線入射角が異なり、⟨8の根尖と下顎管は重なっていない（青矢印）

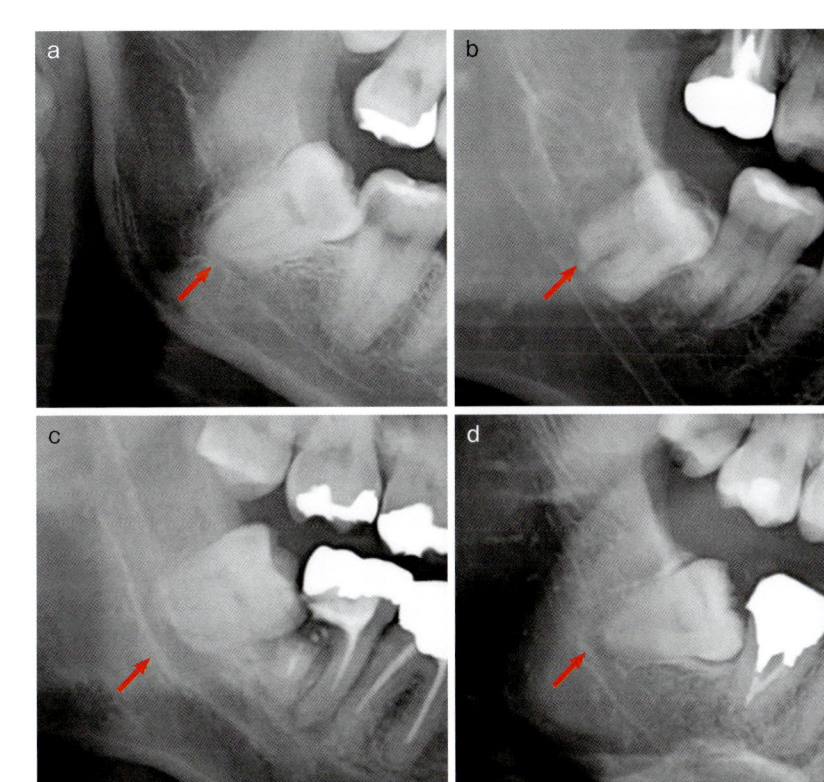

図⓼　パノラマＸ線画像で下顎埋伏智歯と下顎管との接触が疑われる代表的所見
a：下顎埋伏智歯と下顎管壁が一部重複している（赤矢印）
b：下顎埋伏智歯部を走行する下顎管壁が不明瞭化している（赤矢印）
c：下顎埋伏智歯部を走行する下顎管が下方に彎曲している（赤矢印）
d：下顎管と近接する下顎埋伏智歯の歯根膜腔が消失している（赤矢印）

　口内法では下顎埋伏智歯の歯根と下顎管が重なっていても、パノラマＸ線画像では歯根と下顎管の間に骨が介在していることがわかる場合がある（図7）。そのため、下顎智歯の抜去を目的に下顎管との位置関係を評価する場合には口内法に加え、パノラマＸ線画像を用いるほうが適切である。パノラマＸ線画像では、下顎管の走行を下顎孔からオトガイ孔まで描出できる。そのため、下顎埋伏智歯と近接する下顎管の走行を評価できる。下顎管の解剖学的特徴として、上部は歯や歯槽骨に栄養を供給するため多孔性であることが挙げられる。画像化した場合、下顎管の上壁は下壁に比べてわかりにくい場合が多くなる。

　下顎管がわかりにくいケースでは、まず下壁を確認して、その上方数mmの部分に上壁が位置している可能性を想定しておくことが必要である。これはパノラマＸ線画像だけではなく、CTや口内法にも通用できる。

　パノラマＸ線画像で下顎埋伏智歯と下顎管との接触が疑われる代表的所見を4つ挙げる（図8）。

1．下顎埋伏智歯と下顎管壁の重複（接する状態を含む）（図8a）

2．下顎埋伏智歯部を走行する下顎管壁の不明瞭化（図8b）

3．下顎埋伏智歯部を走行する下顎管の彎曲（図8c）

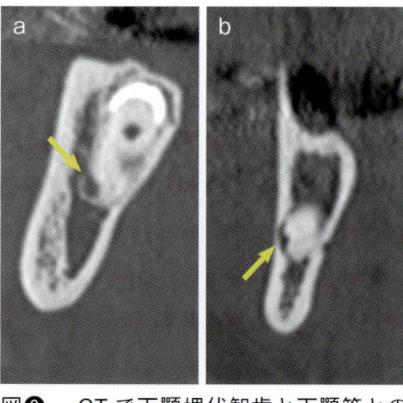
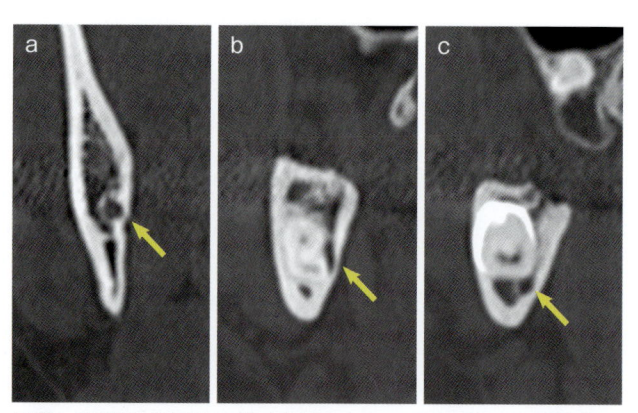

図❾　CTで下顎埋伏智歯と下顎管との接触を示す代表的所見
a：歯と近接する下顎管壁が一部消失している（黄矢印）
b：下顎管壁は歯根の頬側に偏位し、顕著に変形している（黄矢印）

図❿　下顎埋伏智歯の抜去操作によって下顎管への直接的な傷害が加わりやすい例。⌐8の歯根より遠心部（a）、歯根部（b）および歯頸部（c）を走行する下顎管の連続画像である。歯根部（b）で、下顎管は歯根の舌側を走行しており、歯根と舌側皮質骨とに挟まれ、下顎管は変形している（黄矢印）

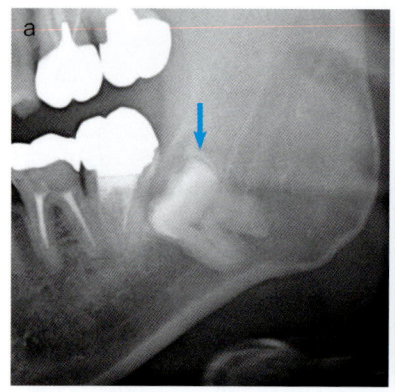
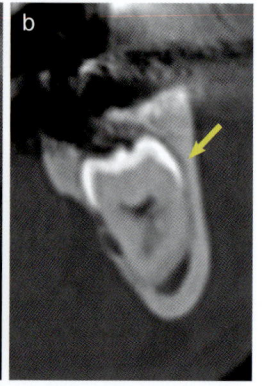

図⓫　下顎埋伏智歯の抜去操作が困難なため、抜歯術による侵襲が大きくなりやすい例。パノラマX線画像でもCT画像でも、⌐8は深部に埋伏している（青矢印、黄矢印）。術部は⌐7の遠心の深部であるため、骨削除量が大きくなることが予想される

4．下顎管と近接する下顎埋伏智歯の歯根膜腔の消失（図8d）

　CTで下顎埋伏智歯と下顎管との接触を示す代表的所見は2つである（図9）。

1．歯と近接する下顎管壁の一部消失（図9a）

2．下顎管壁の偏位、変形（図9b）

　パノラマX線画像所見の1と2に関して、CTで確認すると下顎埋伏智歯と下顎管壁との間に骨の介在を示す場合もある。パノラマX線画像による下顎埋伏智歯と下顎管との接触の判断は非常に有効である。一方、限界があることも理解しておく必要がある。

　筆者が行った研究から、下顎埋伏智歯の抜去後に知覚異常が出現しやすい下顎埋伏智歯と下顎管との関係もあきらかになっている。具体的には、下顎管が下顎埋伏智歯の歯根の舌側に位置し、下顎管壁が消失および舌側皮質骨と歯根とに挟まれ変形しているケースである（図10）。加えて、下顎智歯の埋伏状態が深部であった場合である（図11）。前者は抜歯操作によって下顎管への直接的な傷害が強いことが理由であると考えている。一方、後者は埋伏状態が浅い場合に比較して抜歯操作が困難となり、歯槽骨を含めた周囲組織への侵襲が加わったためであると考えている。

　パノラマX線画像は下顎埋伏智歯の抜去の術前評価にとても有効であるが、CTを加えることでより安全に予後を予測できる可能性が向上する。

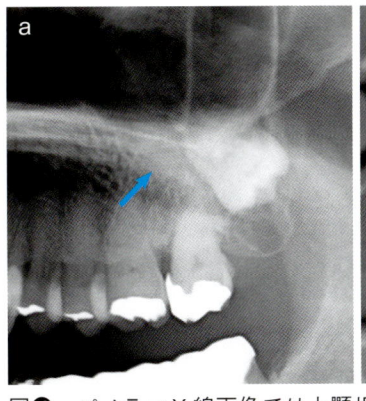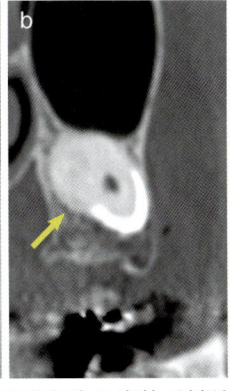

図⓬　パノラマX線画像では上顎埋伏智歯の癒着が判断しにくい例
a：パノラマX線画像では硬口蓋、軟口蓋、筋突起などの正常構造物の像が重なり、|8の歯根が読影しづらい（青矢印）
b：CT画像では像の重なりがなく、|8の歯根と歯槽骨とが癒着していると判断できる（黄矢印）

3　上顎埋伏智歯の鑑別診断のポイント

　上顎埋伏智歯の抜去にあたり、画像により評価すべき項目を挙げる。大きく分けて次の5つが考えられる。

1．埋伏の程度
2．形態（とくに歯根）
3．歯槽骨との癒着（歯根膜腔の状態）
4．周囲歯槽骨の状態
5．近接する上顎洞との位置関係　など

　1〜4に関しては下顎埋伏智歯で説明した内容と類似している。そのため、上顎埋伏智歯に特有の内容に絞って説明する。

　埋伏の程度を評価するなかで、上顎埋伏智歯の歯冠近心の状態を確認しておく必要がある。上顎埋伏智歯を抜去する場合、歯頸部の近心頬側隅角にアプローチしてヘーベルを挿入し、遠心方向に倒すように脱臼を促すのが一般的である。そのため、上顎埋伏智歯の歯冠近心部と歯槽骨との間にヘーベルの挿入を可能とする骨削除の必要性を評価しなければならない。併せて遠心方向に倒し、脱臼を促す操作を可能にするために上顎結節部に十分な骨の存在を評価しておく必要もある。歯冠近心部にヘーベルを挿入するスペースが存在し、上顎結節部に抜歯に際して骨折を避ける十分な骨が

存在していてもリスクを示す場合がある。

　次に注意すべきことは、上顎埋伏智歯と歯槽骨との間に強い癒着があるケースである。この場合、抜歯鉗子などを用いて無理な力で抜去を施した際に上顎結節などを含めた上顎骨の骨折が生じる可能性がある。したがって、歯と歯槽骨との癒着を評価することも大切である。パノラマX線画像では適切な断層域の影響や周囲正常構造物との重なりによって、上顎埋伏智歯の周囲歯槽骨が全体的に強い不透過像を示し、評価に障害を来すことがある（**図12**）。このような症例では、適切な撮像に気をつけることはもちろん、状況によってはCT検査を追加することも躊躇してはならないと考える。

　歯根形態に関しては上顎埋伏智歯のものは多種多様である。単根のこともあるが、3根を示す場合もある。口内法やパノラマX線画像では3根であることがわかりにくいことも多い（**図13**）。歯根形態に関しては、口蓋根と頬側根との離開についても判断できないことが多い（**図14**）。CTでは歯根の3次元的描出が容易である（図14）。口蓋根と頬側根との間に顕著な離開を伴う症例では、無理な力で上顎埋伏智歯を抜去した場合、周囲の歯槽骨ごと脱落してしまうことがある。併せて、歯根の一部が残って上顎洞内に迷入することなども想定しておかなければならない。そのため

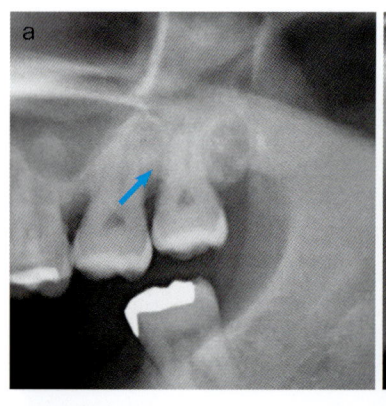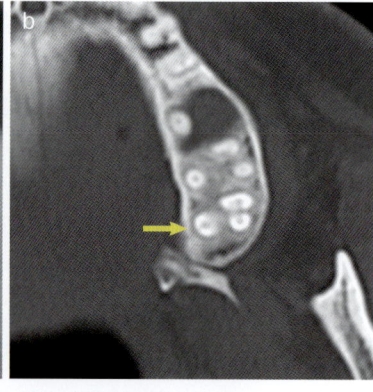

図⓭　パノラマX線画像では上顎埋伏智歯が単根に見えるが、CT画像では3根であることが確認できる例
a：パノラマX線画像では|8は単根に見える（青矢印）
b：CT画像では、|8は3根であることがわかる（黄矢印）

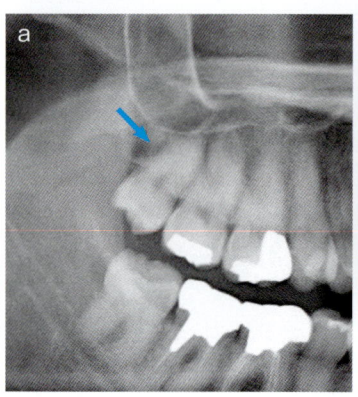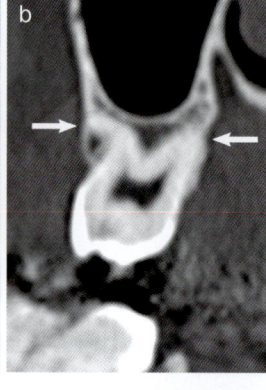

図⓮　パノラマX線画像では確認できないが、CT画像では上顎埋伏智歯の歯根離開が確認できる例
a：パノラマX線画像では8|の歯根に特筆すべき形態ではないように見える（青矢印）
b：CT画像では8|の口蓋根と頬側根が離開していることがわかる（白矢印）

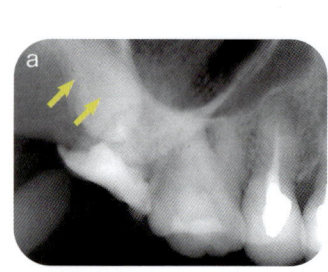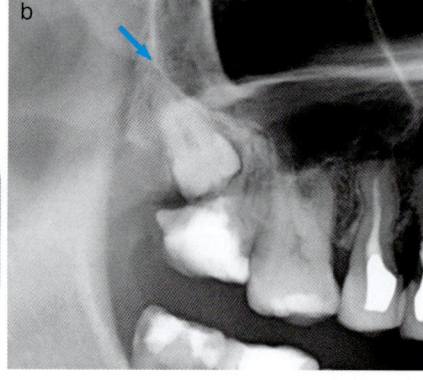

図⓯　口内法X線画像では上顎埋伏智歯と上顎洞底が重なっているが、パノラマでは重なっていない例
a：口内法X線画像では8|は、右側上顎洞底線と一部重なっている（黄矢印）
b：パノラマX線画像では8|の歯根と右側上顎洞底は重なっていない（青矢印）

に歯根の正確な形態を評価しておくことは大切である。

　上顎埋伏智歯の歯根と上顎洞底との関係を口内法、パノラマX線画像で評価する場合にはX線の入射方向が咬合平面と平行ではないことを理解しておく必要がある。そのため、口内法ではほとんどの症例で上顎埋伏智歯の歯根は上顎洞内に位置しているように描出される（**図15**）。同一患者のパノラマX線画像では上顎埋伏智歯の歯根と上顎洞との間には骨介在があることがわかる（図15）。経験上、パノラマX線画像で歯根と上顎洞との間に骨介在を認めるケースでは、抜去により、

上顎洞への穿孔は少ない。パノラマX線画像で歯根と上顎洞が重なっている場合でも、必ずしも上顎埋伏智歯の根尖が上顎洞底を穿孔していない症例もある（**図16**）。上顎洞底の形態には凹凸があり、口内法やパノラマX線画像ではその状態を表現することは難しいからである。

　CTでは上顎埋伏智歯の歯根形態を3次元的に捉えることができる。パノラマX線画像でもCTでも、上顎埋伏智歯の歯根が上顎洞底に穿孔している例では、抜去により上顎洞への穿孔を誘発する可能性がある（**図17**）。このようなケースでは上顎埋伏智歯の抜去に伴う上顎洞への穿孔を予測

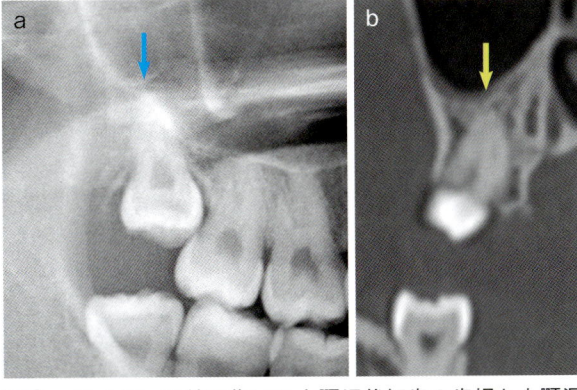
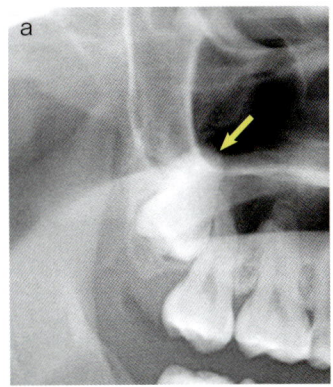
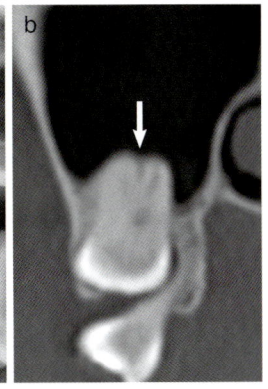

図⓰　パノラマX線画像では上顎埋伏智歯の歯根と上顎洞底線が重なっているが、CT画像では骨介在が確認できる例
a：パノラマX線画像では 8| の歯根は右側上顎洞底線を一部超えている（青矢印）
b：CT画像では 8| の根尖と上顎洞の間には骨介在が確認できる（黄矢印）

図⓱　上顎埋伏智歯の抜去により上顎洞への穿孔の可能性が高くなる例
a：パノラマX線画像で 8| の歯根は右側上顎洞底線を大きく超えている（黄矢印）
b：CT画像で 8| の歯根は上顎洞に突出しており、広範囲にわたって骨介在が確認できない（白矢印）

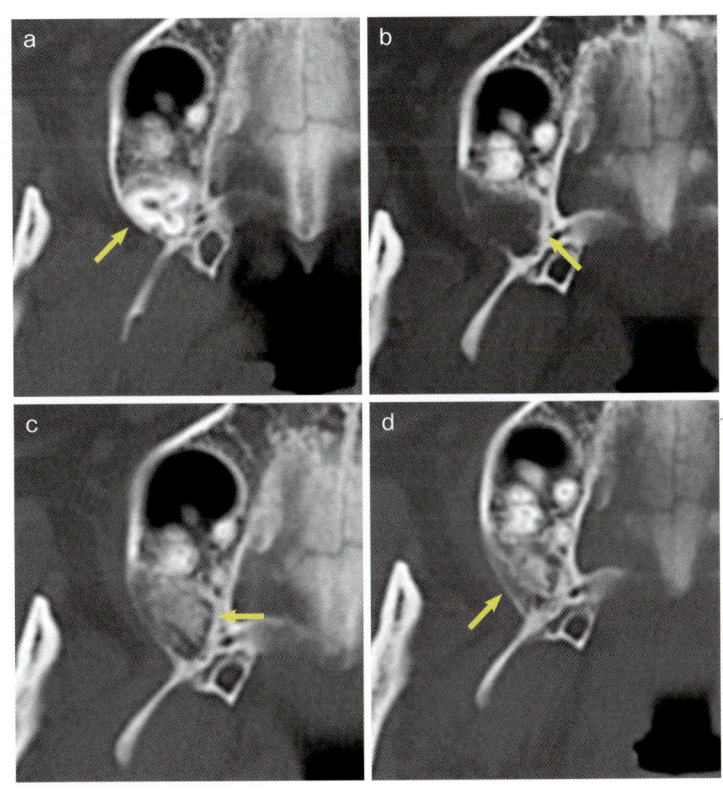

図⓲　上顎埋伏智歯の抜歯窩の治癒経過
a：半埋伏状態の 8| を認める（黄矢印）
b：抜去6週間後のCT画像で、わずかながら 8| の抜歯窩の辺縁部に骨新生像を認める（黄矢印）
c：抜去5ヵ月後のCT画像で、 8| の抜歯窩内部は新生骨で満たされている（黄矢印）
d：抜去1年後のCT画像で、 8| の抜去部は新生された骨が成熟し、石灰化度が増している（黄矢印）

して、閉鎖術の施行も想定しながら抜歯に臨む必要がある。

4　術後の画像評価のポイント

　上、下顎埋伏智歯の抜去後は1ヵ月程度で抜歯窩辺縁より骨新生が開始する（**図18a**、**b**）。3ヵ月から半年程度で抜歯窩は新生骨で満たされる（**図18c**）。抜歯窩の頂部は低下するが、新生された骨は成熟し、その石灰化度は増す（**図18d**）。

【参考文献】
1）森本泰宏，金田 隆（監著）：今さら聞けない歯科用CBCTとCTの読像法－三次元でみる顎顔面領域の正常画像解剖と疾患－．クインテッセンス出版，東京，2017：40-49, 56-64.
2）森本泰宏，金田 隆，鰭見進一（監著）：決定版　実践マニュアル　歯科用CTの見かた・読みかた－続　今さら聞けない歯科用CBCTとCTの読像法－．クインテッセンス出版，東京，2019：128-139.

口腔外科

5 歯原性嚢胞

森本泰宏　Yasuhiro MORIMOTO　│　九州歯科大学　歯科放射線学分野
吉賀大午　Daigo YOSHIGA　│　九州歯科大学　口腔内科学分野
小田昌史　Masafumi ODA　│　九州歯科大学　歯科放射線学分野

1 疾患の概要

　嚢胞は病的に形成された洞で、液状物や粥状物を内包している。嚢胞のなかで上皮があるものを真性嚢胞（例：歯根嚢胞）、上皮がないものを偽嚢胞（例：単純性骨嚢胞）と呼ぶ。腫瘍は細胞が非可逆的かつ自律的に過剰増殖したものである。

　形態上、嚢胞と腫瘍は腫瘤を形成するという点で類似している。しかし、その病態はまったく異なっている。顎骨には嚢胞が発症する。顎骨は他の骨とは大きく異なり、歯が存在する。顎骨には歯に関連する嚢胞、歯原性嚢胞が発症する。

　本項では、WHO分類に基づいた顎骨内嚢胞のなかで歯原性嚢胞を取り上げて解説する。はじめに顎骨内嚢胞の画像診断学的特徴を説明する。次に、WHO分類に基づいた歯原性嚢胞のなかで日常歯科診療のなかで遭遇しやすいものの画像診断学的特徴を解説する。最後に、嚢胞摘出後や開窓後の治癒性変化を経時的に説明する。

　顎骨内嚢胞の画像診断的特徴を**表1**にまとめる。
歯原性嚢胞を2017年のWHO分類に基づいて**表2**に示す。

2 鑑別診断のポイント

　2017年のWHO分類のなかで歯科医師として遭遇する頻度の高い嚢胞、臨床的に大切なものについて画像を供覧しながら、その診断上の特徴を説明する。併せて、顎骨内嚢胞ではないものの、単純X線画像で腫瘤性病変様に描出され、臨床的に遭遇する頻度の高いものも解説する。

表❶　顎骨内嚢胞の画像診断的特徴

1.　単胞（房）性腫瘤（CT、歯科用コーンビームCT、MRI）、腫瘤様透過像（口内法やパノラマX線画像）を示す
2.　境界は明瞭、辺縁形態はスムーズである
3.　辺縁硬化像を示すことが多い
4.　病変内部のCT値は0〜40 Hounsfield Unit（HU）程度、T2強調画像で高信号である
5.　嚢胞と隣接している皮質骨は膨隆・菲薄化を示す
6.　嚢胞が歯間に進展した場合、両歯は離開する
7.　嚢胞と隣接する歯根の消失は（少）ない
8.　嚢胞は歯間に入り込み弧（線）状形態（帆立貝状形態）を示す

表❷　歯原性嚢胞のWHO分類（2017）

炎症性歯原性嚢胞
歯根嚢胞（残留嚢胞含む）
炎症性傍側性嚢胞
歯原性ならびに非歯原性発育性嚢胞
含歯性嚢胞
歯肉嚢胞
歯原性角化嚢胞
側方性歯周嚢胞とブドウ状歯原性嚢胞
腺性歯原性嚢胞
石灰化歯原性嚢胞
正角化性歯原性嚢胞
鼻口蓋管嚢胞

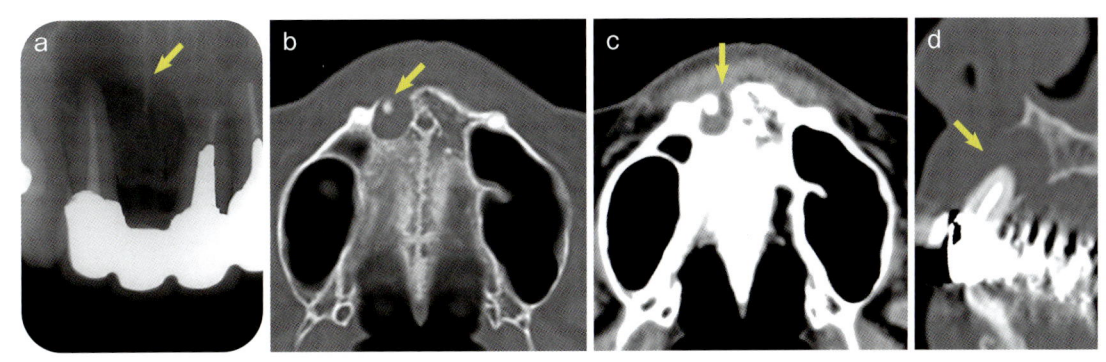

図❶　歯根嚢胞の典型像
a：口内法 X 線画像にて ⨂| の根尖に楕円形で単胞性の X 線透過像を認める（黄矢印）。境界は明瞭、辺縁形態
　はスムーズである。辺縁硬化像を伴っている
b〜d：CT 画像にて、歯根を含む類円形の軟組織腫瘤を認める（b、c：黄矢印）。境界は明瞭で辺縁はスムー
　ズである。内部の CT 値を計測すると、16.8 HU 程度であり、液性成分と考えられる（c）。Cross
　sectional 画像では唇側皮質骨は膨隆・菲薄化し、一部は消失している（d：黄矢印）

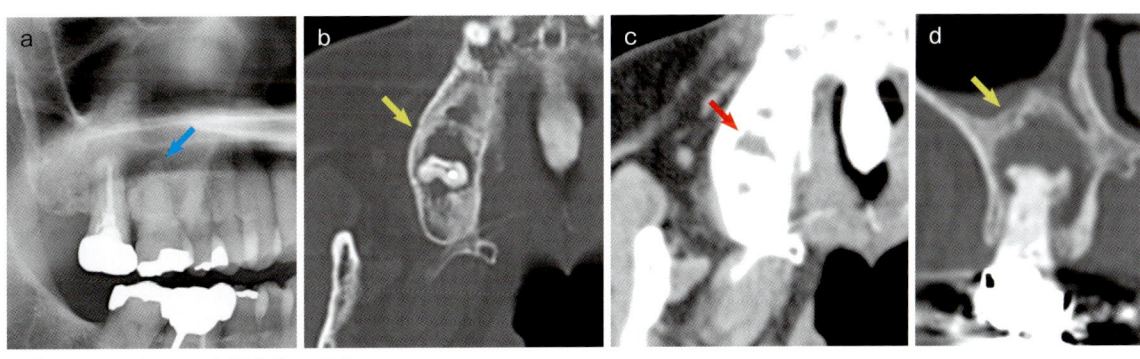

図❷　炎症を伴った歯根嚢胞の画像
a：パノラマ X 線画像で ⨂| の根尖に、境界不明瞭で、辺縁形態はスムーズ性を欠く X 線透過像を認める（青矢印）
b〜d：CT 画像にて、歯根を含む類円形の軟組織腫瘤を認める（b：黄矢印、c：赤矢印）。境界は不明瞭で辺縁
　はスムーズ性を欠いている。病変周囲の歯槽骨にはび漫性の骨硬化像を認める（d：黄矢印）。炎症を伴って
　いるため、典型的な歯根嚢胞とは異なる画像所見である

1．歯根嚢胞

　顎骨内で最も高頻度で発症する嚢胞は歯根嚢胞である。失活している歯の根尖に発症する。慢性根尖性歯周炎の 1 つと考えられ、2017年の歯原性嚢胞の WHO 分類では、炎症性歯原性嚢胞に分けられる。歯科医師としてその画像上の特徴を理解しておかなければならない。

　口内法、パノラマ X 線画像では歯根膜腔の拡大とそれに連続する腫瘤様透過像を示す。CT、歯科用コーンビーム CT（以下、CBCT）、MRIでは歯根膜腔の拡大とそれに連続する単胞性腫瘤を示す（**図 1**）。それに加えて境界の明瞭性や辺縁形態のスムーズ性など表 1 で示す顎骨内嚢胞の画像診断的特徴を示す。歯根嚢胞は炎症性歯原性

囊胞に分類されているように、炎症が併発することや続発することが多い。そのため複雑な画像を示すこともある（**図 2**）。

　歯根嚢胞に炎症が併発すると腫瘤の境界が不明瞭化し、辺縁形態のスムーズ性が消失する（図 2）。感染が周囲歯槽骨に拡がると、腫瘤周囲がび漫性に硬化する（図 2）。慢性骨髄炎である。このような場合、顎骨内嚢胞に特徴的な画像所見が失われるので診断が難しくなる。さらに、慢性根尖性歯周炎として分類される歯根肉芽腫との鑑別は難しい。歯根肉芽腫は歯内療法で治療が可能であると考えられる。一方、歯根嚢胞は歯内療法での治療は困難で、口腔外科的に歯根端切除や嚢胞摘出が行われる。そのため、歯根肉芽腫と歯根嚢胞の

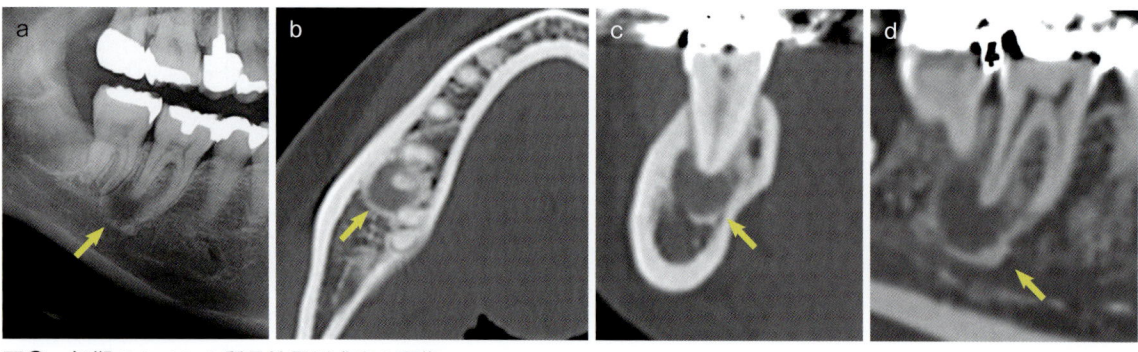

図❸ 初期のセメント質骨性異形成症の画像
a：パノラマX線画像で6|遠心根の根尖部に楕円形のX線透過像を認める（黄矢印）。歯根嚢胞と類似した画像所見である
b〜d：CT画像にて、6|遠心根の根尖部に類円形の腫瘤を認める（黄矢印）。内部のCT値を計測すると、257.4HU程度と高く、液性成分ではなく石灰化物を含んでいると考えられる。内容物のCT値から、歯根嚢胞ではなく、セメント質骨性異形成症を疑う画像所見である

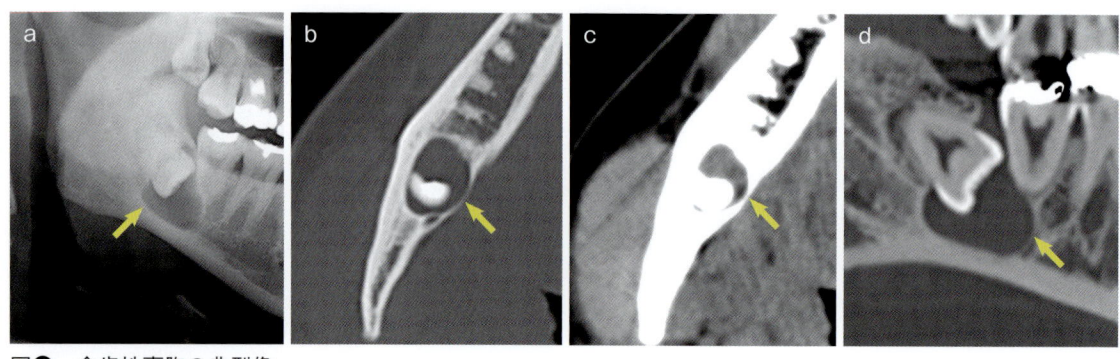

図❹ 含歯性嚢胞の典型像
a：パノラマX線画像で|8の歯冠を囲む単胞性のX線透過像を認める（黄矢印）
b〜d：CT画像にて、|8の歯冠を含む類円形の軟組織腫瘤を認める（黄矢印）

鑑別は治療法を決定するために重要である。CTやMRIにコンピュータ技術を加えて両疾患の鑑別に対する研究が広く行われている。しかしながら、正確な鑑別診断が可能な結果には至っていない。現時点では腫瘤の長径がその判断基準とされている。腫瘤の長径が8mm以内であれば歯根肉芽腫、8mmを超えれば歯根嚢胞と考える。この鑑別では8mm以下の歯根嚢胞は診断できない。そのため、8mm以下の腫瘤の場合、歯内療法を施して治癒経過から診断することになる。

もう1つ、歯根嚢胞と鑑別診断の難しい疾患が、初期の根尖性セメント質骨性異形成症である（**図3**）。両疾患とも根尖部を取り囲む腫瘤様透過像として描出される。そのため、画像上非常に類似している。両疾患の鑑別診断には歯の失活の有無、歯根膜腔と腫瘤との連続性の有無が重要である。根尖性セメント質骨性異形成症では経過観察により、中期になると根尖部の透過像内に不透過像が混在するため容易に鑑別できる。

2．含歯性嚢胞

含歯性嚢胞は日常臨床のなかで下顎埋伏智歯の歯冠を含む腫瘤としてよく遭遇する。2017年のWHOの歯原性嚢胞の分類では、発育性嚢胞に分類される。好発部位は上下顎智歯、上顎犬歯、下顎小臼歯および正中過剰埋伏歯である。好発年齢は10〜30歳代の比較的若年者である。画像診断学的特徴としては、歯冠を取り囲む単胞性の腫瘤様透過像（嚢胞性腫瘤）である（**図4**）。それ以外は顎骨内嚢胞の特徴を示す（表1）。嚢胞性エナメル上皮腫や歯原性角化嚢胞が歯冠を含んでい

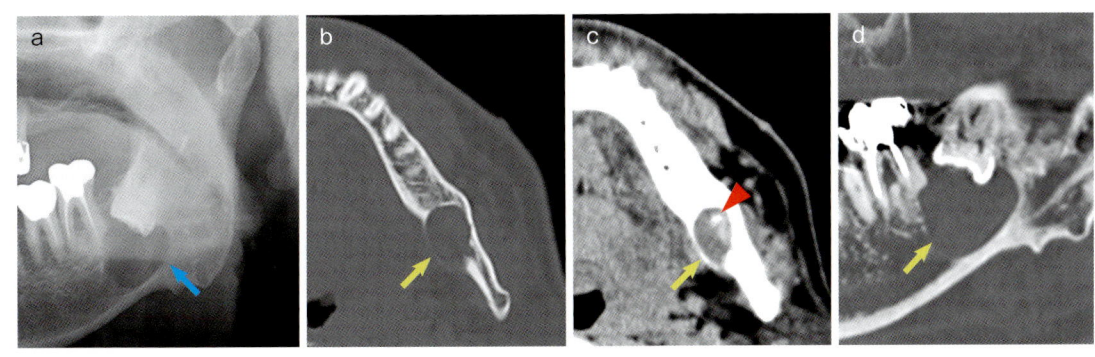

図❺ 歯原性角化囊胞の典型像
a：パノラマX線画像で「8の歯冠を囲む単胞性のX線透過像を認める（青矢印）
b〜d：CT画像にて、「8の歯冠を含む類円形の軟組織腫瘤を認める（黄矢印）。内部に一部CT値が高い部分
を認め、角化物の混在と考えられる（赤矢頭）

る場合は鑑別が難しい。埋伏している正常な歯の歯冠周囲は歯囊により取り囲まれている。そのため、正常な歯囊と含歯性囊胞との鑑別では厚みで判断する必要がある。歯囊の厚みが2.5mm以上になると含歯性囊胞の発症を考える。

3．歯原性角化囊胞

歯原性角化囊胞は、2017年のWHOの歯原性囊胞の分類では含歯性囊胞と同様に発育性囊胞に分類される。歯の形成開始前の歯胚上皮または形成後の残存歯原性上皮の囊胞化が原因と考えられる。好発部位は下顎臼歯部で、10〜30歳代の若年者に多いとされている。画像診断学的特徴としては、単胞性の腫瘤様透過像（囊胞性腫瘤）である（**図5**）。

それを含め顎骨内囊胞の特徴を示す（表1）。症例によっては、内容物の角化物がCTで高密度の物質として確認されることがある（図5cの赤矢頭）。一般的には、エナメル上皮腫や含歯性囊胞との鑑別診断は難しいことが多い。単純X線画像（口内法、パノラマX線画像）では、腫瘤様透過像のX線透過性がエナメル上皮腫よりも低いことが多い。この所見をmilky way appearanceやcloudy appearanceと呼ぶ。理由は、エナメル上皮腫では腫瘤の増大が活発で頬舌側皮質骨の膨隆・菲薄化を誘発するからである。

一方、歯原性角化囊胞はエナメル上皮腫に比べると腫瘤の増大性がやや低く、頬側、もしくは舌側の皮質骨のみを膨隆・菲薄化する傾向にある。そのため、歯原性角化囊胞ではmilky way appearanceが生じやすい。歯原性角化囊胞が顎骨内に多数発症している場合、基底細胞母斑症候群（Gorlin-Goltz症候群）の可能性がある。顎骨内の多発囊胞を認めた場合、基底細胞母斑症候群の臨床症状である基底細胞母斑、手掌足底の紅斑性陥凹、大脳鎌の石灰化および二分肋骨などを確認しなければならない。

4．炎症性傍側性囊胞

炎症性傍側性囊胞は2017年のWHOの歯原性囊胞の分類で歯根囊胞と同様、炎症性歯原性囊胞に分類されるものである。画像診断学的特徴は、萌出途中の歯の歯冠を含み、その遠心もしくは頬側歯頸部の発症した腫瘤様透過像（囊胞性腫瘤）を示す（**図6**）。それ以外は顎骨内囊胞の特徴を示す（表1）。下顎智歯に発症するものを経験することが多い。それ以外は下顎臼歯部に発症する。とくに、下顎第1大臼歯に発症した場合は下顎感染性頬部囊胞と呼ぶ。

5．静止性骨空洞（Stafneの骨空洞）

単純X線画像で腫瘤性病変様に描出され、臨床的に遭遇する頻度の高いものに静止性骨空洞が挙げられる。別名、Stafneの骨空洞と呼ばれる。ただし、顎骨内囊胞ではない。静止性骨空洞はパ

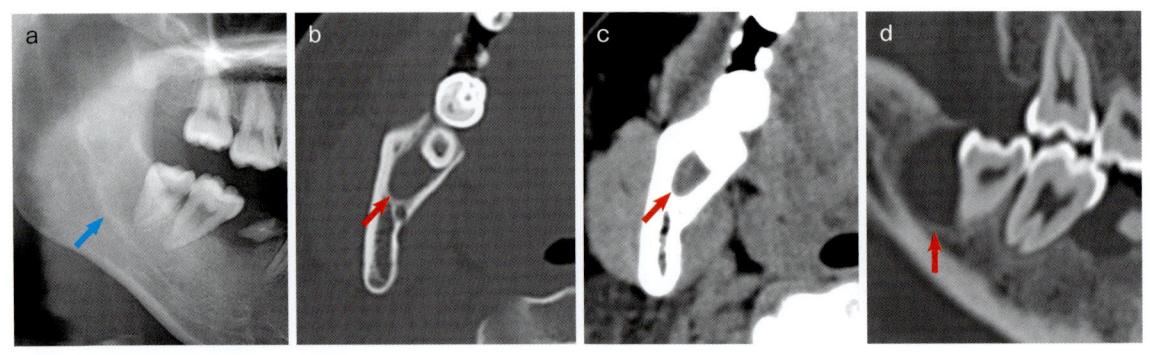

図❻　炎症性傍側性嚢胞の典型像
a：パノラマX線画像で 8 の遠心に単胞性のX線透過像を認める（青矢印）
b〜d：CT画像にて、8 の遠心に類円形の軟組織腫瘤を認める（赤矢印）

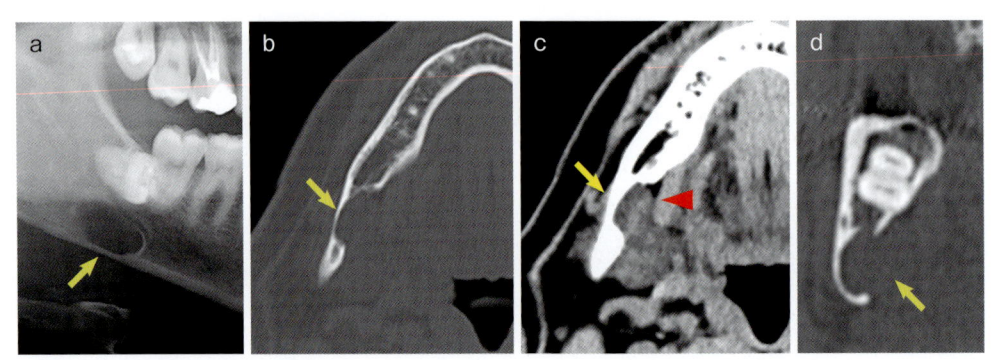

図❼　静止性骨空洞の典型像
a：パノラマX線画像で下顎管より下方に楕円形のX線透過像を認める（黄矢印）
b〜d：CT画像にて、舌側皮質骨の欠損を認める（黄矢印）。骨欠損内部には右側顎下腺が陥入している（赤矢頭）

ノラマX線画像で下顎管の下方に腫瘤様透過像として観察される（**図7**）。下顎角部の舌側皮質骨の骨欠損である。CTでは下顎角部の舌側皮質骨の欠損として描出される（図7）。内部には脂肪組織、唾液腺組織が入り込んでいることが多い（図7）。

3　術後の画像評価のポイント

顎骨内嚢胞に対する口腔外科的アプローチとして、歯根嚢胞に対しては歯根端切除術と嚢胞摘出術の併用、それ以外のものには開窓療法や嚢胞摘出術が用いられる。処置の選択に関しては患者の年齢、性別、嚢胞の大きさなどが加味される。

上顎前歯部の歯原性角化嚢胞に対して開窓術が施行された症例を示す（**図8a**）。上顎前歯部に認める嚢胞性腫瘤の開窓術後6ヵ月では病変の辺縁から骨新生像が出現して、腫瘤が縮小している（**図8b、c**）。腫瘤に近接している唇側皮質骨の膨隆も改善している。術後1年では病変の辺縁から出現する骨新生像が拡大し、腫瘤はさらに縮小している（**図8d**）。新生された骨は成熟し、その石灰化度は増している（**図8e**）。

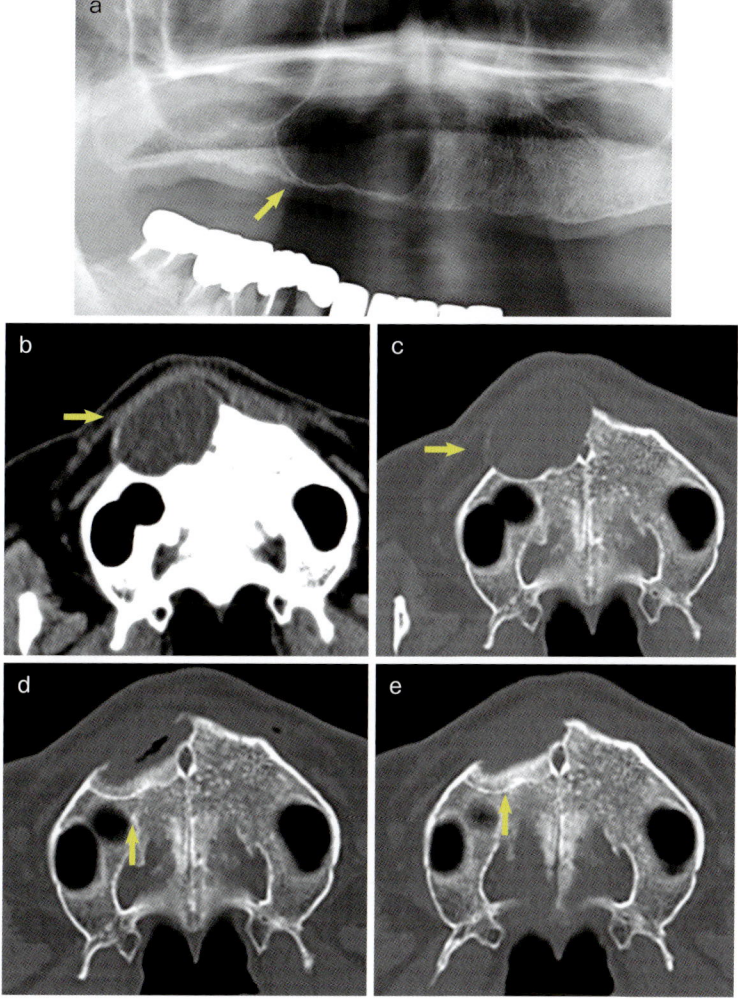

図❽　上顎前歯部の歯原性角化囊胞に対して開窓術が施行された例の経過
a：パノラマX線画像で上顎右側前歯相当部から小臼歯相当部にかけて広がる楕円形のX線透過像を認める（黄矢印）
b、c：初診時のCT画像にて、同部に軟組織腫瘤を認める（黄矢印）。後の病理学検査にて、歯原性角化囊胞と診断された症例である
d：開窓術後6ヵ月のCT画像では病変の辺縁から骨新生像が出現して、腫瘤が縮小している（黄矢印）。腫瘤に近接している唇側皮質骨の膨隆も改善している
e：術後1年のCT画像では病変の辺縁から出現する骨新生像が拡大し、腫瘤はさらに縮小している（黄矢印）。新生された骨は成熟し、その石灰化度は増している（黄矢印）

【参考文献】

1）勝又明敏，浅海淳一，田口 明，森本泰宏（編）：解説と例題でわかる歯科放射線テキスト．永末書店，京都，2021：175-178，2021.

2）酒井 修，金田 隆（編）：顎・口腔のCT・MRI．メディカル・サイエンス・インターナショナル，東京，2016：40-45，113-120.

3）Morimoto Y, Tanaka T, Nishida I, Kito S, Hirashima S, Okabe S, Ohba T: Inflammatory paradental cyst（IPC） in the mandibular premolar region in children. Oral Surg Oral Med Oral Pathol Oral Radiol Endod, 97（2）: 286-293, 2004.

4）Yomtako S, Watanabe H, Kuribayashi A, Sakamoto J, Miura M: Differentiation of radicular cysts and radicular granulomas via texture analysis of multi-slice computed tomography images. Dentomaxillofac Radiol, 53（5）: 281-288, 2024.

口腔外科

6 歯原性腫瘍

辻本友美　Tomomi TSUJIMOTO　｜　大阪大学大学院歯学研究科　歯科放射線学講座
村上秀明　Shumei MURAKAMI　｜　大阪大学大学院歯学研究科　歯科放射線学講座

1 疾患の概要

　歯原性腫瘍は、日本臨床口腔病理学会の WHO 分類（5th, 2024）疾患標準和名によると、良性上皮性歯原性腫瘍、良性上皮間葉混合性歯原性腫瘍、良性間葉性歯原性腫瘍、悪性歯原性腫瘍の4種類に大別されている[1]。これまで使用されていた WHO 分類（4th, 2017）では、歯原性癌腫、歯原性癌肉腫、歯原性肉腫は大別されていたが、今回、悪性歯原性腫瘍として1つの分類にまとめられて

いる（表1）。

　臨床において、問診や臨床所見でおおむね疾患の見当がつくことは少なくないが、やはり顎骨内病変の精査に X 線検査は欠かせない。デンタル X 線画像やパノラマ X 線画像のみでは詳細がわからなかった症例も多くあったが、近年は歯科用コーンビーム CT（以下、CBCT）の普及により、さらに一歩踏み込んだ診断が可能となっている。

　本項では、歯原性腫瘍のなかでも、とくに発生頻度が高く、臨床でも遭遇する可能性の高い2つ

表❶　歯原性腫瘍の分類（参考文献[1] より引用改変）

良性上皮性歯原性腫瘍	腺腫様歯原性腫瘍
	扁平歯原性腫瘍
	石灰化上皮性歯原性腫瘍
	エナメル上皮腫、単嚢胞型
	エナメル上皮腫、骨外型／周辺型
	エナメル上皮腫、通常型
	腺様エナメル上皮腫
	転移性エナメル上皮腫
良性上皮間葉混合性歯原性腫瘍	歯牙腫
	原始性歯原性腫瘍
	エナメル上皮線維腫
	象牙質形成性幻影細胞腫
良性間葉性歯原性腫瘍	歯原性線維腫
	セメント芽細胞腫
	セメント質骨形成線維腫
	歯原性粘液腫
悪性歯原性腫瘍	硬化性歯原性癌
	エナメル上皮癌
	明細胞性歯原性癌
	幻影細胞性歯原性癌
	原発性骨内癌 非特定型
	歯原性癌肉腫
	歯原性肉腫

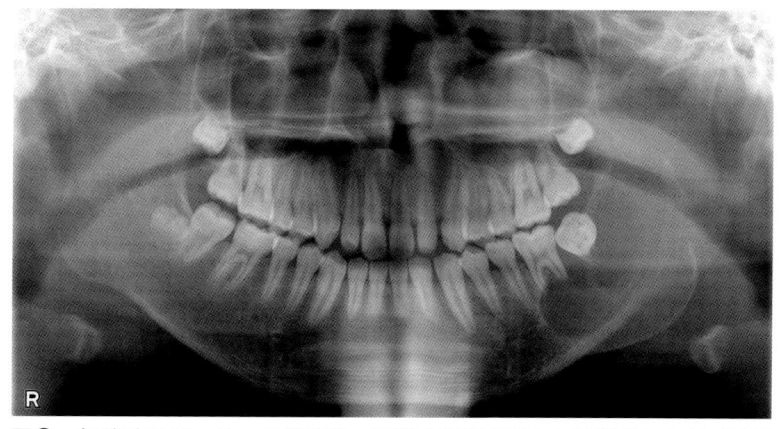

図❶　初診時のパノラマX線画像。下顎左側臼歯部から下顎枝にかけて境界明瞭なX線透過像を認める

の疾患を中心に画像診断のポイントをまとめた。

1．エナメル上皮腫

　良性上皮性歯原性腫瘍のなかでも、とりわけ発生頻度が多いのはエナメル上皮腫である。エナメル上皮腫は臨床態度の違いを重視して亜系が整理され、5型に分類されている。従来のエナメル上皮腫は、エナメル上皮腫（単嚢胞型）、エナメル上皮腫（骨外型／周辺型）、エナメル上皮腫（通常型）を指すことが多く[2]、歯原性腫瘍の代表的な疾患で、わが国では歯原性腫瘍の約30〜40%を占める。好発年齢は10〜30歳代と、比較的若年者にみられる。性差はみられない。約90%が下顎大臼歯部や下顎枝に発生する。緩慢な無痛性の顎骨膨隆を呈するものが多く、病変が大きくなると骨皮質の菲薄化に伴い羊皮紙様感を呈する。顔面の変形を伴う場合もある。病変に近接する歯の動揺や圧迫転位による咬合不正、知覚異常を認める場合もある[2]。パノラマX線検査やCBCTで、偶然発見されることもある。

2．歯牙腫

　良性上皮間葉混合性歯原性腫瘍のなかでは、歯牙腫が最も発生頻度が多く、歯原性腫瘍の約30%を占める。歯の形態、組織像に類似するものを集合型、不規則な硬組織の集塊を呈するものを複雑型と分類されているが、集合型と複雑型が混在する場合が多い。好発年齢は10〜20歳代と若年者に多く、10歳代以下でもみられる。好発部位は、複雑型では上下顎臼歯部、集合型では上下顎前歯部や下顎小臼歯部である。一般的に無症状で、歯の未萌出や萌出の位置異常があり、デンタルX線画像やパノラマX線検査を行ったところ、偶発的に発見されることが多い。

❷　鑑別診断のポイント

1．エナメル上皮腫

　一般的に単胞性あるいは多胞性のX線透過性病変である。境界明瞭で辺縁平滑である。多胞性を示すものは、大小不同の胞を示し、隔壁が残存し顎骨の膨隆を認めるもの（石鹸泡状）、比較的小胞が多数存在するもの（蜂巣状）があり、どちらもエナメル上皮腫の典型像である[4]。エナメル上皮腫は周囲の顎骨の膨隆を呈することが多く、骨皮質の菲薄化を認める。また、ナイフカット状の歯根吸収を認める。造影CT画像では、内部に不均一な造影性を呈する。

　画像診断において留意すべき点は、歯原性嚢胞との鑑別である。エナメル上皮腫のなかでも単嚢胞型は、腫瘍実質が病変辺縁で増殖するため嚢胞様構造を示す。X線画像においても単胞性の嚢胞様構造を示すため、鑑別診断が難しいことが多い。このような症例の場合、造影CT検査やMRI検査が非常に有用である。

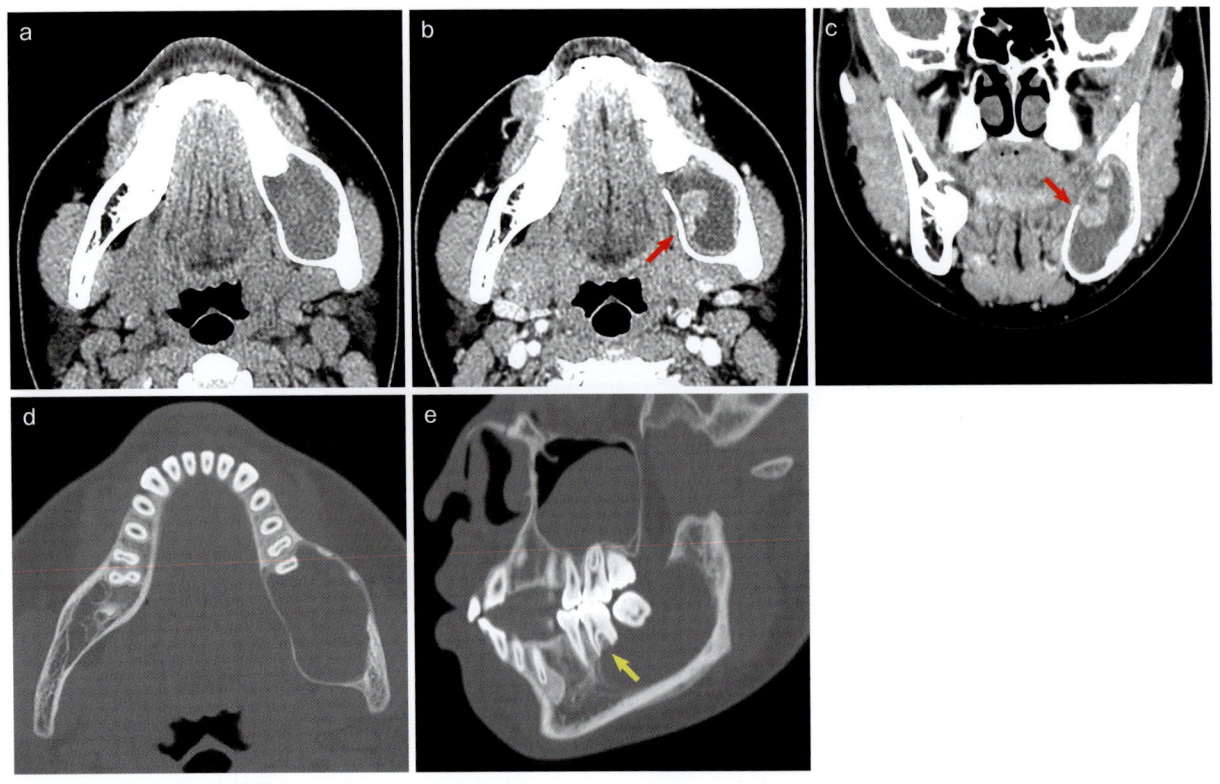

図❷ 術前の造影 CT 画像
a：造影前の水平断 CT 画像。病変内部は比較的内部均一な軟組織陰影を呈した
b：造影後の水平断 CT 画像。病変内部に一部造影性を認めた（赤矢印）
c：造影後の前頭断 CT 画像。病変内部に一部造影性を認めた（赤矢印）
d：骨モードの水平断 CT 画像（bone target）。頰舌側の骨膨隆と骨皮質の菲薄化を認めた
e：骨モード術前の矢状断 CT 画像（bone target）。「6の歯根にナイフカット状の歯根吸収を認めた（黄矢印）。「7の歯根も
　　顕著に吸収されていた

<u>症例供覧（図1、2）</u>

　15歳の男子。下顎の左側が腫れていると母親から指摘を受けて近歯科医受診。パノラマX線画像にて下顎左側に広範囲の透過像を指摘され、当院受診。当院初診時、左側下顎から顎下部にかけて腫脹していたが、無痛性で炎症所見は認めなかった。各種画像検査と生検を受けて、エナメル上皮腫と診断された。

2．歯牙腫

　X線所見は、顎骨内に周囲と境界明瞭な一層の透過帯を呈し、その内部に小さな不透過像が複数個見られることが多い。その小さな不透過像は、歯髄腔、象牙質、エナメル質の構造を有する歯牙様構造を呈している。

<u>症例供覧（図3、4）</u>

　7歳の男児。学校の歯科検診にて要注意乳歯を指摘され、さらに父親が永久歯の先天性欠損があったこともあり、精査を希望し、近歯科医院を受診。パノラマX線検査を行ったところ、左側上顎小臼歯部に不透過性病変を認めた。精査加療目的で当院受診。X線検査はCBCTを追加で撮影し、歯牙腫（集合性）と診断された。

3　術後の画像診断のポイント

1．エナメル上皮腫（図5、6）

　開窓術後は、骨吸収域の縮小および骨新生像を確認する必要がある。さらに腫瘍摘出術のX線検査では、再発が疑われる新たな骨吸収域がない

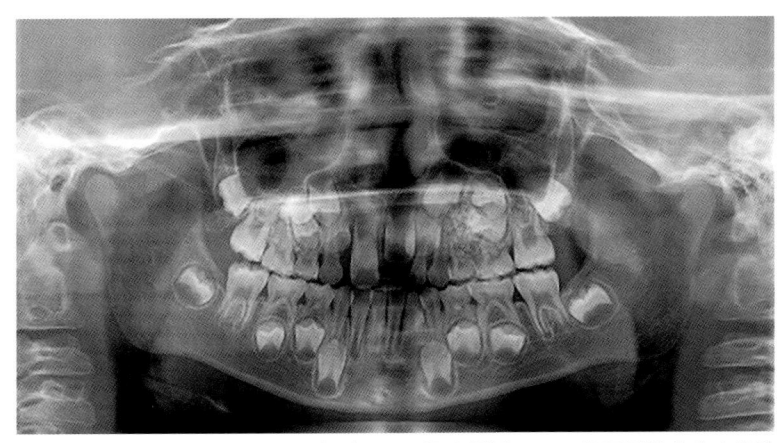

図❸　術前のパノラマX線画像。|DEの根尖付近に、X線不透過病変を複数個認めた

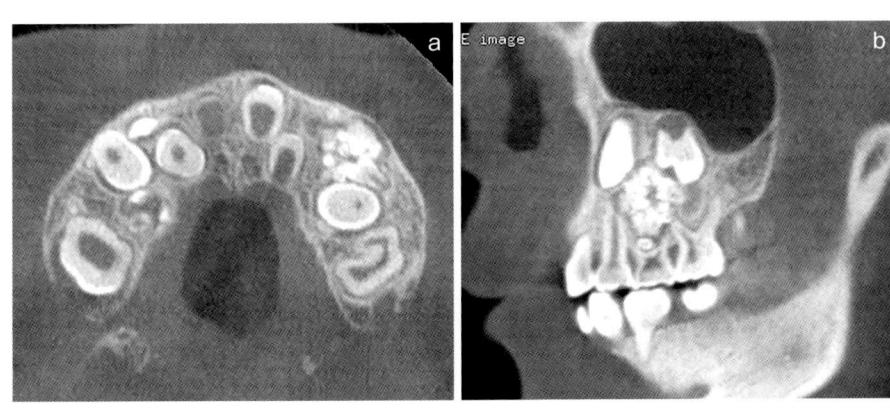

図❹　術前のCBCT画像。左側上顎小臼歯部に、一層の透過帯の内部に歯牙様構造を呈する複数個の小塊を認めた。この病変により、|34の萌出障害が起こり得ると推測された

かを確認する必要がある。

　開窓術術後約3ヵ月時にパノラマX線写真にて左側大臼歯部から下顎枝にかけて認めた透過性病変は、下顎枝では顕著に縮小していた。また、病変辺縁には骨新生像が確認された。さらに腫瘍摘出術術後約1年経過時のCT画像では、顎骨の形態が回復しており、術部周囲の顎骨内に再発を疑うような新たな骨吸収像は認められなかった。

2．歯牙腫（図7）

　歯牙腫摘出後の予後観察としては、おおむねデンタルもしくはパノラマX線検査などの画像検査が適切である。本症例においては、パノラマX線検査でフォローされており、再発所見は認められなかった。治療経過としては、永久歯への交換

に問題ないか、経過観察が必要である。

◉

　本項では、歯原性腫瘍のなかでも発生頻度が高く、比較的臨床の現場で遭遇しやすい2疾患の画像診断について述べた。近年、CBCTの普及により、従来のX線画像では詳細がわからなかった疾患でも、さらに一歩進んだ診断が可能となってきている。また、術後の経過観察やその後の歯科治療を行う際も、再発の有無を診断するためにはX線画像はとても有用と考えられる。日々の診療のなかで"些細な異変"に気づき、臨床所見だけではなくX線画像でも確認し、病変を早期発見することは患者に大きく貢献すると考えられる。

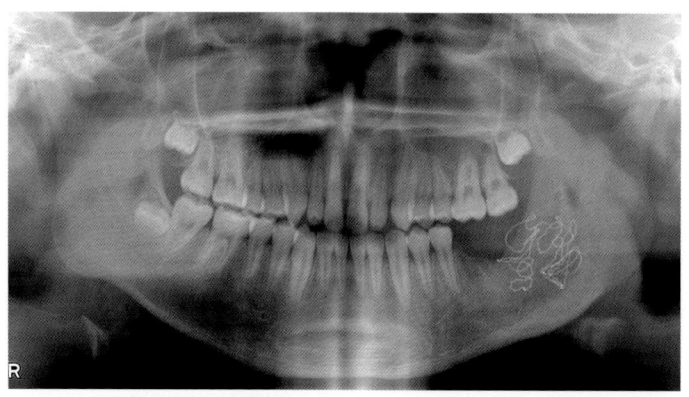

図❺　開窓術後約３ヵ月のパノラマＸ線画像。6̄7̄の抜歯術と開窓術を施行。左側下顎臼歯部にあったＸ線透過像は縮小していた（病変内部にはガーゼ〔Ｘ線造影糸含有〕が入った状態での撮影のため一部不透過像が映り込んでいる）

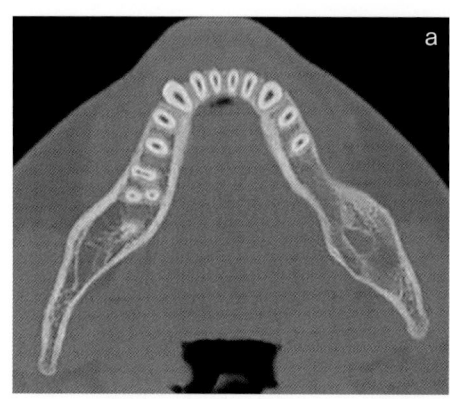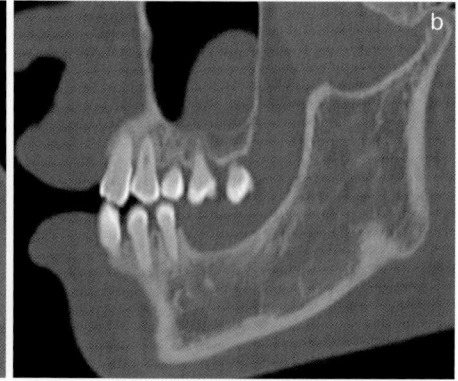

図❻　腫瘍摘出後約１年経過時のＣＴ画像。左側下顎臼歯部の透過性病変は消失しており、歯槽骨の骨形態が回復していた。再発所見は認められなかった

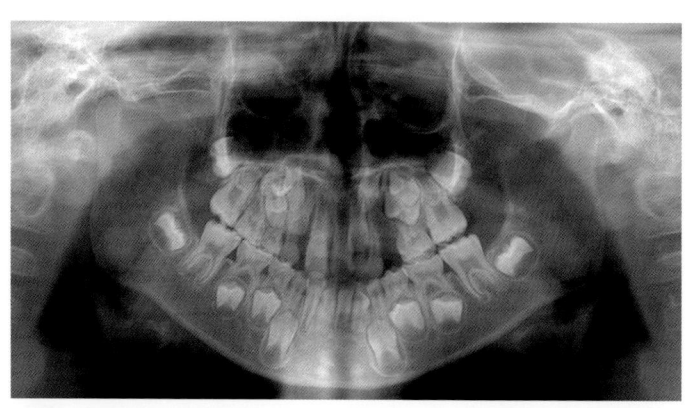

図❼　術後約１ヵ月のパノラマＸ線画像。E̱の抜歯と歯牙腫の摘出術施行。再発を疑う所見は認められなかった

【参考文献】

1）日本臨床口腔病理学会：WHO分類（5th, 2024年版）疾患標準和名.

2）Shi HA, Ng CWB, Kwa CT, Sim QXC: Ameloblastoma: A succinct review of the classification, genetic understanding and novel molecular targeted therapies. Surgeon, 19（4）：238-243, 2021.

3）高田　隆：歯原性腫瘍. 白砂兼光, 古郷幹彦（編）：口腔外科学. 医歯薬出版, 東京, 2020：233-258.

4）有地榮一郎, 小林　馨, 古跡孝和：歯原性腫瘍. 岡野友宏, 小林　馨, 有地榮一郎（編）：歯科放射線. 医歯薬出版, 東京, 2018：293-307.

口腔外科

7 口腔がん

内山百夏　Yuka UCHIYAMA　｜　大阪大学大学院歯学研究科　歯科放射線学講座
村上秀明　Shumei MURAKAMI　｜　大阪大学大学院歯学研究科　歯科放射線学講座

1 疾患の概要

　わが国における口腔がんの年間死亡者数は4,000人を超え、口腔がんの生存率を約7割とすると、1年間に13,000人以上が口腔がんと診断されていることになる。その口腔がんのうち過半数が舌に発生し、残りの約半数が歯肉に発生する。

2 舌がん

　舌がんは舌縁部に発生することが多く、疫学的に喫煙や飲酒と強い相関がある。初期の舌がんはアフタと類似しており、口内炎と誤診して治療を漫然と行ったために舌がんの発見が遅れ、ステージが上がり手遅れになってしまった症例は少なくない。病理組織学的には90％以上が扁平上皮がんで、治療法としては手術のほか組織内照射法による放射線治療が適用となることがある。また、30％以上に所属リンパ節である頸部リンパ節に転移するが、遠隔臓器転移は1％未満と頻度は低い。

　舌がんに対する画像検査法は、MRIが第一選択となる。MRIの特徴のひとつである高い軟部組織間コントラストを利用して、原発巣のサイズを把握する。原発巣のサイズは、治療方針の決定に大きな影響を与える。さらに3次元的なサイズを把握するために水平断に加えて前頭断を加える。

　単純CTではコントラストが低いため原発巣を検出することも困難な場合が多く、ヨード系の造影剤を注入してから撮影する造影CTで初めて検出が可能となる。しかしながら、そのコントラストはMRIのものには劣る。

　MRIの欠点として、撮像範囲の狭さが挙げられるが、リンパ節の転移の有無を診断するため胸鎖関節まで撮像することになれば、広い撮像範囲を有するCTのよさを活かすことが可能となる。遠隔転移の診断にはPETが最も有効であるが、頸部リンパ節転移にも応用できる。

▶症例1

　舌がん症例において、原発巣のサイズを把握するにはMRI検査がベストである。

　解剖学的構造がよくわかるT1強調画像の後に、脂肪抑制法を併用したT2強調画像を得る。脂肪抑制法を併用したT2強調画像では、舌がんはやや高信号で描出される。

　必要に応じて、ガドリニウム造影剤を用いた造影検査を行う。造影剤の分布領域のみを高信号で捉えるため、水抑制法を併用したT1強調画像を得る。できれば、造影剤注入前に同じ撮像条件で撮像しておく（**図1a、b**）。

　MRIでは高い軟部組織間コントラストに加えて、撮像断面を自由に設定できることが特徴である。病変の頭尾的伸展範囲の把握には前頭断が有効である（**図1c**）。

　遠隔臓器や所属リンパ節への転移の診断にはPET検査が有効である。まず、PET-MIP検査にて、異常集積領域の有無を診断する。

　PET-CT画像では、FDGの取り込みの程度を数値化（SUVなど）することも可能である（**図2**）。

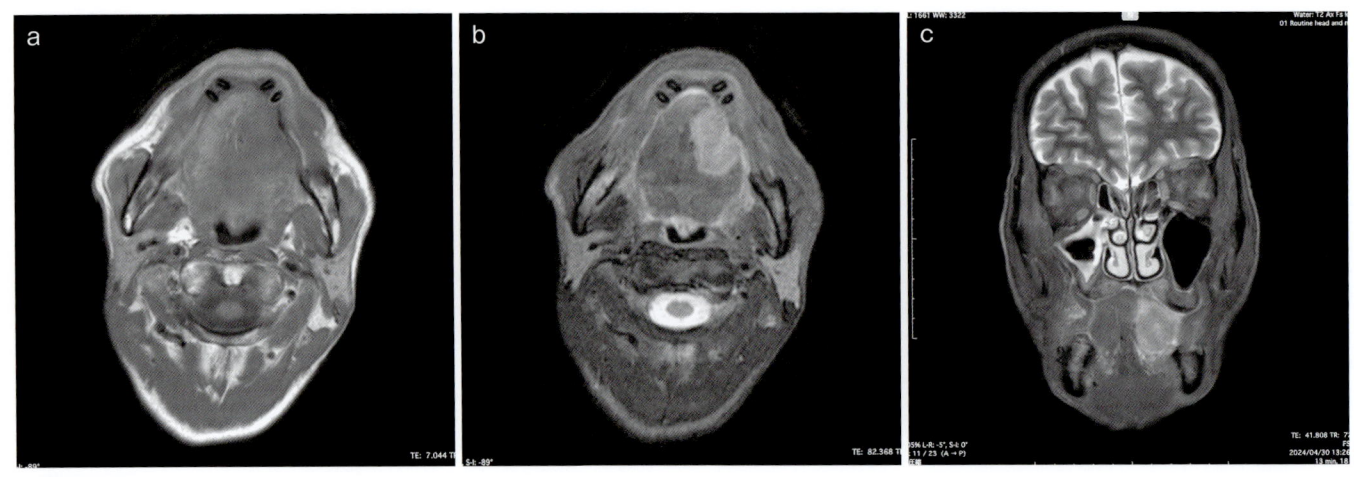

図❶
a：T1強調 MR 水平断画像
b：T2強調 MR 水平断画像。左側舌縁に30×17mm大の腫瘤を認める
c：T2強調 MR 前頭断画像左側舌縁に22×30mm大の腫瘤を認め、不均一な高信号を示し、病変を3次元的に把握できる

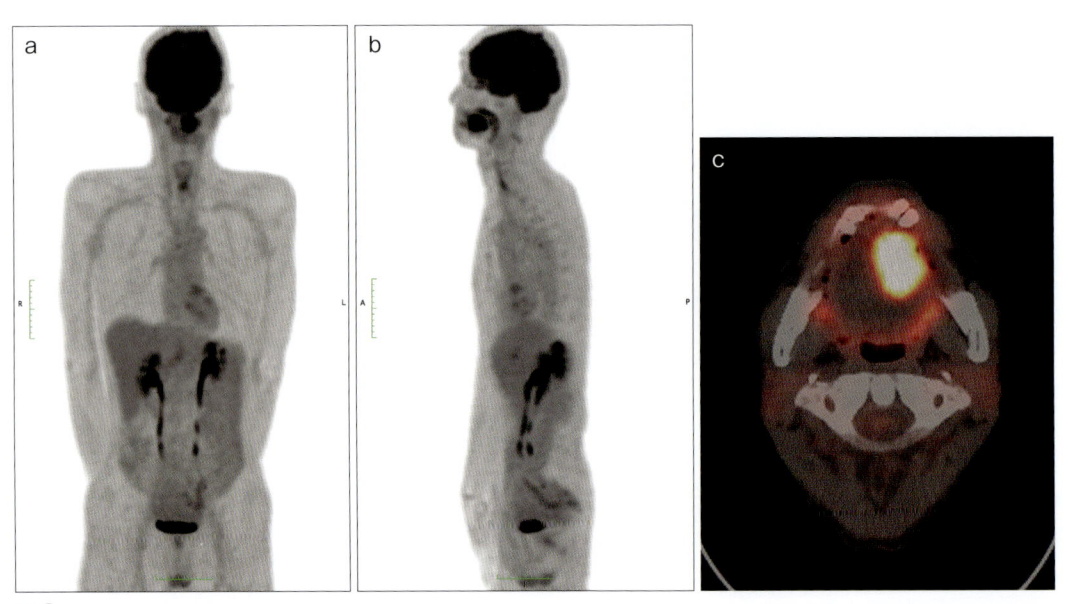

図❷
a、b：PET-MIP 画像。左側頸部に異常集積を認める
c：PET-CT 画像。左側舌縁から中央にかけて異常集積を認める

▶症例2

　舌がん症例の場合、CT 検査では原発巣が歯や補綴物によるアーチファクトのため、診断が困難となることが多い（図3、4）。

　本症例では、PET 検査にて、遠隔臓器への転移はなかったものの、所属リンパ節への転移が認められた。舌がん症例では、30％以上に所属リンパ節への転移があるため、注意しなければならない。原発巣と同様に転移リンパ節も脂肪抑制法併

用の T2強調画像で中〜高信号領域として捉えることができる（図5〜7）。

3　歯肉がん

　歯肉がんは歯肉に発生するもので、舌がんと同様に病理組織学的には扁平上皮癌がほとんどである。歯肉がんの初期は、エプーリスや潰瘍性口内炎と類似している。歯肉がんが歯肉を裏打ちしている骨膜を侵襲し、顎骨内に浸潤した直後は、デ

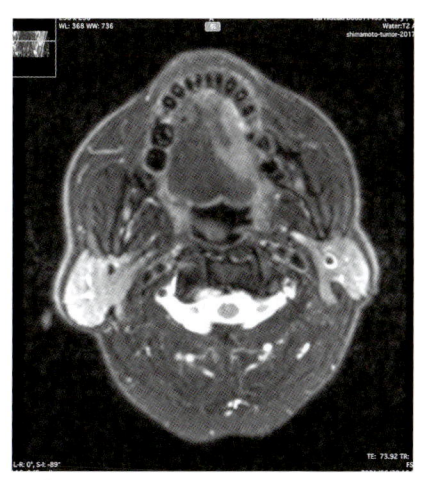

図❸　T2画像 MR 水平断画像。左側舌縁に40×19mm大の腫瘍を認め、中程度の信号強度を示す

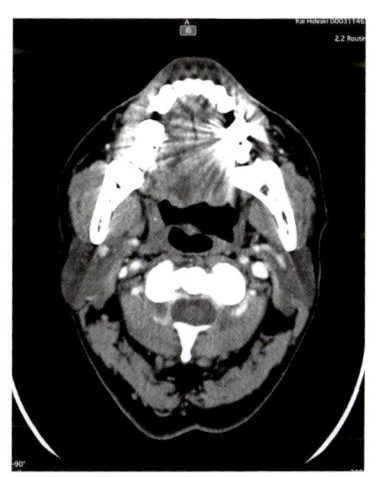

図❹　造影 CT 水平断画像。金属アーチファクトによって舌の病変を特定できない

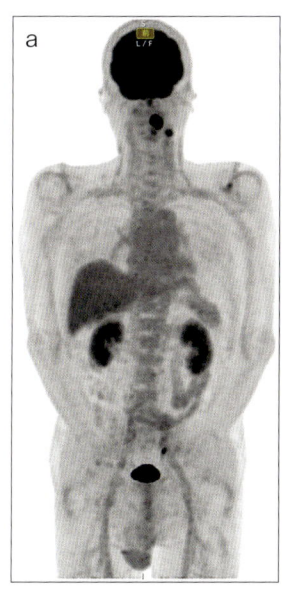

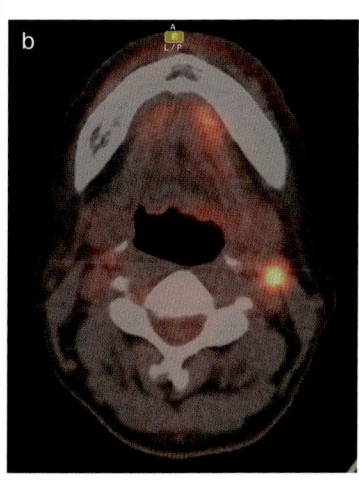

図❺
a：PET-MIP 画像。左側舌と左側頸部に異常集積を認める
b：PET-CT 画像。左側頸部に異常集積を認める

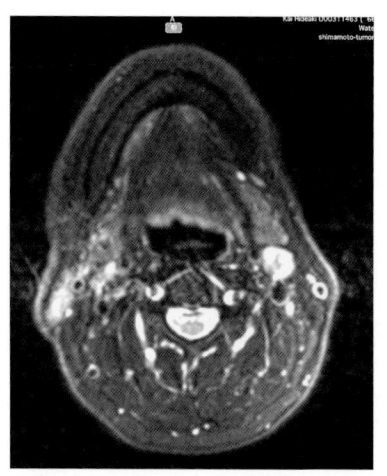
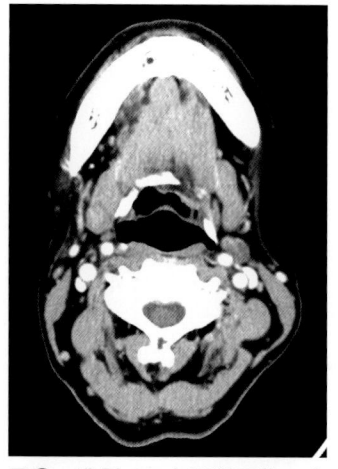

図❻　T2強調 MR 水平断画像。左側
頸部リンパ節に高信号を認める

図❼　造影 CT 水平断画像。左
側頸部リンパ節の腫大を認める

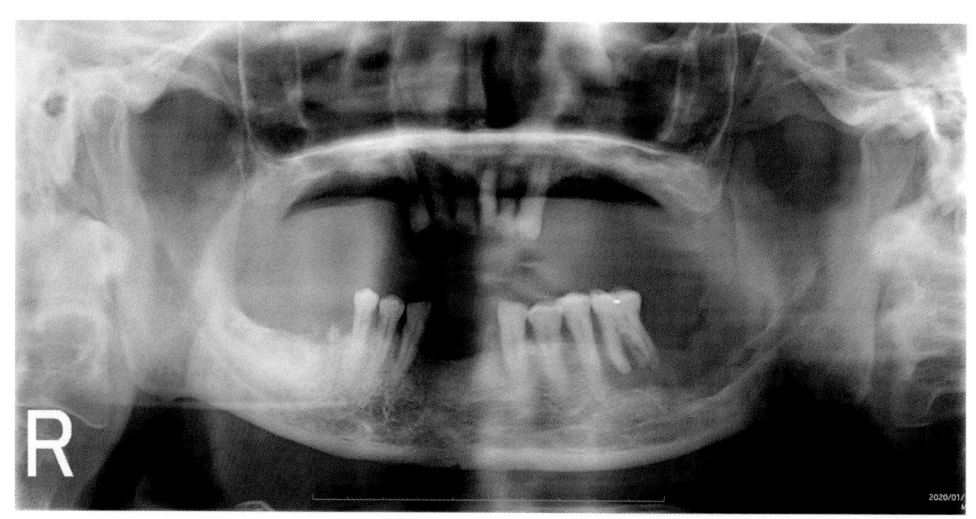

図❽　パノラマ X 線画像。「6から下顎管付近にかけて境界不明瞭な骨吸収像を認める。病変は下
顎管まで及んでいる

ンタルやパノラマ X 線画像では歯周病のものと鑑
別できないこともある。

　歯肉がんに対する画像検査法は、舌がんに対す
るものと類似しているが、多くの場合は顎骨を侵
襲するので、まずパノラマ X 線検査が有効である。
このとき、歯周病のものと決定的に異なるのが腫
瘍陰影の存在である。腫瘍そのものを検出するに
は軟部組織間コントラストが高い MRI が有効で、
顎骨への浸潤状態を把握するには CT の骨モード
が有効である。CBCT も有効な画像検査となり

得る。
　リンパ節転移や遠隔転移の画像診断は、口腔が
んに共通し、舌がんのものと同一である。

▶症例1
　歯肉がん症例における画像検査の第一選択はパ
ノラマ X 線検査である（図8）。
　歯槽骨の境界不明瞭な吸収、それによる歯の浮
遊所見、下顎管の侵襲などが把握できる。さらに、
腫瘍陰影を認めることができる（図9）。
　骨の吸収には、CT の骨モード表示が適してい

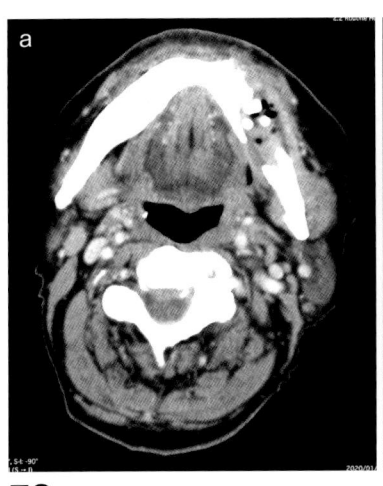
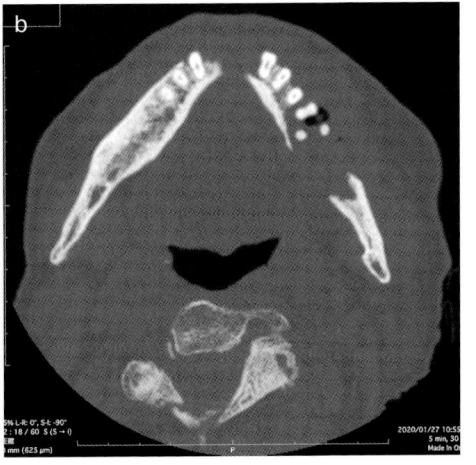
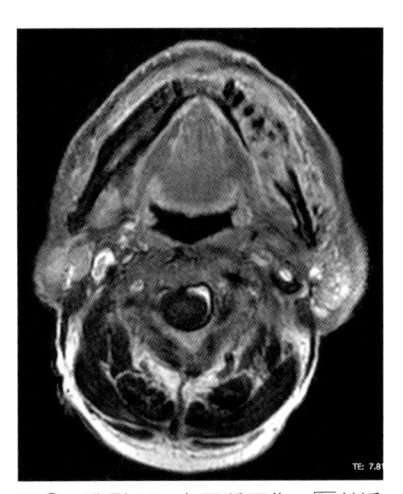

図❾
a：造影 CT 水平断画像。下顎左側臼歯部に骨吸収を認め、同部に造影性がみられ、また、同部の頬側に造影性を示す腫瘤を認める
b：CT 骨表示水平断画像。「5 から約30mm大の骨吸収を認める。頬側、舌側の皮質骨は吸収している。また、病変は下顎管まで及んでいる

図❿　造影 MR 水平断画像。「3 付近から臼歯部にかけて50×30mm大の造影性を示す領域を認める

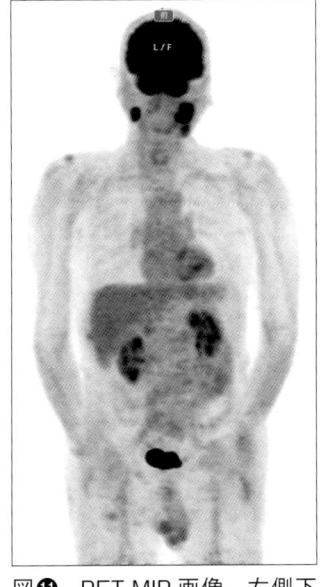

図⓫　PET-MIP 画像。左側下顎骨および顎下に異常集積を認める。また、右側頸部にも異常集積を認める

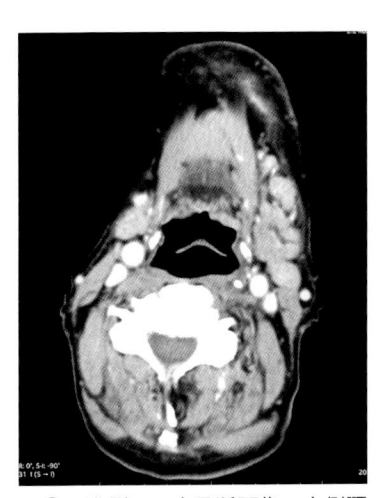

図⓬　造影 CT 水平断画像。左側顎下リンパ管の腫大を認める

る（図10）。CBCT でも代用できる。

　原発巣の範囲の診断には MRI が有効である。本症例では、同じスライスで、反対側にリンパ節転移を認める（図11、12）。

　原発巣と、同側と反対側のリンパ節に FDG の取り込みが大きい。

　同側にもリンパ節転移を複数個認める。

▶症例2

　歯肉がん症例の初期～中期では、パノラマ X 線画像において他の顎骨を吸収する疾患と鑑別が困難である場合も少なくない（図13）。

　現在では CBCT も広く普及し、パノラマ X 線画像より詳細な骨吸収が把握できる。「8」周囲の歯槽骨が境界明瞭に吸収していることがわかる（図14）。

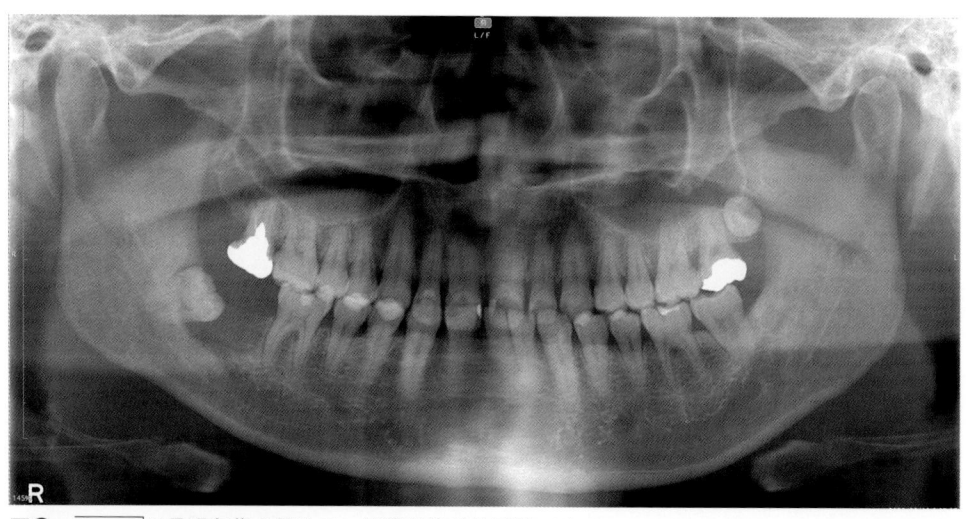

図⓭　8〜6 に骨吸収像を認める。境界は比較的明瞭である

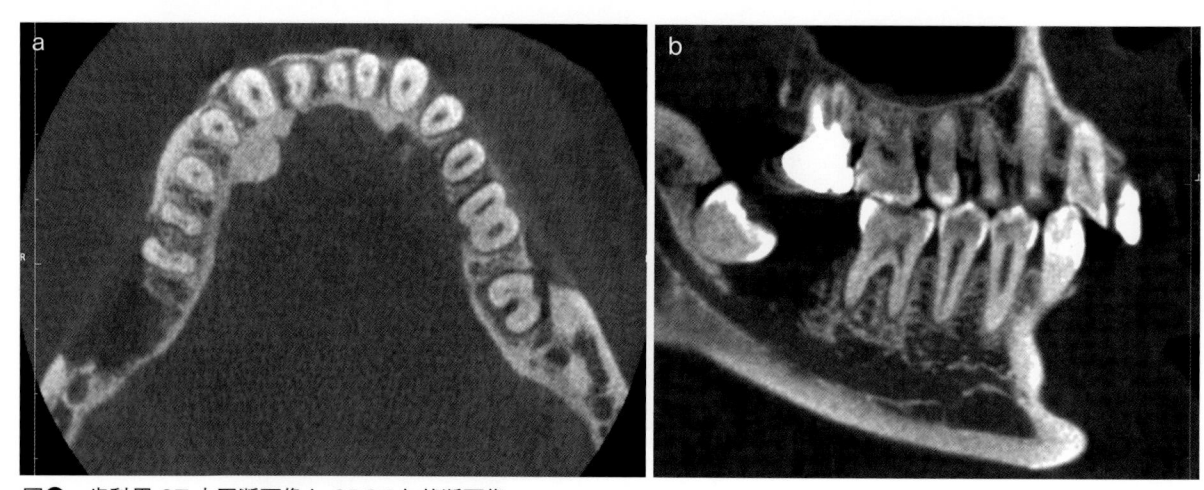

図⓮　歯科用 CT 水平断画像と CBCT 矢状断面像
a： 6 後方に19×14mm大の骨吸収を認め、頰側皮質骨は吸収している
b： 8〜6 に不整な骨吸収像を認め、病変は下顎管に及んでいる

CT 検査は、原発巣の範囲のみならず、顎骨の吸収の正確な範囲がわかる（図15）。

歯肉がん症例においても、原発巣の把握に限れば、MRI が第一選択となる（図16）。

◉

初期の舌がんはアフタや口内炎に類似し、歯肉がんの X 線画像は歯周病のものと鑑別できない場合もある。しかしながら、歯科医師はこれらを見過ごしてはならない。

1989年から始まった8020運動によって、2022年の調査では8020達成者率は51.6％であり、高齢者は「おいしく」毎日の食事を楽しめている。一方、超高齢社会に伴い、口腔がん患者の高齢化も進んでいる。口腔がん治療後に患者の QOL が低下することはいうまでもないが、高齢者になるとなおさらである。これまでの経験からがんの早期発見・早期治療は、患者の予後および QOL に大きく関与しているといえる。今後、地域医療に貢献すべき歯科医師には、口腔がんを見逃さないことが求められる。

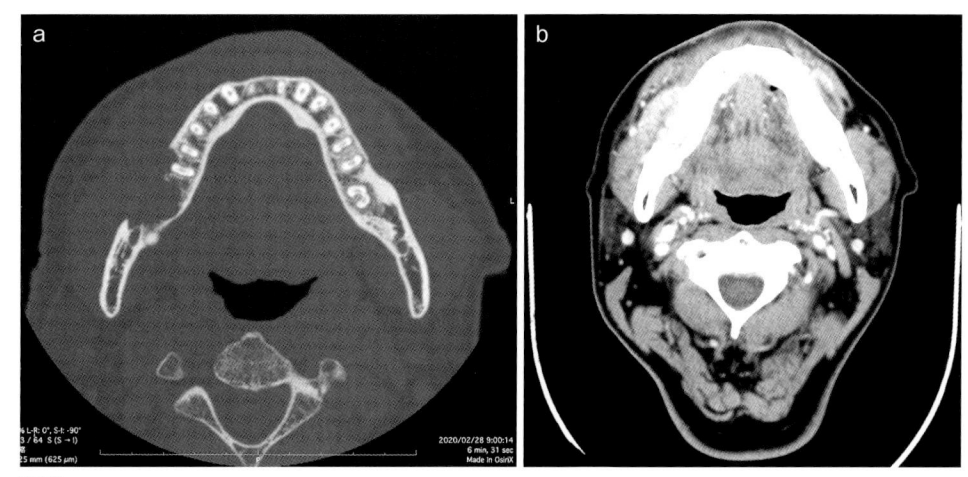

図❶⑤
a：CT 骨表示水平断画像。6 から23×13mm大の骨吸収を認める。辺縁は不整である
b：造影 CT 水平断画像。下顎右側臼歯部に骨欠損を認め、同部から頰側に25×35mm大の造影
性を示す腫瘤がみられる。病変は隣接する咬筋に及んでいる

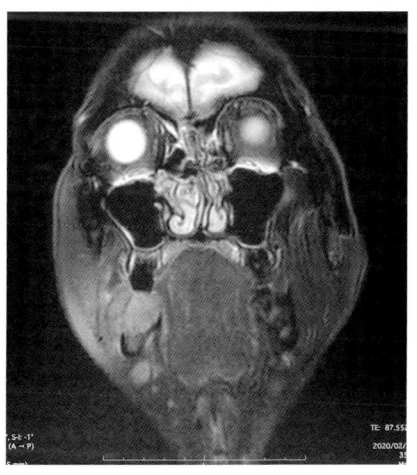

図❶⑥　造影 MR 前頭断画像。下顎右側臼歯部から頰側に26×20mm大の造影性を示す病変を認め、病変を３次元的に把握できる

【参考文献】
1）山下康行（監），金田 隆，中山秀樹，平井俊範，生嶋一朗
　（編・著）：知っておきたい顎・歯・口腔の画像診断．学研
　メディカル秀潤社，東京，2017.
2）金田 隆，村上秀明，森本泰宏：視覚で学ぶ歯科放射線学．
　砂書房，東京，2022.
3）森本泰宏，金田 隆：今さら聞けない歯科用 CBCT と CT
　の読像法．クインテッセンス出版，東京，2017.
4）金田 隆，倉林 亨，佐野 司：歯科放射線診断 teaching
　file．砂書房，東京，2019.

《解説》 森本泰宏 Yasuhiro MORIMOTO ｜ 九州歯科大学 歯科放射線学分野

○✕でチェック！

埋状智歯領域

1 下顎埋伏智歯の抜去にあたり、画像により評価するべき項目で大切なものに、歯槽骨との癒着が挙げられる。

2 パノラマX線画像上、下顎埋伏智歯と下顎管壁が重複している場合、歯と下顎管との接触を疑う。

3 パノラマX線画像上、下顎埋伏智歯部を走行する下顎管壁が不明瞭な場合は、歯と下顎管との接触は否定的である。

4 パノラマX線画像上、下顎埋伏智歯部を走行する下顎管が彎曲している場合は、歯と下顎管との接触は否定的である。

5 CTで歯と近接する下顎管壁が一部消失している場合、歯と下顎管との接触を疑う。

6 CTで下顎管壁の偏位、変形を示す場合、歯と下顎管との接触を疑う。

7 CTで歯と歯槽骨との間の歯根膜腔が石灰化している症例は、歯と歯槽骨との癒着を疑う。

8 口内法やパノラマX線画像では、歯根の頬舌側の彎曲は判断できないことが多い。

9 上顎埋伏智歯の抜去前の術前画像において、歯冠近心部と歯槽骨との間にヘーベルの挿入を可能とするための骨削除の必要性を評価しなければならない。

10 口内法X線画像では、上顎埋伏智歯の歯根が上顎洞内に位置していない場合でも、上顎洞内に存在しているように描出されやすい。

[解説]

[1]
下顎埋伏智歯の抜去にあたり画像により評価すべき項目は、埋伏の程度、歯根を含む歯の形態、歯槽骨との癒着、周囲歯槽骨の状態、近走する下顎管との位置関係が挙げられる。

[2]
パノラマX線画像上、下顎埋伏智歯と下顎管との接触が疑われる所見は智歯と下顎管壁の重複、下顎管壁の不明瞭化・彎曲、智歯の歯根膜腔の消失が挙げられる。

[3]
パノラマX線画像上、下顎埋伏智歯部を走行する下顎管壁の不明瞭化は歯と下顎管との接触を疑う。

[4]
パノラマX線画像上、下顎埋伏智歯部を走行する下顎管の彎曲は歯と下顎管との接触を疑う。

[5]
CT上、下顎埋伏智歯と下顎管との接触が疑われる所見は、下顎管壁の消失が挙げられる。

[6]
CT上、下顎埋伏智歯と下顎管との接触を示す代表的所見は歯と近接する下顎管壁の一部消失と下顎管壁の偏位・変形が挙げられる。

[7]
CT上、歯と歯槽骨との間の歯根膜腔が石灰化している症例は歯と歯槽骨との癒着が考えられる。

[8]
2次元画像である口内法やパノラマX線画像はおもに頬舌方向の歯根の彎曲は描出できないことが多い。

[9]
上顎埋伏智歯を抜去する場合、歯頸部の近心頬側隅角にアプローチしてヘーベルを挿入し、遠心方向に倒すように脱臼を促すのが一般的である。そのために、上顎埋伏智歯の歯冠近心部と歯槽骨との間にヘーベルの挿入を可能とする骨削除の必要性を評価しなければならない。

[10]
口内法のX線の入射方向は咬合平面と平行ではない。そのため、口内法ではほとんどの症例で上顎埋伏智歯の歯根は上顎洞内に位置しているように描出される。

【答え】問1：○、問2：○、問3：✕、問4：✕、問5：○、問6：○、問7：○、問8：○、問9：○、問10：○

歯原性嚢胞領域

1 嚢胞の内部は CT 値が 0～40 HU 程度である。

2 嚢胞の内部は T1 強調画像で高信号である。

3 嚢胞と近接する皮質骨は破壊されやすい。

4 歯根嚢胞の特徴的画像所見は、歯根膜腔の拡大とそれに連続する腫瘤様透過像（嚢胞性腫瘤）である。

5 歯根嚢胞は炎症と併発しやすい。

6 歯根嚢胞と鑑別の難しい疾患に、根尖性セメント質異形成症が挙げられる。

7 含歯性嚢胞の特徴的画像所見は、歯冠を取り囲む単胞性の腫瘤様透過像（嚢胞性腫瘤）である。

8 含歯性嚢胞と鑑別の難しい疾患に、嚢胞性エナメル上皮腫が挙げられる。

9 正常な歯嚢の厚みは 4 mm 程度である。

10 パノラマ X 線画像上の静止性骨空洞の特徴的画像所見は、下顎管の下方の腫瘤様透過像である。

[解説]

[1]
水の CT 値は 0 である。水とそれ以外の成分が含まれている嚢胞の CT 値はおおよそ 0 ～ 40 HU 程度である。

[2]
T2 強調画像で高信号である。

[3]
嚢胞と隣接している皮質骨は、膨隆・菲薄化を示す。

[4]
歯根嚢胞の画像診断学的特徴としては、歯根膜腔の拡大とそれに連続する腫瘤様透過像（嚢胞性腫瘤）である。

[5]
歯根嚢胞は炎症性歯原性嚢胞に分類されているように、炎症が併発や続発することが多い。

[6]
歯根嚢胞と鑑別の難しい疾患として歯根肉芽腫や初期の根尖性セメント質骨性異形成症が挙げられる。

[7]
含歯性嚢胞の画像診断学的特徴としては、歯冠を取り囲む単胞性の腫瘤様透過像（嚢胞性腫瘤）である。

[8]
歯冠を取り囲む嚢胞性エナメル上皮腫や歯原性角化嚢胞と、含歯性嚢胞とを画像から鑑別することは難しい。

[9]
正常な歯嚢の厚みは、2.5 mm 以内である。

[10]
静止性骨空洞は、パノラマ X 線画像で下顎管の下方に腫瘤様透過像として観察される。その実態は、下顎角部の舌側皮質骨の骨欠損である。

【答え】問 1：○、問 2：×、問 3：×、問 4：○、問 5：○、問 6：○、問 7：○、問 8：○、問 9：×、問 10：○

インプラント治療

8 術前検査

徳永悟士　Satoshi TOKUNAGA ｜ 日本大学松戸歯学部　放射線学講座
月岡庸之　Tsuneyuki TSUKIOKA ｜ 日本大学松戸歯学部　放射線学講座／東京都・つきおか歯科医院

インプラント治療を行ううえで最も重要なのが、術前検査による評価である。欠損部位の顎骨形態には個人差があり、口内法X線検査やパノラマX線検査のような2次元画像のみでの評価には限界がある。CT（CBCTを含む）では顎骨の3次元的評価が可能であり、インプラント治療の適応可能かの評価およびインプラント治療による予後予測の観点から必須の検査である[1]。

インプラント治療による術前検査として、以下の点を評価する必要がある。

• 骨質
• 骨幅（骨高径および骨幅径）
• 下顎管との関係

1 骨質

インプラント治療において、インプラント体を埋入する顎骨の骨質を評価することはインプラント治療後の予後予測の観点からも重要である。

欠損部の骨質評価には、従来よりLekholmとZarkの分類が用いられてきた。一般的には2型または3型がインプラント治療に適した骨質として報告されている。1型は骨密度が高いため、ドリリングの発熱による骨壊死に留意する必要がある。また、4型は皮質が薄く、海綿骨も疎であるため、オッセオインテグレーションや初期固定が得られにくいため、荷重時期を通常よりも多くとる必要がある（図1〜3）[2,3]。

2 骨幅

インプラントを埋入させるためには、埋入する顎堤に十分な高径と幅径が存在しなければならない。CTにて顎堤の高径および幅径を評価することが重要であるが、インプラント体がオッセオインテグレーションにより結合するためには十分な血流が必要であり、骨幅径にも十分留意する必要がある（図4、5）。

3 下顎管との関係

下顎臼歯欠損部のインプラント治療において、下顎管は重要な解剖構造物であり、その存在および走行を評価することは、インプラント埋入後の神経麻痺等の偶発症を防ぐうえで欠かせない。CTではその走行を正確に評価できるが、下顎管から分岐した枝である分枝は細いため検出困難な場合が多い（図6）。

【参考文献】
1）向坊太郎，正木千尋，細川隆司：歯科用CBCTの歯科用インプラント治療への臨床応用．森本泰宏，金田 隆，鱒見進一（監）：決定版 実践マニュアル 歯科用CTの見かた・読みかた－続・今さら聞けない歯科用CBCTとCTの読像法－，クインテッセンス出版，東京，2019：74-81.
2）Strietzel FP, Nowak M, Küchler I, Friedmann A: Peri-implant alveolar bone loss with respect to bone quality after use of the osteotome technique: results of a retrospective study. Clin Oral Implants Res, 13（5）：508-513, 2002.
3）Norton MR, Gamble C: Bone classification: an objective scale of bone density using the computerized tomography scan. Clin Oral Implants Res, 12（1）：79-84, 2001.

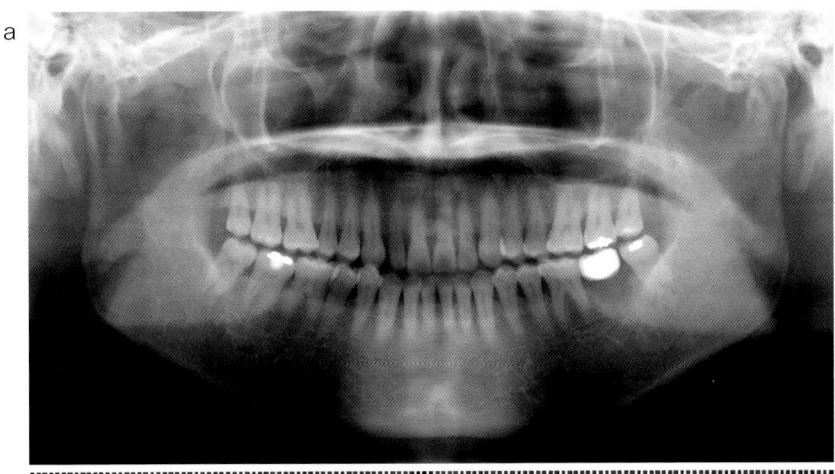

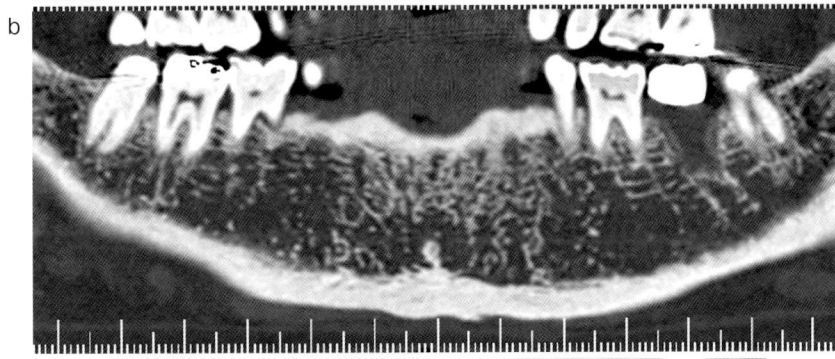

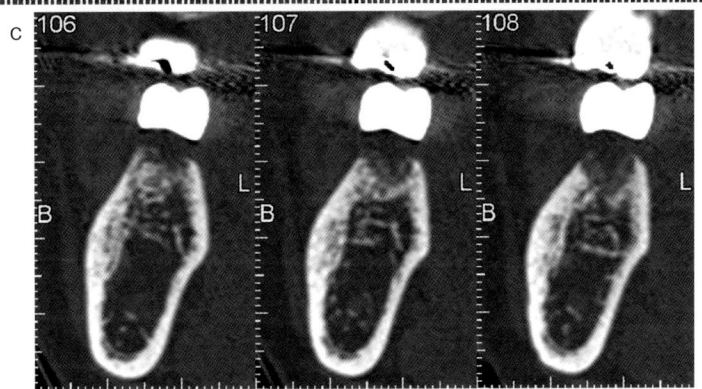

図❶　骨質良好な症例

50歳代の男性。7|部にインプラント埋入予定

a：パノラマX線画像にて、7|欠損部に抜歯窩様のX線透過像がみられる。下顎骨の骨梁は明瞭にみられ、下顎骨皮質骨も鮮明な状態である

b、c：CTにて、皮質骨は厚く、連続性は保たれており、下顎骨の骨梁も全顎的に明瞭で、骨質は良好である

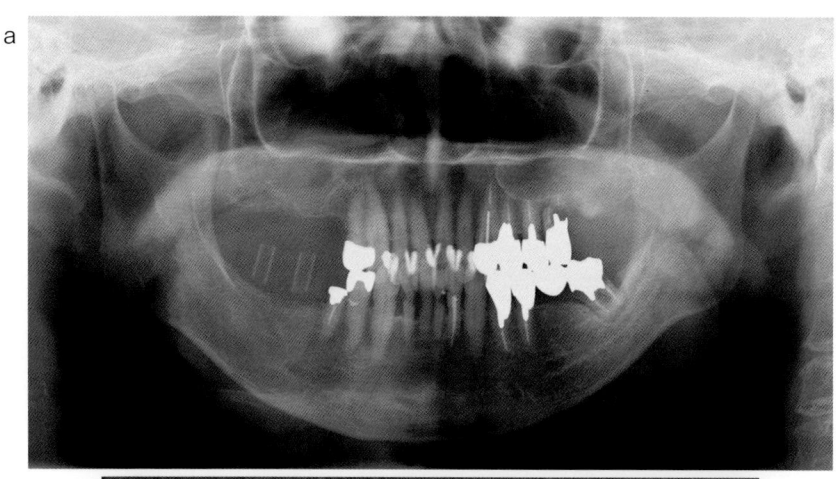

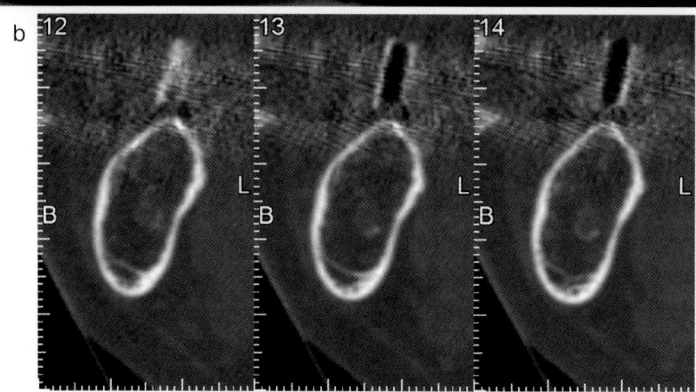

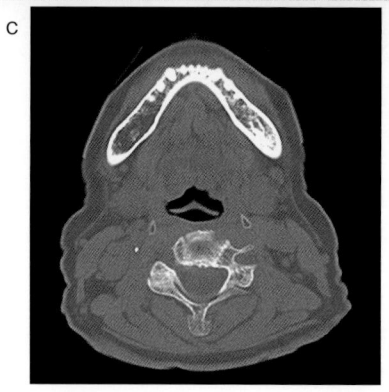

図❷　骨質不良な症例

60歳代の女性。下顎右側大臼歯部にインプラント埋入予定。骨粗鬆症の既往あり

a：パノラマX線画像にて、6および7は欠損し、同部に診断用ステントによるX線
　不透過像がみられる。下顎骨の皮質骨は薄く、骨梁は不鮮明である

b、c：CTにて下顎骨皮質骨は全周的に薄く、下顎管も上縁は不鮮明である。欠損部
　　顎堤の骨梁は疎であり、初期固定が得られにくいと考えられる

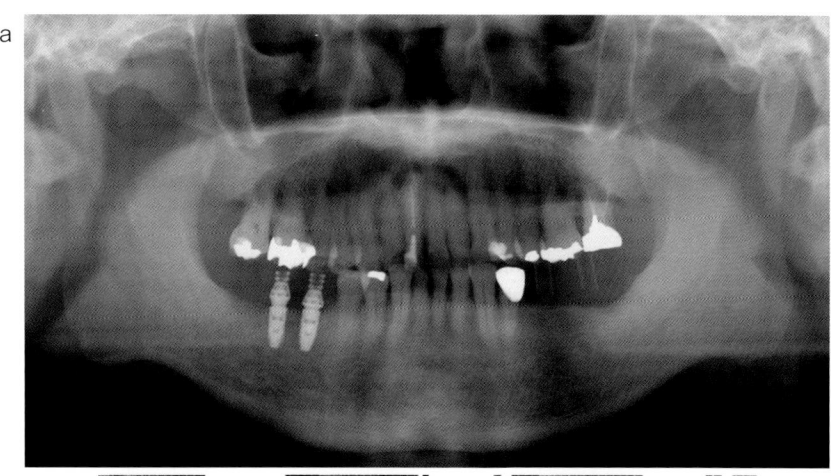

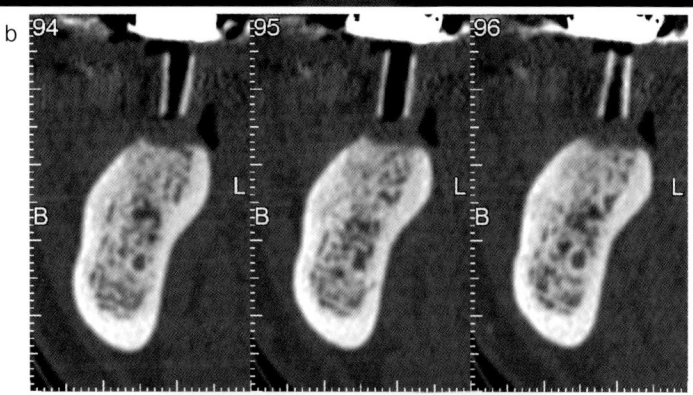

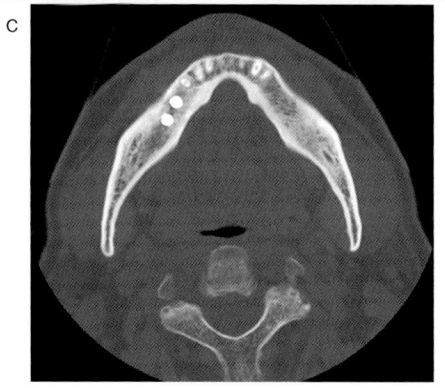

図❸　骨質不良な症例
50歳代の男性。下顎左側大臼歯部にインプラント埋入予定

a：パノラマ X 線画像にて、|6 および |7 は欠損し、同部に診断用ステントによる X 線不透過像がみられる。下顎骨の皮質骨は厚く、下顎骨全域に広範な骨硬化像がみられる

b、c：CT にて下顎骨皮質骨は厚いが、下顎骨に広範な骨硬化像がみられる。とくに、埋入予定部位の左側大臼歯部に強い骨硬化像がみられる。この場合、埋入時のドリリング時に発生する熱で骨火傷を生じ、オッセオインテグレーションが得られなくなる。そのため、十分な注水とトルク圧に留意する必要がある

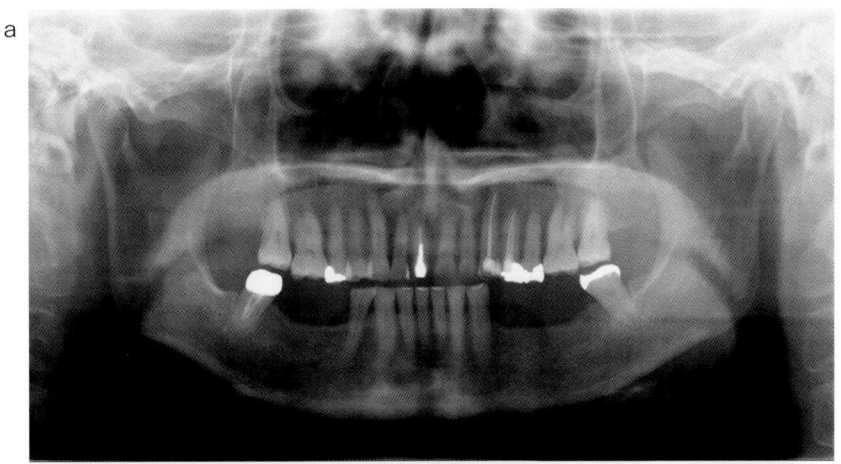

a

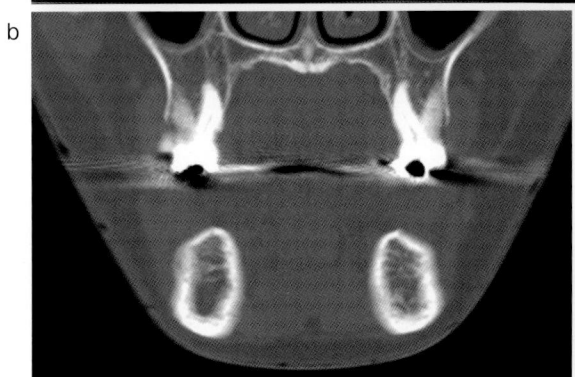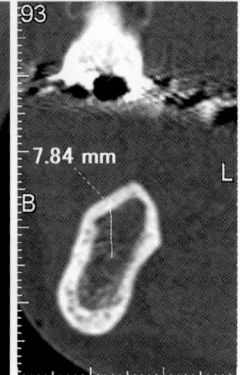

b　　　　　　　　　　　　　　　c

図❹　骨高径の不足した症例
40歳代の女性。下顎左側臼歯部にインプラント埋入予定
a：パノラマX線画像にて、|4〜6 は欠損している。同部の骨質は比較的良好である
b、c：CTにて欠損部顎堤の皮質骨は十分みられ、骨梁も比較的明瞭であるが、骨高径はやや不足している

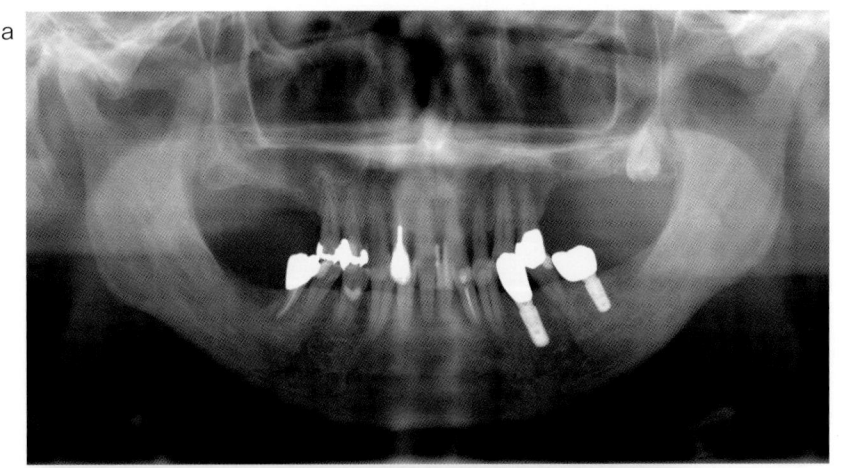

a

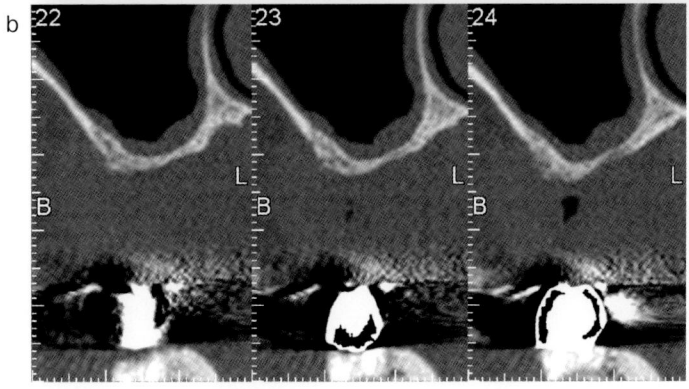

b

図❺　骨高径の不足した症例
60歳代の女性。上顎右側臼歯部にインプラント埋入予定
a：パノラマX線画像にて、6|および7|は欠損している
b：CTにて欠損部顎堤の骨高径は1.0mm程度であり、著しく不足している。また、周囲歯槽骨に骨硬化像もみられる。上顎の場合はサイナスリフト術による増骨処置が適用されるが、本症例のように上顎洞に粘膜肥厚が生じている場合は、治療困難となる可能性があるため留意する必要がある

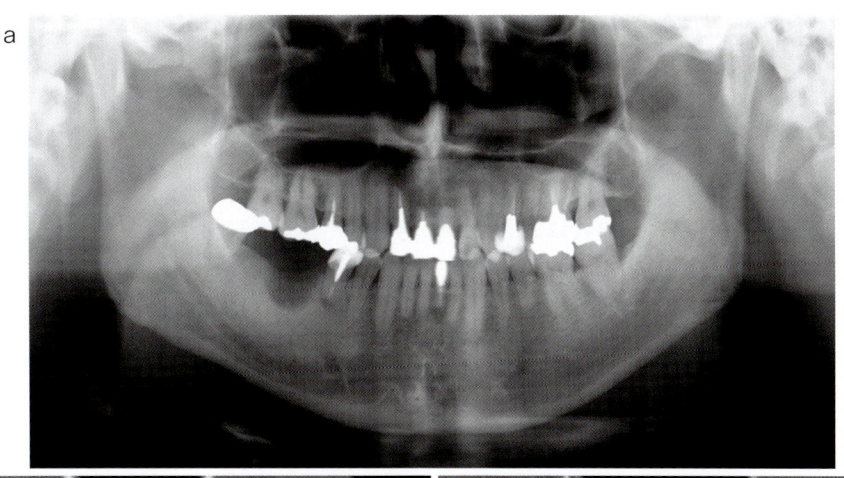

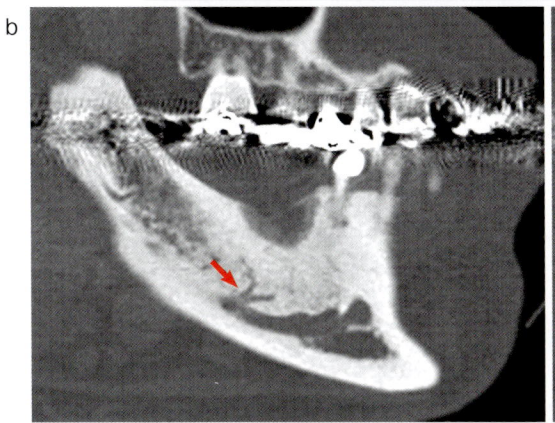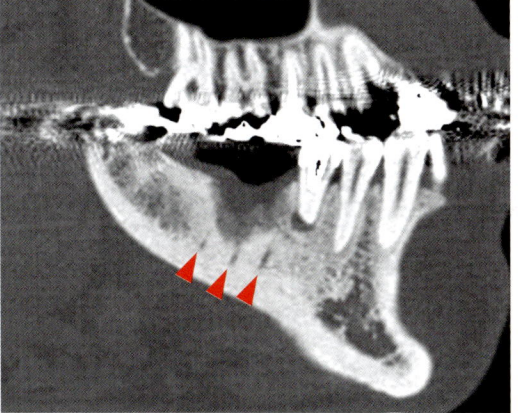

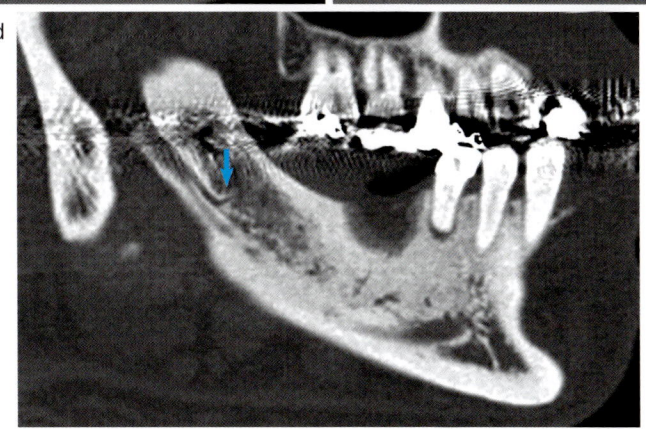

図❻　下顎管からの分枝を認める症例
40歳代の男性。下顎右側大臼歯部にインプラント埋入予定
a：パノラマＸ線画像にて、7̄6̄は欠損しており、6̄部に抜歯窩様のＸ線透過像がみられる。同欠損部
　　に強い骨硬化像がみられる
b～d：CTにて6̄部に抜歯窩様の低濃度域がみられ、周囲に著明な骨硬化像がみられる。抜歯窩直下の
　　　下顎管から枝状に走行する低濃度域がみられ、下顎管からの分枝と考えられる（b：赤矢印）。
　　　抜歯窩付近では３本の分枝様低濃度域がみられる（c：赤矢頭）。また、臼後部付近では臼後枝
　　　もみられる（d：青矢印）

インプラント治療

9 インプラント周囲炎

徳永悟士　Satoshi TOKUNAGA｜日本大学松戸歯学部　放射線学講座
月岡庸之　Tsuneyuki TSUKIOKA｜日本大学松戸歯学部　放射線学講座／東京都・つきおか歯科医院

インプラント周囲炎は、インプラント周囲の歯槽骨に生じた炎症性病変である。インプラントは天然歯と異なる歯周組織構造を伴うことから、一度炎症が発生すると、進行性の骨吸収が生じやすいのが特徴である。

インプラント周囲組織の診断には、プロービング時の出血や歯肉発赤などの視診評価があるが、歯槽骨吸収の診断には X 線検査が重要である。一般的には、口内法 X 線検査により歯槽骨吸収の評価を行うが、骨吸収状態の3次元的評価を行う際には、CT 検査を併用することがある。

1 インプラント周囲炎と生理的骨吸収の違い

歯の喪失後の生理的な歯槽骨吸収は避けられない現象であり、とくに下顎での吸収程度は上顎に比べて大きいとされている。インプラント周囲炎と生理的骨吸収の鑑別は歯槽骨の吸収している部位による。**図1a、c、d、f** に示す4つの画像のうち、図1a および図1d のインプラント体はいずれもネジ山の上部に歯槽骨の欠損がみられ、ネジ山部と歯槽骨との結合は保たれている。しかしながら、インプラント体の指示様式により骨欠損

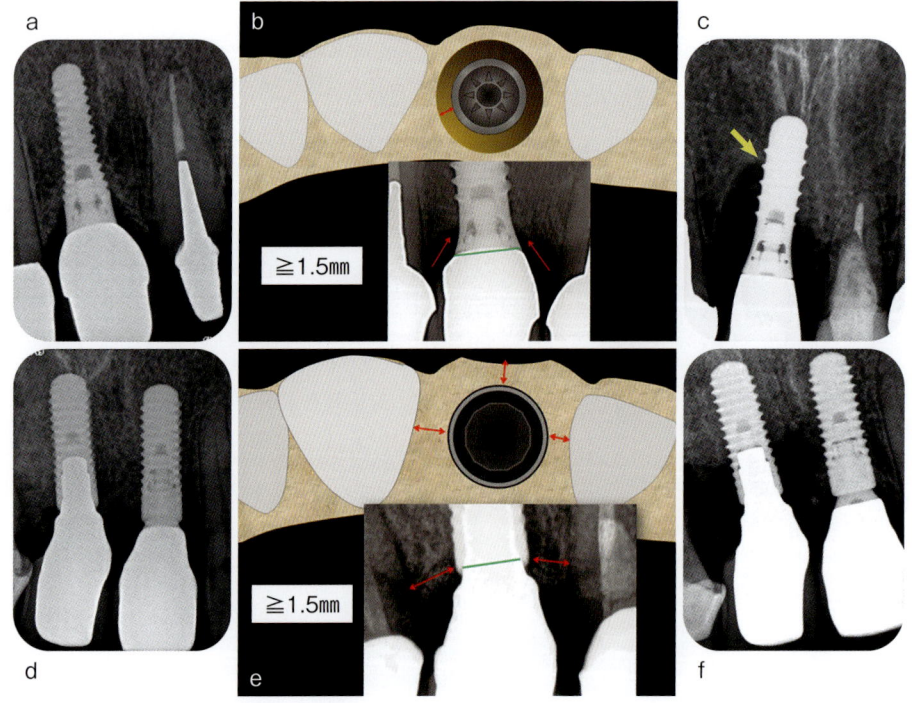

図❶　インプラント周囲炎と生理的骨吸収の違い。c のインプラントにインプラント体1/2程度の骨吸収がみられ、インプラント体のネジ山が一部露出している（c：黄矢印）。CBCT 画像よりインプラント周囲炎と診断される

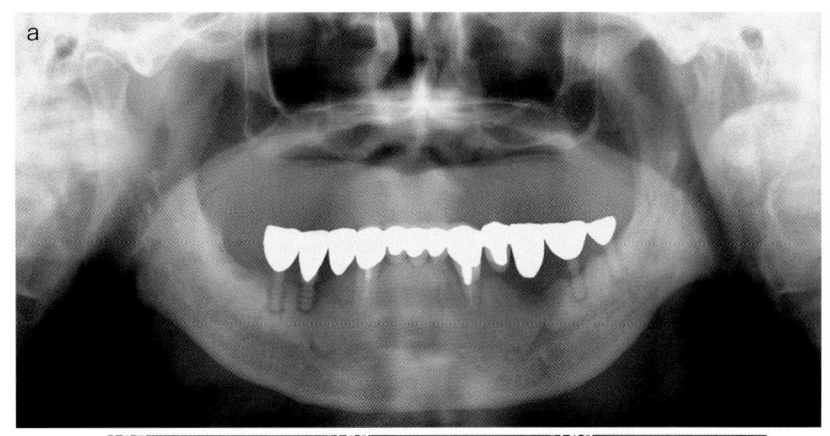

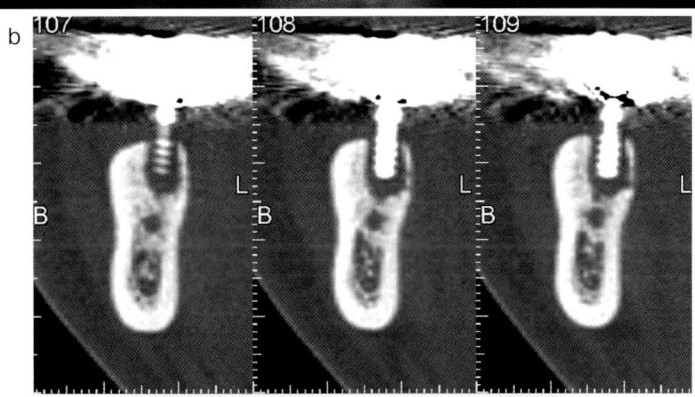

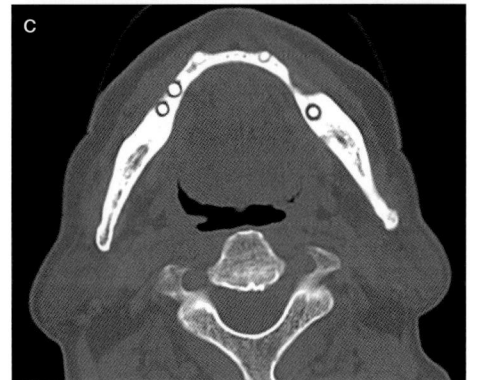

図❷　症例1、50歳代の男性

a：パノラマX線画像にて、7 6 部欠損部および6 7 部にインプラント体が埋入
　　されている。同部のインプラント体周囲に一層のX線透過像がみられ、周囲
　　歯槽骨に骨硬化像もみられる

b、c：CTにて、下顎骨に広範な骨硬化像がみられ、埋入されたインプラント体
　　周囲に一層の低濃度域がみられる

の位置が異なることに留意が必要である。上顎右のインプラントはインプラント体の1/2程度に骨吸収がみられ、ネジ山が一部露出している（図1 c：黄矢印）。後者の場合にインプラント周囲炎と診断する（図1）。

2　症例供覧

　図2〜5に、インプラント周囲炎の症例を供覧する。

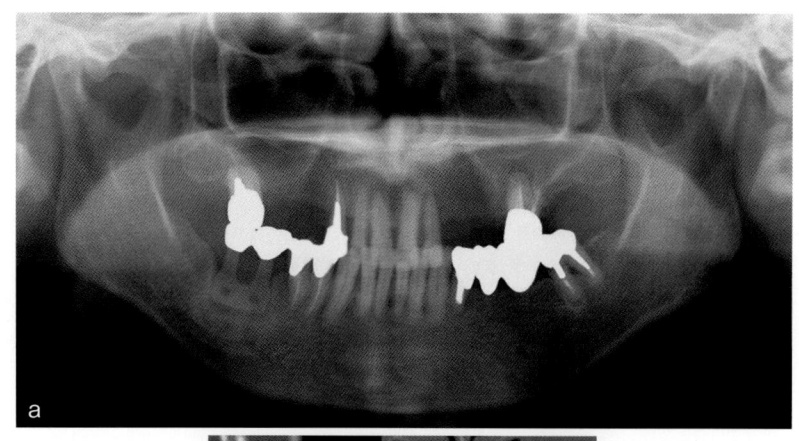

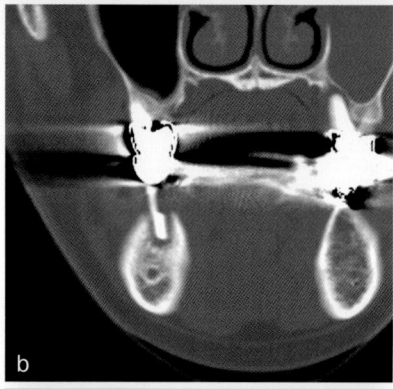

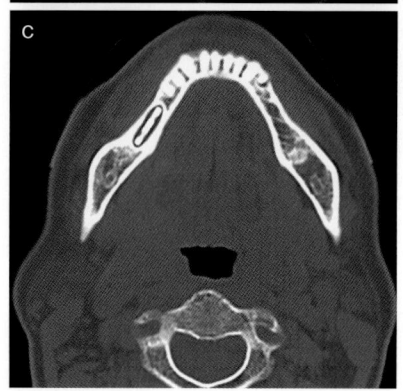

図❸　症例２、60歳代の女性

a：パノラマＸ線画像にて、⑥および⑦は欠損し、同部にブレードタイプのインプラントによるＸ線不透過像がみられる。インプラント体周囲に一層のＸ線透過像がみられる

b、c：CTにて⑥部および⑦部にブレードタイプのインプラント体による高濃度域がみられる。インプラント体周囲に一層の低濃度域がみられ、周囲に骨硬化像もみられる

【参考文献】

１）細川隆司，野代知孝：インプラント周囲粘膜炎およびインプラント周囲炎．赤川安正，細川隆司，横山敦郎，宮本洋二，近藤尚知（編）：よくわかる口腔インプラント学，医歯薬出版，東京，2023：306-307.

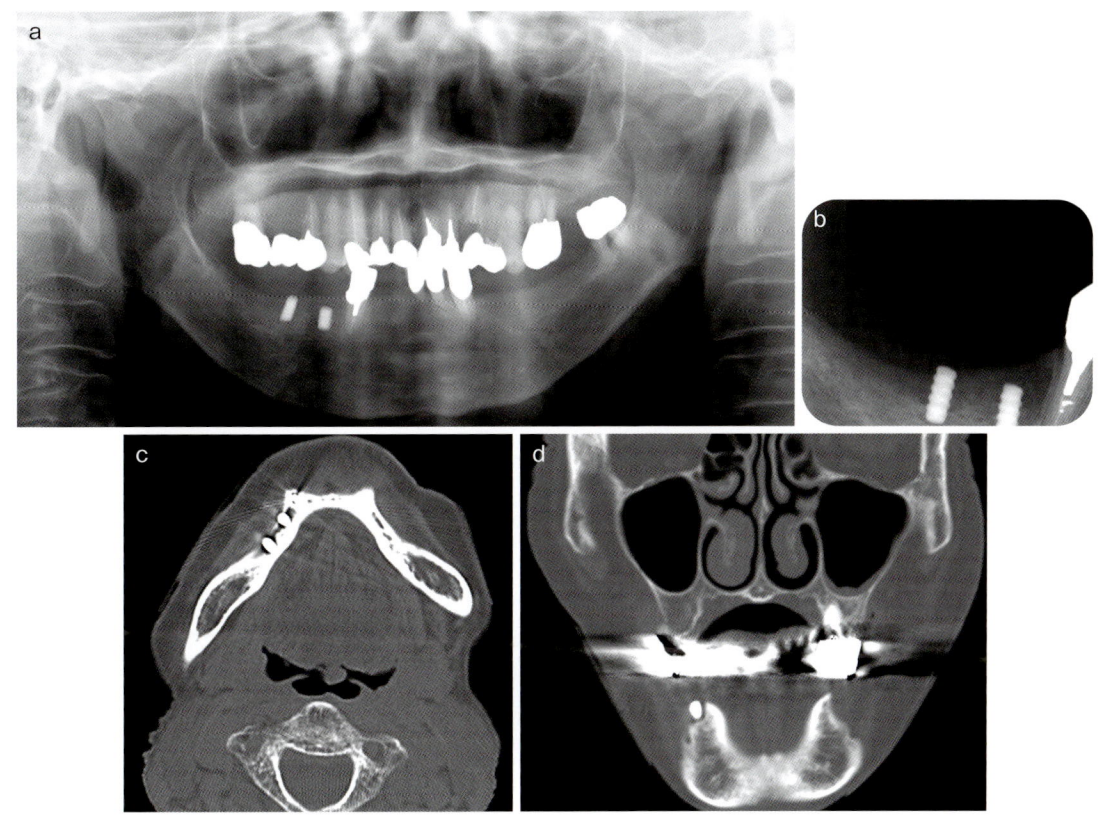

図❹　症例3、60歳代の男性

a、b：パノラマX線画像および口内法X線画像にて、下顎右側臼歯は欠損し、同部にインプラント体による
　　　X線不透過像がみられる。2本のインプラント体は破損しており、両インプラントともにアバットメ
　　　ントおよび上部構造物は欠損している。また、両インプラント体周囲に骨吸収がみられる

c、d：CTにて両インプラント体は破損し、アバットメントおよび上部構造物は欠損している。インプラント
　　　体周囲に頬側部に骨吸収がみられ、インプラント体周囲に一層の低濃度域がみられる

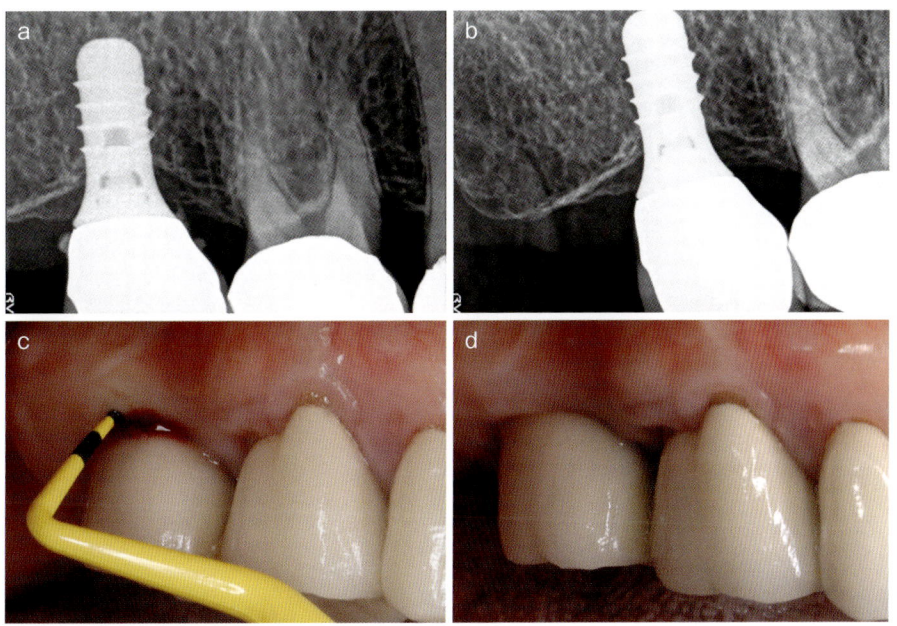

図❺　症例4、50歳代の女性。CT（a、b）にてインプラント上部構造物の歯頸部付近に
点状の高濃度域が散見され、セメントの残留が疑われる。同部歯槽骨に骨吸収様所見がみ
られ、残留セメントに起因するインプラント周囲炎と診断される

インプラント治療

10 偶発症

伊東浩太郎　Kotaro ITO　　│　日本大学松戸歯学部　放射線学講座

月岡庸之　Tsuneyuki TSUKIOKA　│　日本大学松戸歯学部　放射線学講座／東京都・つきおか歯科医院

　口腔インプラント治療は、失った歯の機能と見た目を回復する優れた治療法であるが、いくつかの偶発症のリスクも伴う。口腔インプラント治療の合併症は生物学的な偶発症と機械的な偶発症に大別される。生物学的な偶発症は、顎骨の多種多様な形態や神経、血管の複雑な走行により引き起こされるインプラント体の穿孔や神経、血管の損傷などが挙げられる。これらは術前の画像評価により防ぐことが可能であるため、インプラント術前の画像検査の意義は非常に大きい。

　また、機械的な偶発症としては、インプラント体や上部構造の破損、アバットメントの緩みや脱落、咬合不調などが挙げられる。これらは過度の咬合力や不適合上部構造の使用、不適切な設計などが原因となる。

　機械的な偶発症を防ぐためには、適切な術前画像診断に基づく治療計画が必須である。また、術後の偶発症の診断、治療計画の立案のためにも画像検査は重要である。

1 生物学的な合併症

1．インプラント体の穿孔

1）舌下隙への穿孔

　インプラント体の舌下隙への穿孔は、おもに下顎インプラント手術中に起こる稀な偶発症である。これはインプラントが下顎皮質骨を貫通し、舌下隙に侵入した状態を指す。舌下隙は、口腔底の一部であり、舌下腺や舌下神経、舌動脈等が走行する重要な領域である。

【原因】

　解剖学的な要因：下顎骨は歯槽頂部が舌側よりに彎曲している場合があり、補綴主導で埋入位置を決定すると舌下隙へと穿孔することがある。
不適切なインプラント体の選択：過度に長いインプラント体の選択により舌下隙にインプラント体が穿孔することがある。

【画像所見】

- 口内法X線検査やパノラマX線検査では舌下隙への穿孔の評価は困難である（図1a）。
- CTや歯科用コーンビームCT（以下、CBCT）にてインプラント体の舌下隙への穿孔を認める（図1b、c）。
- 動脈を損傷した場合は舌下隙の出血がみられることがある。

2）下顎管への穿孔

　インプラント体の下顎管への穿孔は、下顎インプラント手術中に発生する重大な偶発症である。下顎管の内部には下歯槽神経や下歯槽動脈、下歯槽静脈が走行しているため、下顎管への穿孔はそれらの神経、血管の損傷を引き起こす。

【原因】

　術前画像評価の不足：下顎管は下顎骨内を舌側から頬側に斜めに走行しており、二重下顎管など分岐することもある。そのため、下顎管の走行をCTや歯科用CBCTなどで3次元的に画像評価することが重要である。また、下顎管の上縁は複数の分枝があり、観察しづらいことも下顎管穿孔のリスクとなる。

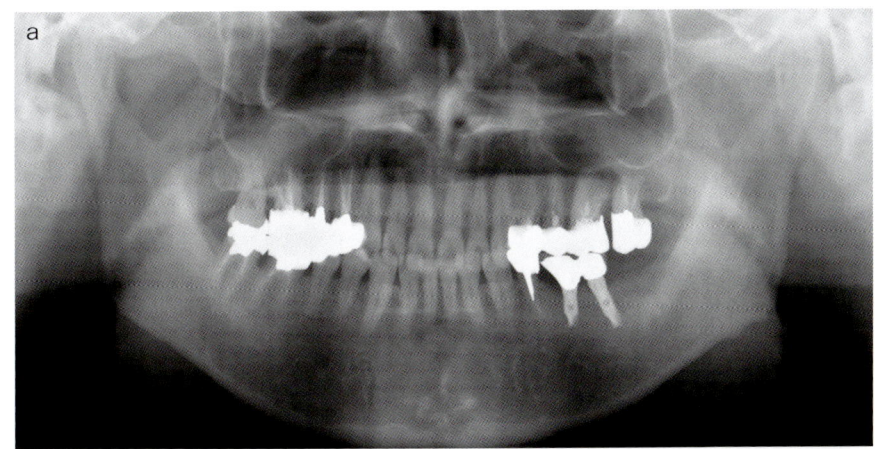
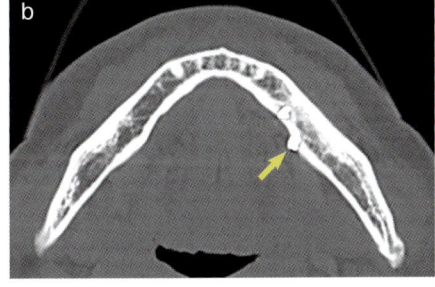
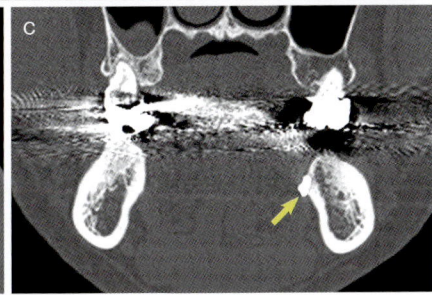

図❶　インプラント体の舌下隙への穿孔。56歳、男性。臨床症状なし
a：パノラマX線画像にて下顎左側臼歯部において、インプラント体を認める。本検査からはあきらかな異常所見は指摘できない
b、c：6│相当部インプラント体の舌下隙への穿孔を認める（黄矢印）

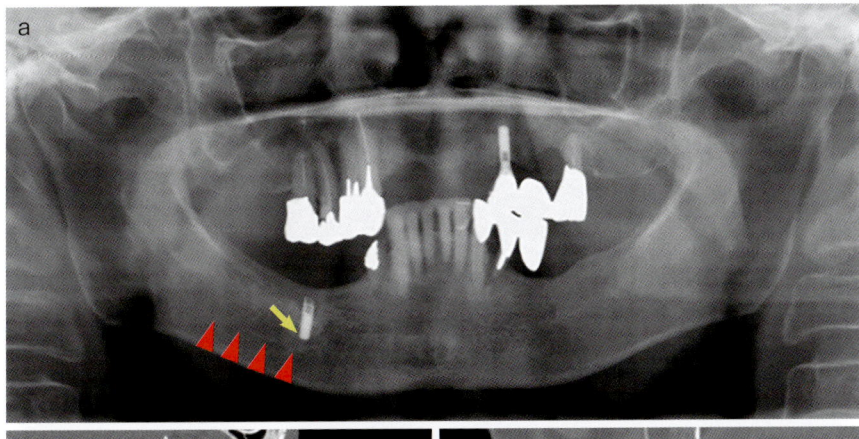
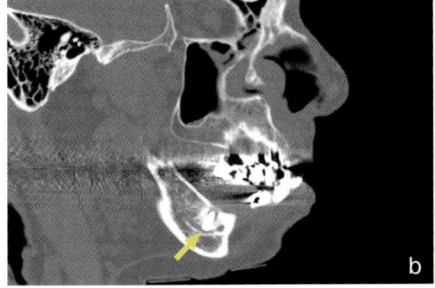
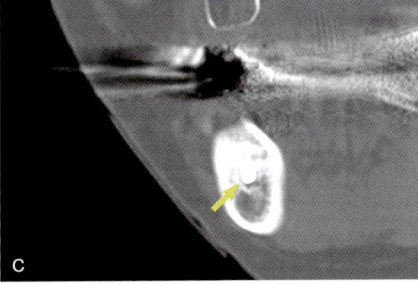

図❷　インプラント体の下顎管への穿孔。72歳、女性。下顎右側部の疼痛を主訴に来院
a：パノラマX線画像にて6│相当部において、インプラント体を認める。インプラント体の下顎管（赤矢頭）への近接を認める（黄矢印）。
b、c：6│相当部インプラント体の下顎管への穿孔を認める（黄矢印）

　不適切なインプラント体の選択：過度に長いインプラント体の選択や過度なドリリングにより、インプラント体が下顎管に穿孔することがある。

【画像所見】

・パノラマX線画像にて、下顎管に近接するインプラント体を認める（図2a）。

・インプラント体の下顎管への接触や穿孔を認める（図2b、c）。

・インプラント体と下顎管上縁との距離が2mm未満である場合、穿孔を疑う。

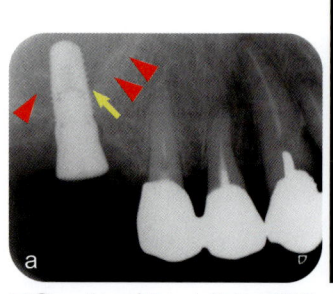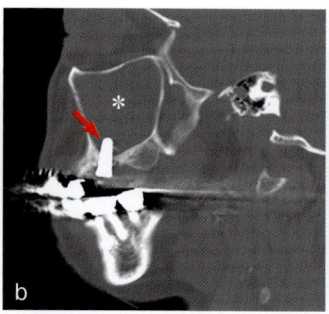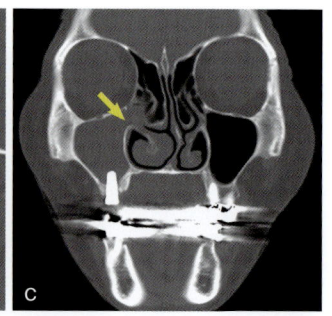

図❸　インプラント体の上顎洞への穿孔。72歳、女性。インプラント埋入後の疼痛を主訴に来院
a：口内法X線画像にて6相当部において、インプラント体を認める。インプラント体の右上顎
　　洞底線（赤矢頭）との近接を認める（黄矢印）
b、c：CT矢状断および前額断像にて6相当部インプラント体の右上顎洞への穿孔を認める（b：
　　赤矢印）。右上顎洞内部において、充満した低濃度域を認める（*）。右自然孔の閉塞を認
　　める（c：黄矢印）

3）上顎洞への穿孔

インプラント体の上顎洞への穿孔は、上顎臼歯部インプラント埋入時に発生する重大な偶発症である。発生率は15％程度とされており、鼻出血や上顎洞炎を引き起こす。上顎骨は歯の喪失後に歯槽骨の高径が著しく減少することがあるため、インプラント体の穿孔には注意が必要である。

【原因】
- 歯槽骨高径の不足
- 上顎洞の正常変異
- 不適切なインプラントの選択

【画像所見】
- インプラント体が上顎洞底より突出していて上顎洞内に充満する低濃度域が認められる場合、穿孔を疑う（図3）。

4）鼻口蓋管への穿孔

インプラント体の鼻口蓋管への穿孔は、上顎中切歯相当部へのインプラント埋入時に発生する偶発症である。鼻口蓋管には神経や血管が走行しており、鼻口蓋管にインプラント体が穿孔すると術中の出血や前歯部領域歯肉の知覚鈍麻等が発生する。症状は軽微なことも多いが、稀に長期にわたり症状を訴えることがあるため、注意が必要である。

【原因】
- 不適切なインプラント体の埋入位置
- 唇側皮質骨の吸収による相対的な鼻口蓋管の位置変化
- 拡大した鼻口蓋管

【画像所見】
- 口内法X線検査やパノラマX線検査では鼻口蓋管への穿孔の評価は困難である（図4a）。
- CTやCBCTにてインプラント体の鼻口蓋管への穿孔を認める（図4b、c）。

2. 神経・血管の損傷

1）栄養管の損傷

下顎前歯部位のインプラント治療で注意しなければならないのが、オトガイ孔間の動脈叢と舌側孔からの舌下動脈終末の吻合からなる栄養管の損傷である。CBCT検査の普及により100％近い動脈叢の存在が報告されている現在では、注意すべき埋入部位として挙げられる（表1）。インプラント配置設計の際には栄養管の走行を画像診断によって確実に確認して、インプラントの配置や直径などを設計する必要がある（図5）。

2）後上歯槽動脈の走行

上顎臼歯部では、上顎洞底部の近接に伴い歯槽骨の垂直的吸収が強い症例においては、顎動脈の分枝である後上歯槽動脈の走行をよく把握する必要がある（図6）。40％程度が上顎洞前壁を走行するとの報告もあり、前額断像で歯槽骨内の走行と位置を正確に把握することが重要である（図7）。

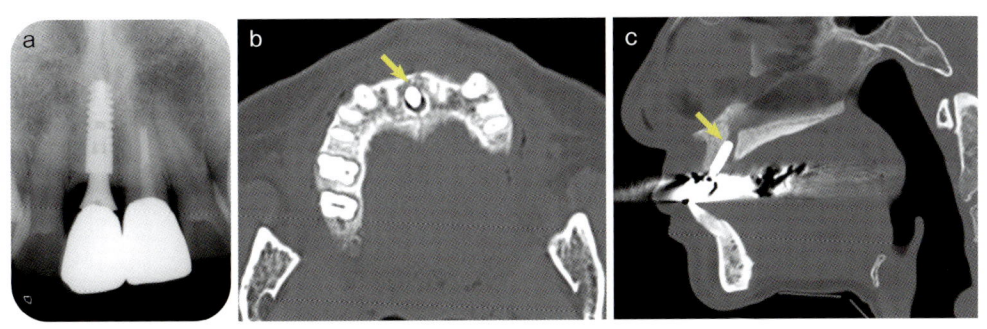

図❹ インプラント体の鼻口蓋管への穿孔。67歳、女性。インプラント埋入後の上顎前歯部のしびれを主訴に来院
a：口内法 X 線画像にて上顎右側中切歯相当部においてインプラント体を認める。本検査からはあきらかな異常所見は指摘できない
b、c：CT 水平断像および矢状断像にて、上顎右側中切歯相当部インプラント体の鼻口蓋管への穿孔を認める（黄矢印）

表❶ オトガイ孔間動脈の検出率。CBCT での検査以来、100％近い検出率がある

year	study	Examination method	n	Occurance（%）	
1993	Obradovic	cadaver study	105	28（26%）	Yugoslavia
2000	Mardinger	cadaver study	46	12（26%）	Israel
2002	J acobs	CT	230	214（93%）	Belgium
2003	Mraiwa	cadaver study	50	48（96%）	Belgium
2004	J acobs	panoramic radiographs	545	82（15%）	Belgium
2007	Uchida	cadaver study	38	38（100%）	Japan
2009	Uchida	cadaver study CBCT	71 4	71（100%） 4（100%）	Japan
2011	Sokhn S	CBCT	97.5	39（40%）	Lebanon
2012	Al-Ani	CBCT	60	60（100%）	Malaysia
2012	Fereidoun	CBCT	96	80（83.3%）	Iran
2012	Pires	CBCT panopramic radiographs	89 89	74（83%） 9（11%）	USA
2012	Apostolakis	CBCT	93	93（100%）	Greece

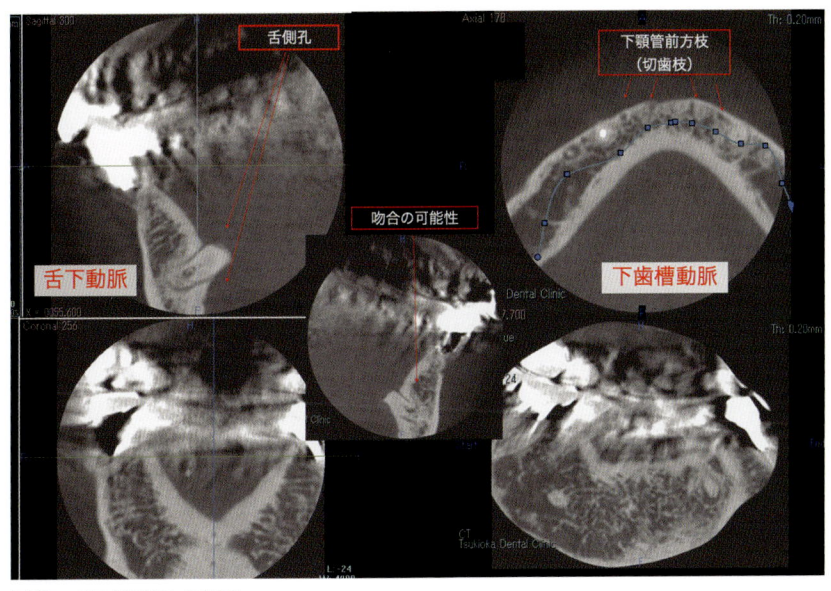

図❺ CT 診断の必要性

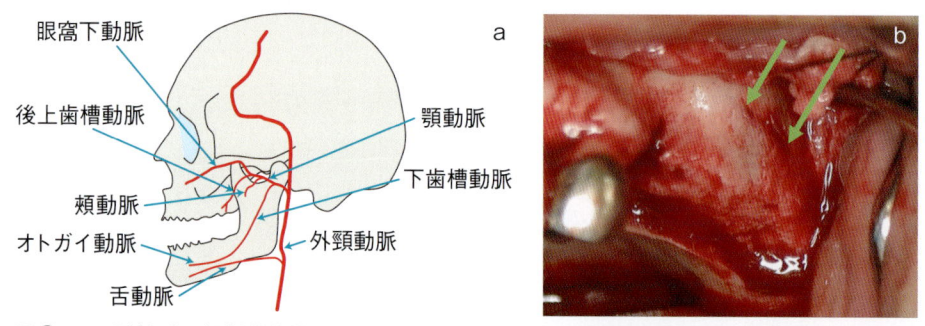

図❻　a：脈管系の解剖学的構造。b：48歳男性の上顎。上顎洞前壁の骨に動脈血管を認める（緑矢印）

眼窩下動脈
後上歯槽動脈
頬動脈
オトガイ動脈
舌動脈
顎動脈
下歯槽動脈
外頸動脈

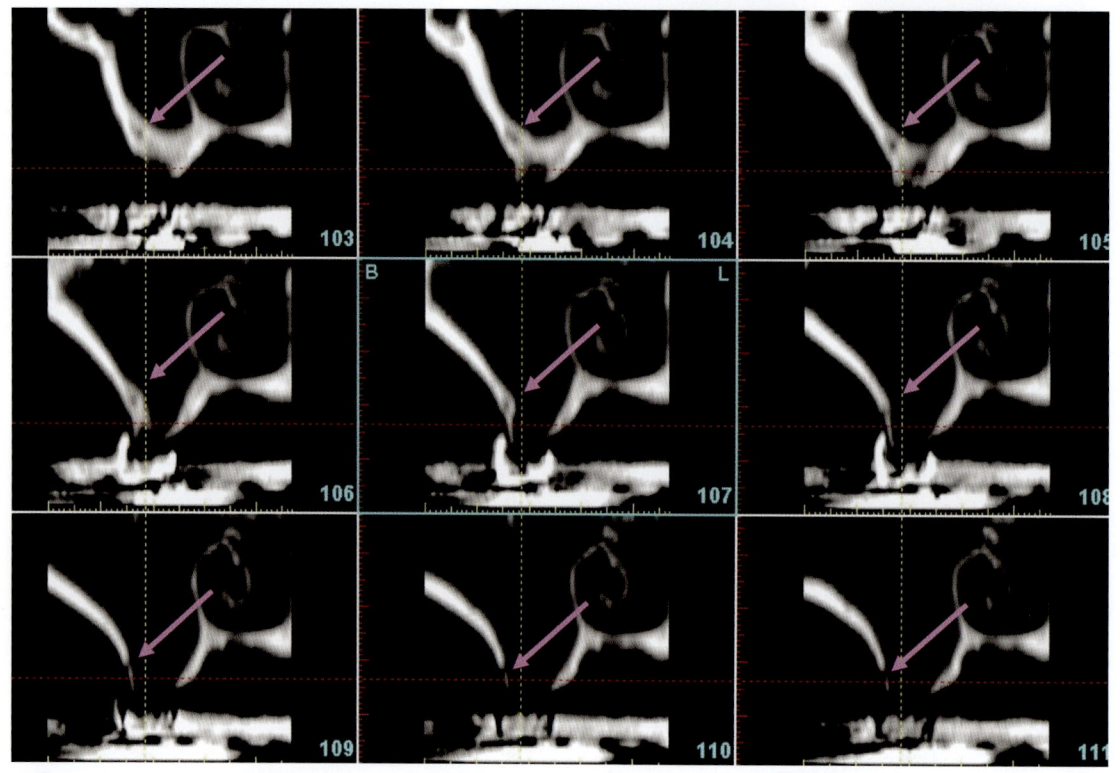

図❼　CT前額断画像で脈管と認識できる陰影像が連続的に確認できる。ピンク矢印部位の特異性を鑑みて、動脈の存在を把握することが重要である

2　機械的な合併症

1．インプラント体の破折

　インプラント体の破折は、インプラント埋入後、フィクスチャーが顎骨内で破折した状態である。また、上部構造の破折は、インプラントに設置されるクラウンやブリッジ、オーバーデンチャーが破折した状態である。これらは過度な咬合力や不適切な設計、外傷などの強い外力が原因で発生する。インプラント体が破折すると周囲組織の疼痛やインプラントの動揺などの症状が発生するため、破折を疑う場合は積極的に画像検査を行う必要がある。また、上部構造が破折した場合でも、イン

プラント体の破折を伴っていることもあるため、同様に画像検査が必須である。

【原因】
- 不適切なインプラント体の埋入位置
- 不適切な上部構造物の設計
- 過度な咬合圧
- インプラントへの過度な外力

【画像所見】
- インプラント体の顎骨内での破折を認める（図8a）。
- インプラント体周囲に一層の骨吸収像を認める（図8b）。

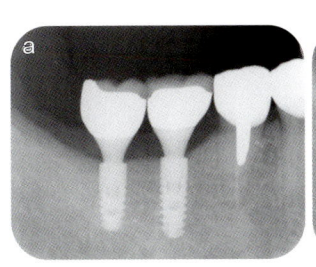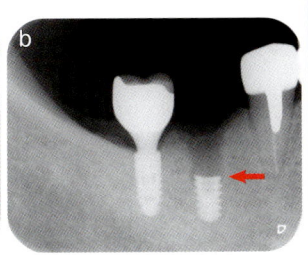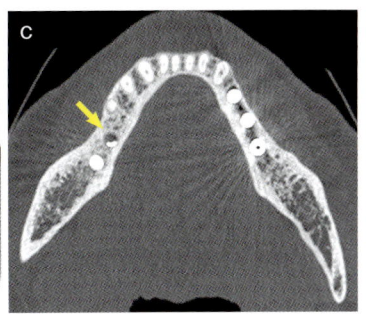

図❽　インプラント体の破折。63歳、女性。下顎右側部インプラントの破折を主訴に来院

a：口内法X線画像にて、下顎右側大臼歯相当部において、埋入後３ヵ月のインプラント体を認める。インプラント体周囲歯槽骨において、生理的な吸収がみられるが、あきらかな病的所見は認めない

b：口内法X線画像にて6|相当部インプラント体の破折を認める（赤矢印）

c：CT水平断像にて6|相当部インプラント体の破折を認める。同部周囲において、一層の骨吸収による低濃度域を認める（黄矢印）

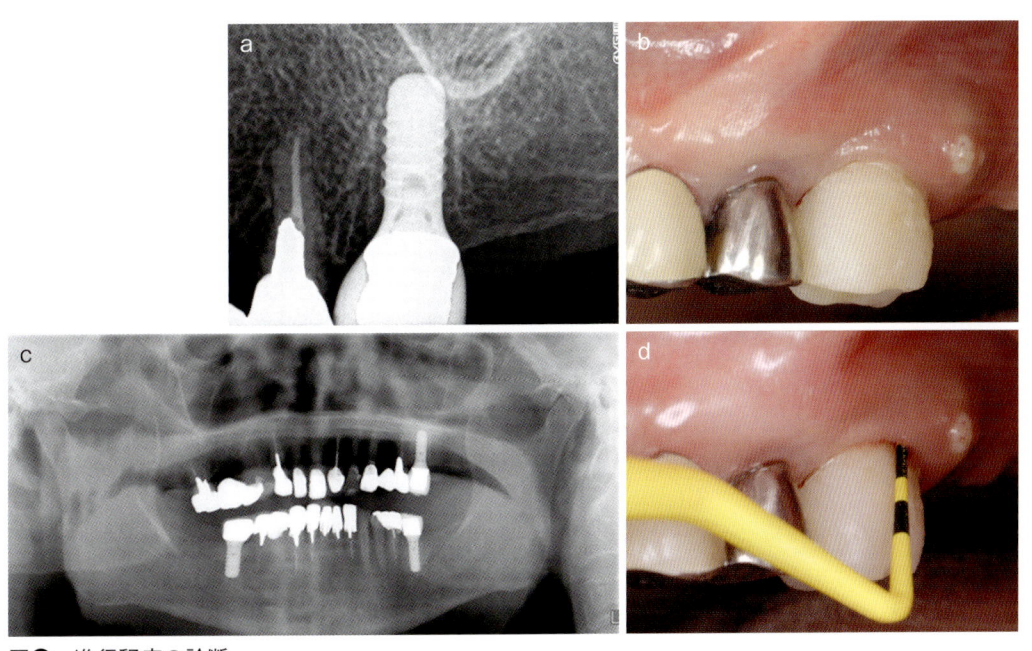

図❾　進行程度の診断
a、c：荷重過多による Disintegration

２．荷重による脱臼

　上部構造に過大な荷重がかかると、インプラント表面と骨との境界、いわゆるオッセオインテグレーションが破壊され、インプラントは脱離してくる（図9）。

　クレンチングやブラキシズムといったパラファンクションの習慣を認める患者には、ナイトガードの使用が推奨される。

【参考文献】

1 ）Alhassani AA, AlGhamdi AS: Inferior alveolar nerve injury in implant dentistry: diagnosis, causes, prevention, and management. J Oral Implantol, 36（5）：401-407, 2010.

2 ）Ragucci GM, Elnayef B, Suárez-López Del Amo F, Wang HL, Hernández-Alfaro F, Gargallo-Albiol J: Influence of exposing dental implants into the sinus cavity on survival and complications rate: a systematic review. Int J Implant Dent, 5（1）：6, 2019.

3 ）Balshi TJ, Hernandez RE, Pryszlak MC, Rangert B: A comparative study of one implant versus two replacing a single molar. Int J Oral Maxillofac Implants, 11（3）：372-378, 1996.

4 ）Yuan JC, Sukotjo C: Occlusion for implant-supported fixed dental prostheses in partially edentulous patients: a literature review and current concepts. J Periodontal Implant Sci, 43（2）：51-57, 2013.

《解説》 **徳永悟士** Satoshi TOKUNAGA ｜ 日本大学松戸歯学部 放射線学講座

○×でチェック！

1 骨粗鬆症患者は下顎管上縁が見づらい。

2 骨硬化がみられる部位の埋入は、ドリリング時の発熱に留意する。

3 インプラント埋入時は、骨高径のみでなく骨幅径も考慮すべきである。

4 下顎臼歯部のインプラント術前評価において、下顎管の評価は重要である。

5 インプラント周囲炎における CT 検査の意義は骨吸収の3次元的評価である。

6 インプラント周囲炎と生理的骨吸収の鑑別は困難である。

7 インプラント周囲炎は、CT にてインプラント体周囲に一層の高濃度域がみられる。

8 インプラント体の舌側穿孔時には、舌下神経や舌動脈を損傷するおそれがある。

9 インプラント体の下顎管穿孔時には、下歯槽神経や下歯槽動静脈を損傷するおそれがある。

10 インプラント体の破折の原因は、過度な咬合力や外傷などが考えられる。

[解説]

[1]
骨粗鬆症患者は下顎管上縁が不鮮明となるため、術前検査時に下顎管の位置に留意する必要がある。

[2]
歯槽骨に骨硬化が生じている場合は、ドリリング時の発熱により骨壊死が生じるため注意が必要である。

[3]
インプラント体がオッセオインテグレーションにより結合するためには十分な血流が必要であるため、術前検査時に骨幅径を確認することも重要である。

[4]
インプラント体の埋入位置や深度によっては、下顎管内に走行する下歯槽神経や下歯槽動静脈の損傷のおそれがある。また、下顎管は二重下顎管等の分岐をすることもあるため、CT や歯科用コーンビーム CT などでの術前評価が重要となる。

[5]
骨吸収状態の3次元的評価を行う際には、CT 検査を併用することがある。

[6]
インプラント周囲炎は骨吸収の進行によりインプラント体のネジ山が露出するため、生理的骨吸収との鑑別は可能である。

[7]
インプラント周囲炎はインプラント体周囲に骨吸収が生じた状態であり、CT にてインプラント体の周囲に一層の低濃度域がみられる。

[8]
下顎の舌側部には舌下神経や舌動脈が走行するため、舌側穿孔に留意する必要がある。

[9]
下顎管内には下歯槽神経や下歯槽動静脈が存在するため、これらの神経および動静脈を損傷するおそれがあることに留意する必要がある。

[10]
インプラント体を破折する原因として、外力(外傷も含む)によるものが考えられるため、過度な咬合力が生じていないかを評価する必要がある。

【答え】 問1：○、問2：○、問3：○、問4：○、問5：○、問6：×、問7：×、問8：○、問9：○、問10：○

矯正治療

11 検査の基礎知識

石井かおり　Kaori ISHII　｜　日本大学松戸歯学部　歯科矯正学講座

根岸慎一　Shinichi NEGISHI　｜　日本大学松戸歯学部　歯科矯正学講座

　矯正歯科では初診時にパノラマX線写真、頭部X線規格写真を撮影する。ここでは、矯正治療における画像診断の基礎知識として確認しておくべき項目と、診断に用いる分析方法について説明する。

1 パノラマX線写真（図1、2）

　パノラマX線写真では、以下の項目について確認する。

1．歯数

　先天欠如歯の有無、過剰歯の有無、第3大臼歯の有無などを確認する。

2．埋伏歯

　第3大臼歯の埋伏が多い。正中過剰埋伏歯による正中離開や、上顎犬歯の埋伏なども見られる。

3．萌出方向

　歯の近遠心傾斜や萌出位置の異常などを確認する。

4．歯冠形態

　矮小歯、癒合歯など歯冠形態の異常の有無を確認する。萌出歯の歯冠形態の異常は歯列模型で確認できるが、未萌出歯の歯冠形態はパノラマX線写真で確認できる。

5．歯根形態

　短根歯は、矯正治療により歯根吸収が進む可能性があるため、積極的な歯の移動は控えたほうがよい。前歯部では唇側傾斜が著しい場合、パノラマX線写真では歯根が短く写るため、デンタルX線写真で歯根の長さを確認する必要がある。

　また、隣在歯の萌出方向の異常などにより、隣

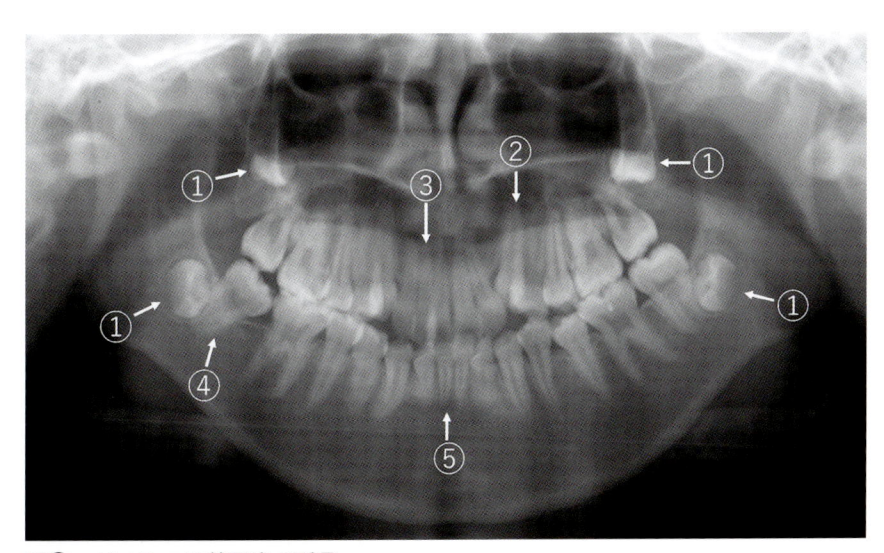

図❶　パノラマX線写真の所見
①第3大臼歯の歯胚、②3の低位、近心傾斜、③過剰歯、④7の近心傾斜、⑤短根の疑い

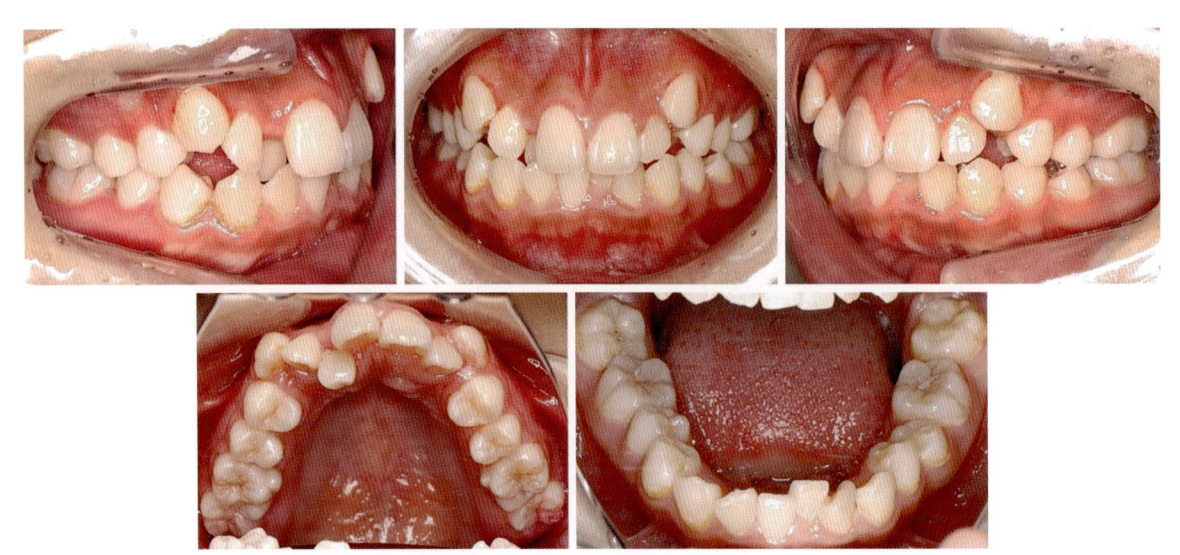

図❷　図１の症例の口腔内写真。上顎右側前歯部に過剰歯が認められる

在歯と接触し歯根吸収が起こっていることがある。歯根吸収が著しい場合は、保存困難となり抜歯が必要になることがある。

６．う蝕

う蝕がみられた場合は、う蝕治療を優先する。矯正歯科治療で便宜抜歯を行う可能性がある歯については、矯正の治療計画を立てたうえで、う蝕処置を行うかどうか判断する。

７．歯槽骨の骨吸収

歯槽骨の吸収、歯周病の進行が認められる場合は、矯正歯科治療よりも歯周治療を優先させる必要がある。垂直的骨吸収が認められる場合は咬合性外傷の可能性がある。

８．顎関節形態

下顎頭の形態を確認する。両側の下顎頭の吸収は開咬、片側の下顎頭の吸収は顔面非対称の原因となる。

2　頭部 X 線規格写真

１．頭部 X 線規格写真とは

頭部 X 線規格写真の撮影時は外耳孔にイヤーロッドを挿入し頭部を固定し、FH 平面に平行に頭部を位置付け、撮影する。X 線管から頭部の正中までが150cm、頭部の正中からフィルムまでが15cmとなっており、つねに1.1倍で撮影される。倍率と撮影方向が規定されているため、治療前後の比較にも用いることができる。

２．正面頭部 X 線規格写真（図３）

正面頭部 X 線規格写真ではおもに顔面の対称性と歯列正中線の位置を確認する。

１）平行性

以下の５平面の平行性を確認する。

①頬骨前頭縫合の内側を結ぶ線
②頬骨弓の起始部の中心点を結ぶ線
③頬骨突起と上顎骨頬側との交点を結ぶ線
④咬合平面
⑤下顎角部の陥凹部を結ぶ線

２）正中の偏位

頬骨弓の起始部の中心点を結ぶ線に対する鶏冠からの垂線を⑥頭蓋の正中線とし、⑦上顎骨前鼻棘、⑧下顎骨オトガイ隆起の位置から上下顎骨の偏位を診断する。また、上下歯列正中（⑨、⑩）の偏位を判定する。

３．側面頭部 X 線規格写真（図４）

側面頭部 X 線規格写真は、角度計測、距離計測などにより、頭蓋に対する上下顎骨の位置関係や前歯の歯軸の診断に用いられる。まずは軟組織について以下の項目を確認する。

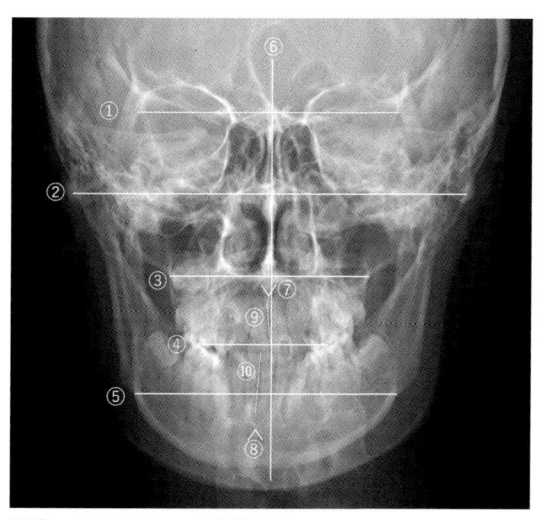

図❸　正面頭部X線規格写真
①頬骨前頭縫合の内側を結ぶ線
②頬骨弓の起始部の中心点を結ぶ線
③頬骨突起と上顎骨頬側との交点を結ぶ線
④咬合平面
⑤下顎角部の陥凹部を結ぶ線
⑥頭蓋の正中線
⑦上顎骨前鼻棘
⑧下顎骨オトガイ隆起
⑨、⑩上下歯列正中

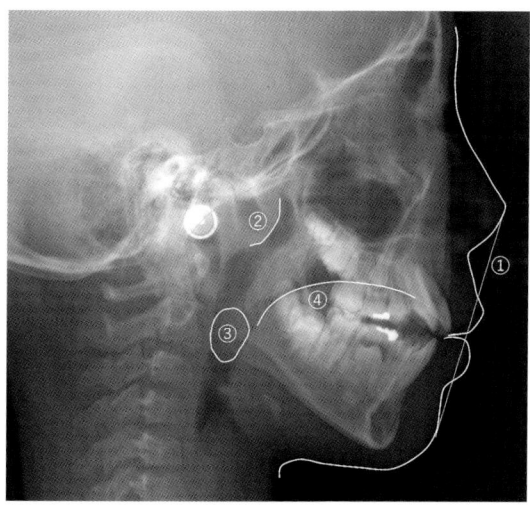

図❹　側面頭部X線規格写真
①Eライン
②咽頭扁桃肥大（アデノイド）
③口蓋扁桃肥大
④低位舌

1）口唇

　鼻尖からオトガイの最突出点を結ぶ線（Eライン）を引き、上下口唇の突出度を判定する。下唇はEラインよりも2mmほど前方、上唇はEラインの内側に位置するのが正常である。

口唇力が弱い場合は口唇閉鎖不全となり、口唇が開いた状態で撮影されることがある。口唇力低下は前歯の唇側傾斜の原因となる。

2）気道（咽頭扁桃腺、口蓋扁桃）

　口呼吸は上顎前突などの不正咬合の原因となる

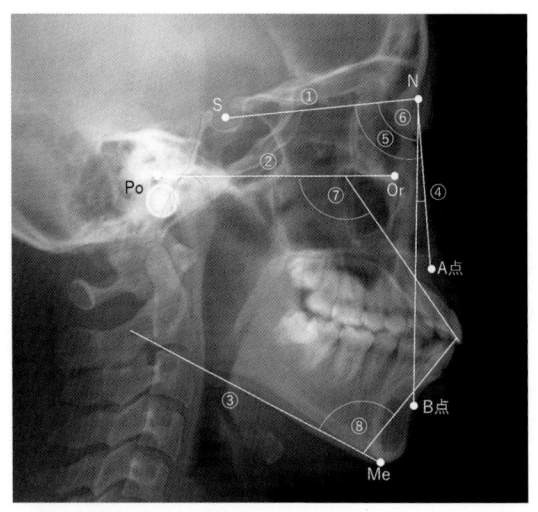

図❺　側面頭部 X 線規格写真分析
① SN 平面
② FH 平面
③ 下顎下縁平面
④ ANB 角
⑤ SNA 角
⑥ SNB 角
⑦ FH 平面に対する上顎中切歯歯軸傾斜角
⑧ 下顎下縁平面に対する下顎中切歯歯軸傾斜角

ため、口呼吸の原因となる扁桃肥大などの気道の狭窄の有無を確認する。

　咽頭扁桃は上咽頭の鼻腔の後方に位置し、咽頭扁桃が肥大すると気道が狭窄し口呼吸の原因となる。口蓋扁桃は舌根部に位置し、デジタル画像では不透過像として写る。

3）舌

　舌は口蓋に挙上しているのが正常な安静位である。舌背が口蓋と大きく離れている場合は、低位舌が疑われる。低位舌は上顎歯列弓の狭窄などの原因となる。

4．側面頭部 X 線規格写真分析（図5）

　側面頭部 X 線規格写真の分析項目は多くあるが、臨床において最低限、診断しなければならない項目としては、上下顎骨の相対的な位置関係、頭蓋に対する上顎骨の前後的位置、下顎骨の前後的位置、顔面の垂直的な長さ、上顎前歯の傾斜、下顎前歯の傾斜である。

　分析を行ううえで押さえておくべき、計測点、基準平面、計測角について説明する。

1）計測点

・S（セラ）

　蝶形骨トルコ鞍の壺状陰影の中心点

・N（ナジオン）

　鼻骨前頭縫合の最前点

・Po（ポリオン）

　骨外耳道の上縁（イヤーロッドの上縁）

・Or（オルビターレ）

　眼窩骨縁の最下点

・A点

　上顎中切歯の唇側歯槽骨の最深点

・B点

　下顎中切歯の唇側歯槽骨の最深点

・Me（メントン）

　オトガイ断面像の最下点

2）基準平面

・SN 平面

　S（セラ）と N（ナジオン）を結ぶ線

・FH 平面（フランクフルト平面）

　Po（ポリオン）と Or（オルビターレ）を結ぶ線

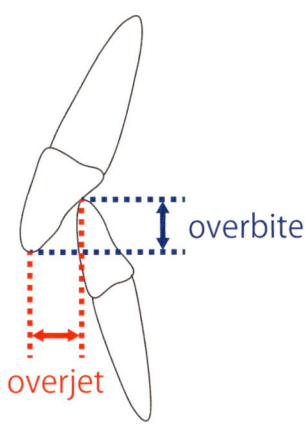

図❻　overjet と overbite

・下顎下縁平面

Me（メントン）から下顎下縁に引いた接線

3）計測角

・ANB 角

NA 平面と NB 平面のなす角。

上下顎骨の前後的位置関係を診断する。ANB 角が 1 S.D. を超えて大きい場合は上顎前突、ANB 角が 1 S.D. を超えて小さい場合は下顎前突である。

・SNA 角

SN 平面と NA 平面のなす角。

頭蓋に対する上顎骨の前後的位置を診断する。SNA 角が 1 S.D. を超えて大きい場合は上顎過成長、SNA 角が 1 S.D. を超えて小さい場合は上顎劣成長である。

・SNB 角

SN 平面と NB 平面のなす角。

頭蓋に対する下顎骨の前後的位置を診断する。SNB 角が 1 S.D. を超えて大きい場合は下顎過成長、SNB 角が 1 S.D. を超えて小さい場合は下顎劣成長である。

・FH 平面に対する上顎中切歯歯軸傾斜角

FH 平面と上顎中切歯歯軸のなす角。

上顎中切歯の唇舌的傾斜を診断する。この角が 1 S.D. を超えて大きい場合は上顎前歯の唇側傾斜、1 S.D. を超えて小さい場合は上顎前歯の舌側傾斜

である。

・下顎下縁平面に対する下顎中切歯歯軸傾斜角

下顎下縁平面と下顎中切歯歯軸のなす角。

下顎中切歯の唇舌的傾斜を診断する。この角が 1 S.D. を超えて大きい場合は下顎前歯の唇側傾斜、1 S.D. を超えて小さい場合は下顎前歯の舌側傾斜である。

・Overjet（図6）

Overjet は上下前歯の前後的位置関係である。上顎前歯が下顎前歯よりも前方にある場合はプラス、上顎前歯が下顎前歯よりも後方にある場合（反対咬合）はマイナスとなる。＋3.0㎜前後が正常である。

・Overbite（図6）

Overbite は上下前歯の垂直的位置関係である。過蓋咬合は正常値よりも大きい値を示す。開咬はマイナスの値を示す。＋3.0㎜前後が正常である。

【参考文献】

1）根津 浩，永田賢司，吉田恭彦，菊地 誠：歯科矯正学　バイオプログレッシブの診断学. ロッキーマウンテンモリタ，東京：2007：42-44.

2）Ricketts RM: Planning Treatment on the Basis of the Facial Pattern and an Estimate of its Growth, Angle Orthod, 27: 14-37, 1957.

矯正治療

12 混合歯列期の矯正治療

石井かおり　Kaori ISHII　｜　日本大学松戸歯学部　歯科矯正学講座
根岸慎一　Shinichi NEGISHI　｜　日本大学松戸歯学部　歯科矯正学講座

混合歯列期では、上下顎骨の成長をコントロール可能なため、骨格的な異常は早期に発見して改善する必要がある。

永久歯の萌出や顎骨の成長により咬合状態が変化していくため、成長変化を予測して治療を行うことが重要である。成長期では半年から1年に一度はパノラマX線写真と側面頭部X線写真を撮影し、歯の交換状態や顎骨の成長を確認する。

以下に、混合歯列期でとくに確認すべき事項を挙げる。

1 正中離開（図1、2）

上顎中切歯は遠心傾斜して萌出するため、萌出時は正中離開を生じることがある。これはアグリーダックリングステージ（みにくいアヒルの子の時期）といい、側切歯と犬歯が萌出すると自然と改善するため、治療の必要はない。

ただし、正中離開の原因には、正中埋伏過剰歯や上唇小帯の高位付着なども考えられるため、確認が必要である。過剰歯がみられた場合は、CT

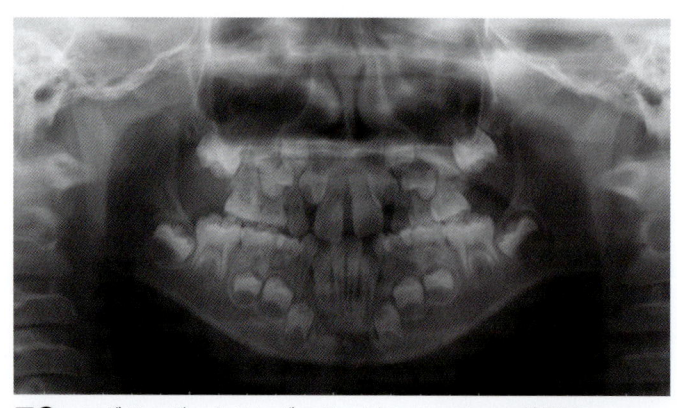

図❶　アグリーダックリングステージのパノラマX線写真

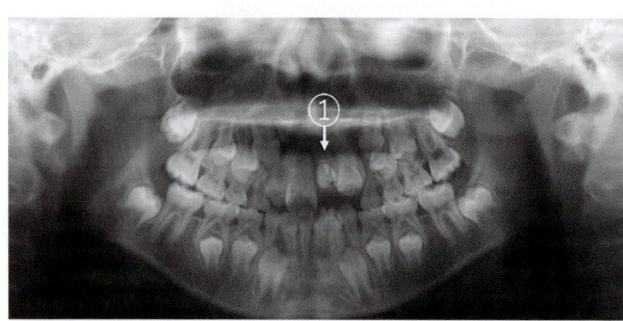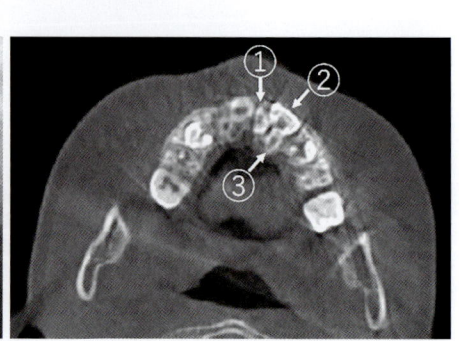

図❷　埋伏過剰歯による正中離開
①埋伏過剰歯　②上顎左側中切歯　③上顎左側側切歯

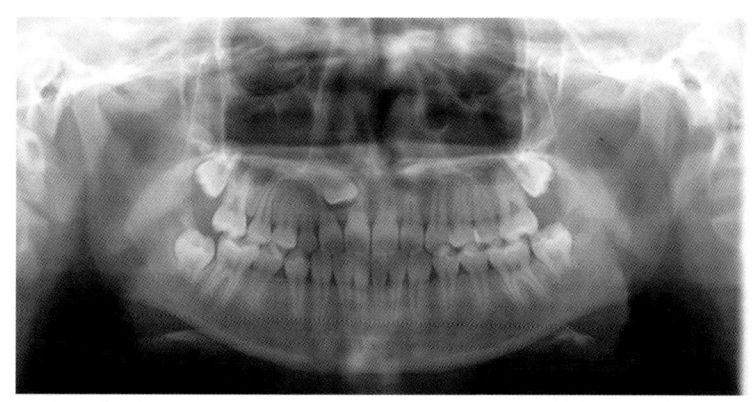

図❸　⊥3⊥の萌出方向異常による上顎中切歯および上顎側切歯の歯根吸収

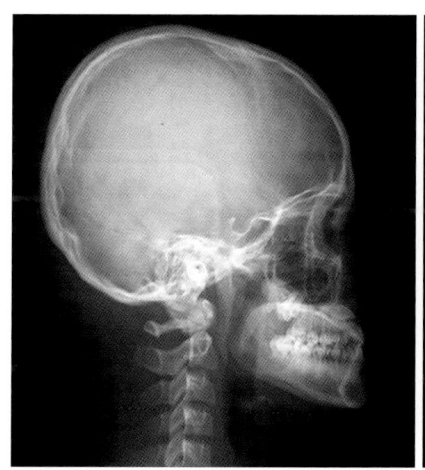 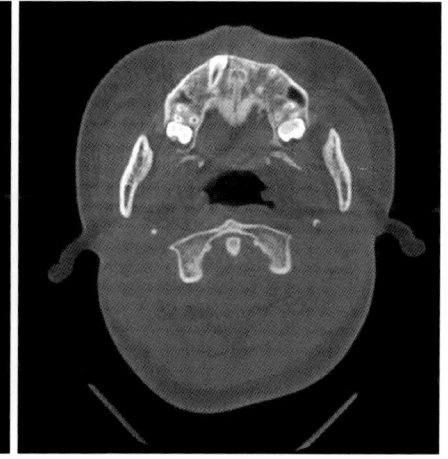

図❹　上顎犬歯の水平埋伏

を撮影して抜歯を行うが、隣接歯の歯根に近い場合は、抜歯の侵襲により隣接歯の歯根の成長に影響を与える可能性があるため注意が必要である。

2　歯根吸収（図3）

永久歯の萌出方向の異常により隣接永久歯の歯根を吸収することがある。とくに上顎犬歯の萌出方向の異常により上顎側切歯や上顎中切歯の歯根吸収を起こすことが多い。パノラマX線写真で定期的に永久歯の萌出方向を確認する必要がある。歯根吸収が疑われる場合は、CT撮影を行い確認する。著しく歯根吸収を起こしている永久歯は、保存が困難のため抜歯となることが多い。

3　埋伏歯（図4）

パノラマX線写真において埋伏歯が存在する場合には、CT撮影を行う。

埋伏歯を歯列に取り込むには、開窓牽引が必要となるが、CT画像の歯の向きや隣接歯との位置関係などを見て、牽引の可否、牽引方向、開窓位置とリンガルボタンなどの装着部位を判断する。逆性埋伏歯の場合、牽引は困難であることが多い。将来スペース不足になる場合には埋伏歯を抜去することもあるため、将来の治療計画も含めて検討する。

4　先天欠如

混合歯列期では乳歯と永久歯が混在するため、歯数の確認は慎重に行う。6本以上の先天欠如がある場合、矯正治療は保険適応となる。後継永久歯が欠如している場合は、乳歯は抜去せず保存することも多い。

表❶ 日本人10歳の正常咬合者の平均値と標準偏差[1]

	男児	女児
SNA 角	81.0±3.1	81.5+3.4
SNB 角	76.2±3.1	77.2±3.0
ANB 角	4.9±1.7	4.1±1.8

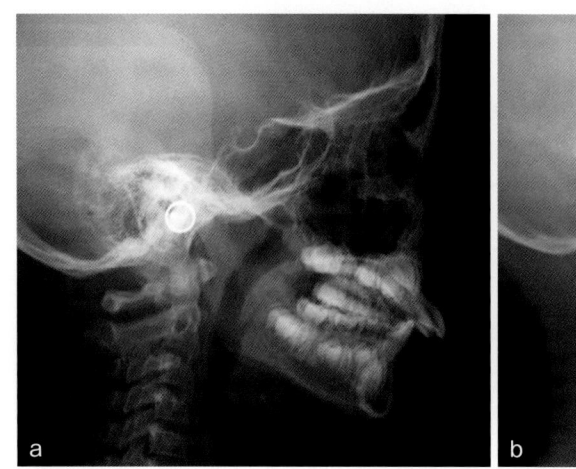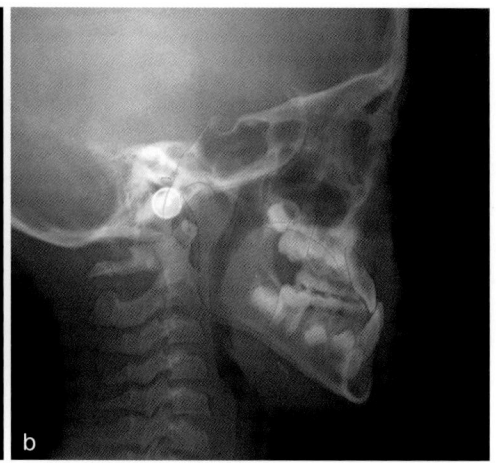

図❺ 骨格性上顎前突（a）、骨格性下顎前突（b）の側面頭部X線規格写真

5 骨格性の異常

上下顎骨の前後的位置関係は ANB 角で診断する（第2章11「検査の基礎知識」参照）。成長スパートにより下顎が成長するため、混合歯列期の ANB 角の正常値は永久歯列期の正常値よりも大きい（**表1**）。

成長期では骨格のコントロールが可能なため、できるかぎり骨格性の異常は成長期のうちに改善する。混合歯列期で矯正治療を行っても骨格の異常が改善しない場合もあるため、骨格の異常が強い場合は、将来、外科的矯正治療になる可能性があることをあらかじめ説明しておく必要がある。

1．骨格性上顎前突（図5）

骨格性上顎前突とは ANB 角が大きい症例をいう。上顎前突には上顎過成長と下顎劣成長が含まれるため、上顎と下顎のどちらに治療を行うかは SNA 角と SNB 角で判断する。

1）上顎過成長

SNA 角が1 S.D. を超えて大きい場合は、上顎過成長であり、ヘッドギアを用いて上顎の成長を抑制する。ヘッドギアの牽引方向は FMA が大きい症例では後上方に牽引し、上顎大臼歯の挺出を防止する。FMA が小さい症例で過蓋咬合の場合は、首の部分に固定源を求め（ネックギア）、上顎大臼歯を挺出するように、やや後下方に牽引する。

2）下顎劣成長

SNB 角が1 S.D. を超えて小さい場合は、下顎劣成長であり、アクチバトールやバイオネーターなどで下顎の成長を促進する。

2．骨格性下顎前突（図5）

骨格性下顎前突とは、ANB 角が小さい症例をいう。下顎前突には上顎劣成長と下顎過成長が含まれるため、上顎と下顎のどちらに治療を行うかは SNA 角と SNB 角で判断する。

1）上顎劣成長

SNA 角が1 S.D. を超えて小さい場合は、上顎劣成長であり、上顎前方牽引装置を用いて上顎の成長を促進する。

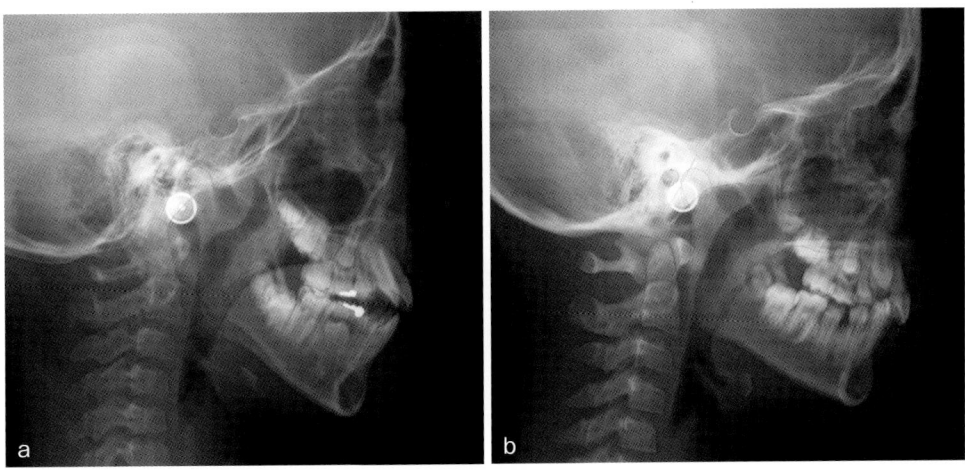

図❻　開咬（a）、過蓋咬合（b）の側面頭部 X 線規格写真

2）下顎過成長

SNB 角が 1 S.D. を超えて大きい場合は、下顎過成長である。現在、下顎成長抑制のためにチンキャップを使用することは少なくなっており、前歯部の反対咬合がある場合は、リンガルアーチ等で上顎前歯を唇側傾斜させ、前歯部被蓋を一度改善した後、下顎の成長を経過観察する。

家族歴がある場合は、遺伝性の骨格性下顎前突の可能性が高いため、成長のピークが過ぎるまで経過観察する。

3）骨格性交叉咬合（顔面非対称）

正面頭部 X 線規格写真で、下顎骨が側方に偏位し、臼歯部が交叉咬合になっているものをいう。

下顎骨の偏位の原因は、頬杖や睡眠態癖（うつぶせ寝や片側を下にして寝ているなど）が原因である。それらの習癖がある場合はやめるよう指導する。

6　歯性の異常

1．開咬（図6）

上下の前歯が垂直的に重なっておらず overbite がマイナスの症例をいう。

開咬の原因は、舌突出癖、拇指吸引癖、下顎頭の吸収などが考えられる。習癖の有無、パノラマ X 線写真で下顎頭の形態を確認する。

舌突出癖がある場合は、筋機能療法（MFT）またはタングクリブで改善する。拇指吸引癖はやめるよう指示し、拇指に絆創膏を貼るなど、違和感が出るように工夫する。下顎頭の形態異常、吸収が見られる場合は定期的にパノラマ X 線写真を撮影し、経過観察する。

2．過蓋咬合（図6）

上下の前歯が垂直的に深く重なっており、overbite が大きい症例をいう。

過蓋咬合の場合は、咬合挙上板などの大臼歯を挺出する装置を用いて改善する。

3．歯性上顎前突

前歯の歯軸の異常により、上下の前歯に前後的な距離があり、overjet が大きい症例をいう。

上顎中切歯が唇側傾斜し、下顎前歯が舌側傾斜している場合は、拇指吸引癖や咬唇癖が考えられる。それらの習癖の有無を確認し、習癖が認められる場合は、やめるよう指導する。

4．歯性下顎前突

上下の前歯の歯軸の異常により、上顎前歯が前歯部反対咬合で overjet がマイナスの症例をいう。

前歯部反対咬合が認められる場合は、早期に治療を行ったほうがよい。前歯部の早期接触が認められ下顎を前方に偏位させている場合は、下顎の成長を促す原因となる他、下顎前歯の歯肉退縮の

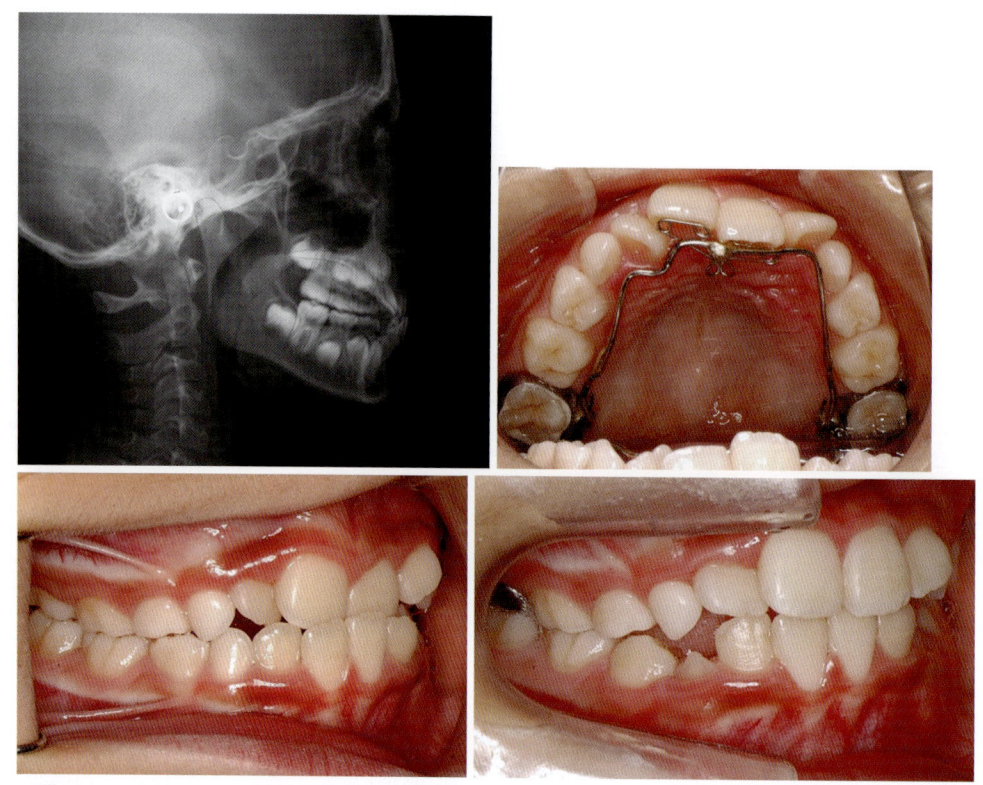

図❼　リンガルアーチを用いた歯性下顎前突の治療例

原因にもなる。

　歯性下顎前突では、リンガルアーチにより上顎前歯唇側傾斜を行い、反対咬合を改善することが多い（**図7**）。

5. 歯性交叉咬合

　おもに上顎歯列の狭窄により臼歯部が交叉咬合になっているものをいう。

　拡大装置により上顎歯列弓を拡大することで改善する。また、上顎歯列の狭窄は低位舌が原因で起こることがあるため、低位舌が原因の場合は、筋機能療法を行い、安静時の舌位の改善を行う。

【参考文献】

1 ）Miura F, Inoue N, Suzuki K: Cephalometric standards for Japanese according to the Steiner analysis. Am J Orthod, 51: 287-295, 1965.

矯正治療

13 永久歯列期の矯正治療

石井かおり　Kaori ISHII　｜　日本大学松戸歯学部　歯科矯正学講座

根岸慎一　Shinichi NEGISHI　｜　日本大学松戸歯学部　歯科矯正学講座

1 治療の前に

　永久歯列期ではマルチブラケット装置を用いて全顎的に歯の移動を行う。治療開始前にとくに以下の項目について確認する（図1）。

1．第3大臼歯

　第3大臼歯は、矯正治療を行う際には抜歯することが多い。とくに水平埋伏している場合は、7番を移動する際に8番に接触し、歯根吸収の原因となるため、7番を移動する前に8番を抜歯する必要がある。

　ただし、上顎の小臼歯だけを抜歯するII級フィニッシュの症例では、上顎の8番は下顎7番と咬合するため抜歯する必要がない。下顎小臼歯だけを抜歯するIII級フィニッシュの症例では、下顎8番は上顎7番と咬合するため抜歯する必要がない。

2．顎関節

　下顎頭の吸収は開咬の原因となる。下顎頭の吸収が進行性の場合は、吸収がおさまるまで矯正治療は行わず、経過観察する必要がある。

3．上顎洞底の位置

　パノラマX線写真で上顎洞底線が歯間部に入り込んでいる場合は、歯が近遠心的に動かしにくい傾向があり、歯体移動が難しく傾斜移動となることがあるため注意が必要である。

2 抜歯非抜歯の判定

　永久歯列期でスペース不足の症例では、矯正治療では小臼歯を抜去することが多い。

　抜歯非抜歯の判定は前歯の唇側傾斜と叢生の有

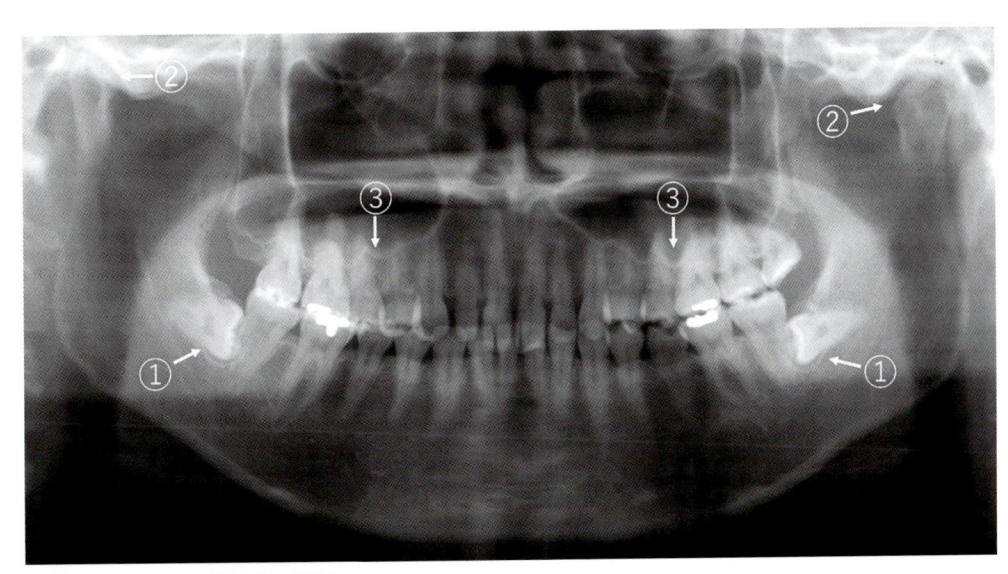

図❶　パノラマX線写真の所見
①第3大臼歯の水平埋伏　②下顎頭吸収の疑い　③上顎洞底線と歯根の近接

表❶ 日本人正常咬合者の平均値と標準偏差[2)]

	平均値
SNA 角	82.0±3.1
SNB 角	80.0±2.6
ANB 角	2.0±1.5
FH 平面に対する 上顎中切歯歯軸傾斜角	112.5±6.0
下顎下縁平面に対する 下顎中切歯歯軸傾斜角	91.7±6.6

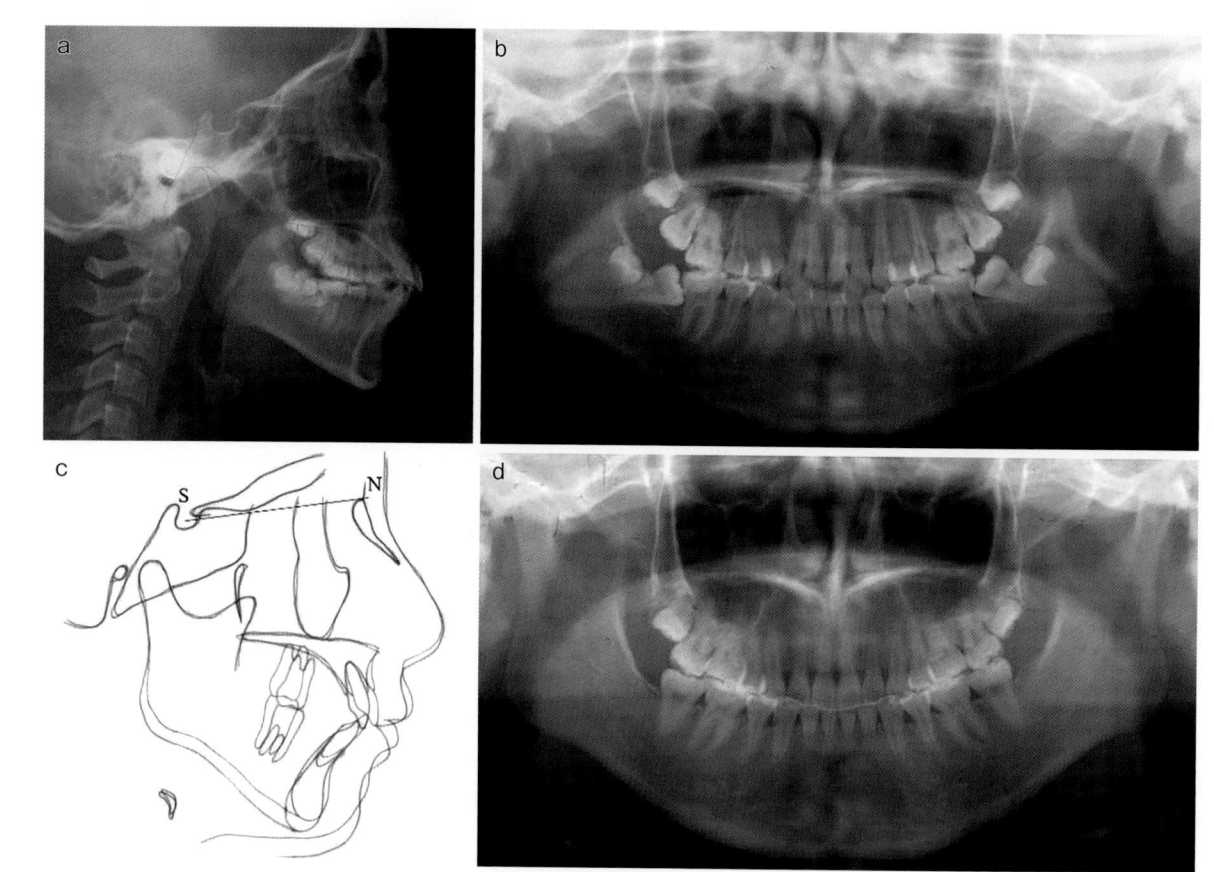

図❷ 叢生の治療例①
a：治療前の頭部 X 線規格写真
b：治療前のパノラマ X 線写真
c：治療前後の重ね合わせ
d：治療後のパノラマ X 線写真

無で判断する。唇側傾斜や叢生が著しい場合は、それらを改善するためスペースが必要となるため、抜歯が必要となる。

上顎前歯の歯軸は FH 平面に対する上顎中切歯歯軸傾斜角、下顎前歯の歯軸は下顎下縁平面に対する下顎中切歯歯軸傾斜角で診断する（第2章11「検査の基礎知識」参照）（**表1**）。叢生の有無は歯列模型で確認する。

図2の症例ではおもに叢生を改善するため、**図3**の症例ではおもに前歯部の歯軸の改善のために抜歯スペースを使用している。

抜歯症例の場合は一般的に小臼歯を抜去するが、予後不良歯や形態異常歯、短根歯がある場合は、小臼歯以外の歯種を抜歯することもある。**図4**の

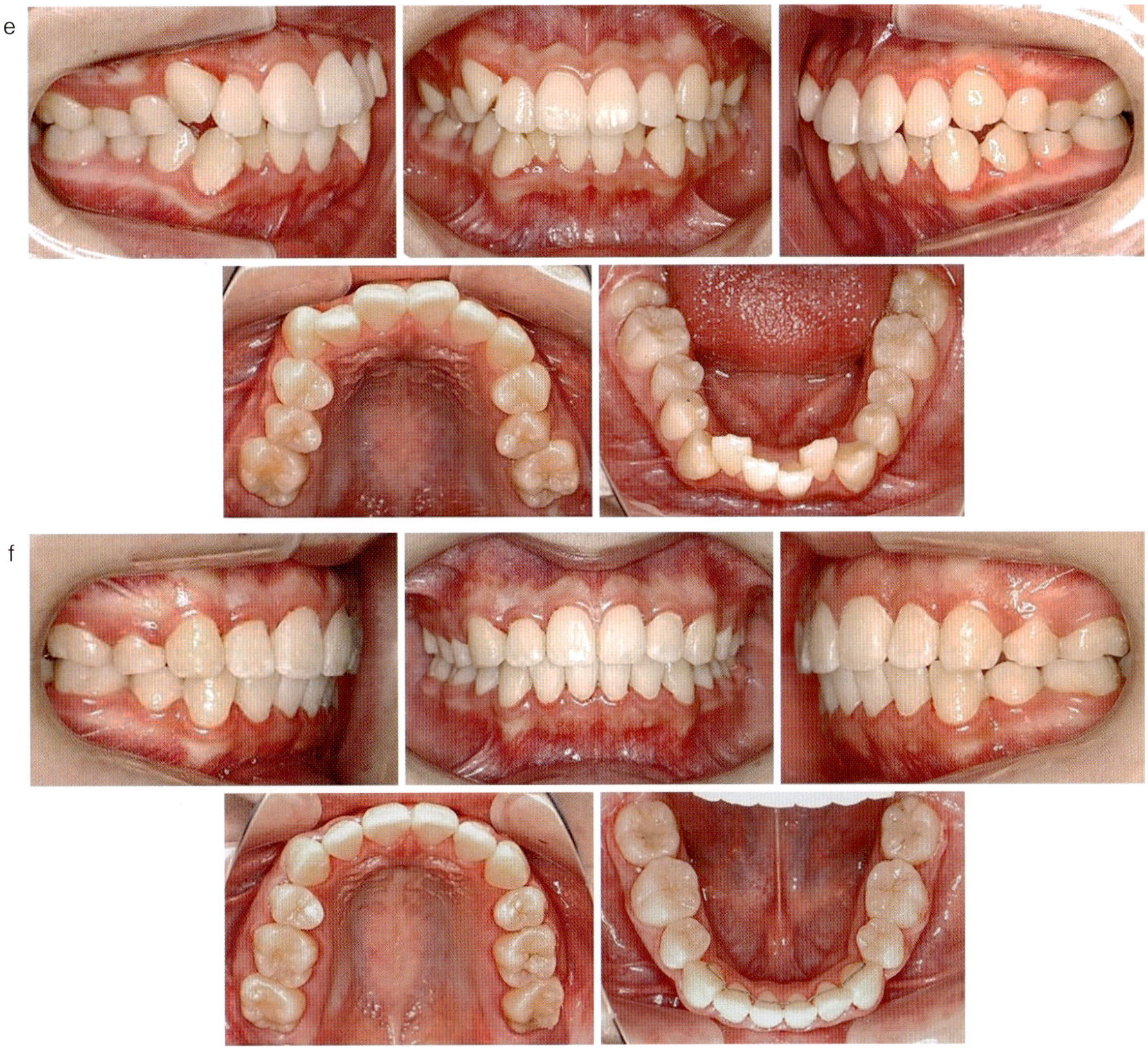

図❷　叢生の治療例②
e：治療前の口腔内写真、f：治療後の口腔内写真

症例は、上顎中切歯が短根のため上顎小臼歯の代わりに上顎中切歯を抜去している。

3　大臼歯関係

矯正治療では基本的に大臼歯関係Ⅰ級（上顎第１大臼歯近心頬側咬頭と下顎第１大臼歯頬面溝が接触した状態）を目指すため、AngleⅡ級やAngleⅢ級の症例では大臼歯関係を改善する必要がある。

ただし、上顎小臼歯のみ抜去する場合はⅡ級フィニッシュとなり、下顎小臼歯のみ抜去する場合はⅢ級フィニッシュとなるため、目標とする大臼歯関係は抜歯部位によって異なる。

4　外科的矯正治療

永久歯列期は上下顎骨の成長をコントロールできないため、骨格の異常がある場合は顎変形症と診断され、外科的矯正治療の対象となる。まずは、歯性の異常なのか骨格性の異常かを判断する必要がある。

上下顎骨の前後的位置関係はANB角で診断する（第２章11「検査の基礎知識」参照）（表１）。ANB角が標準値を超えている場合は、外科的矯正治療の適用の可能性が高くなる（**図５**）。

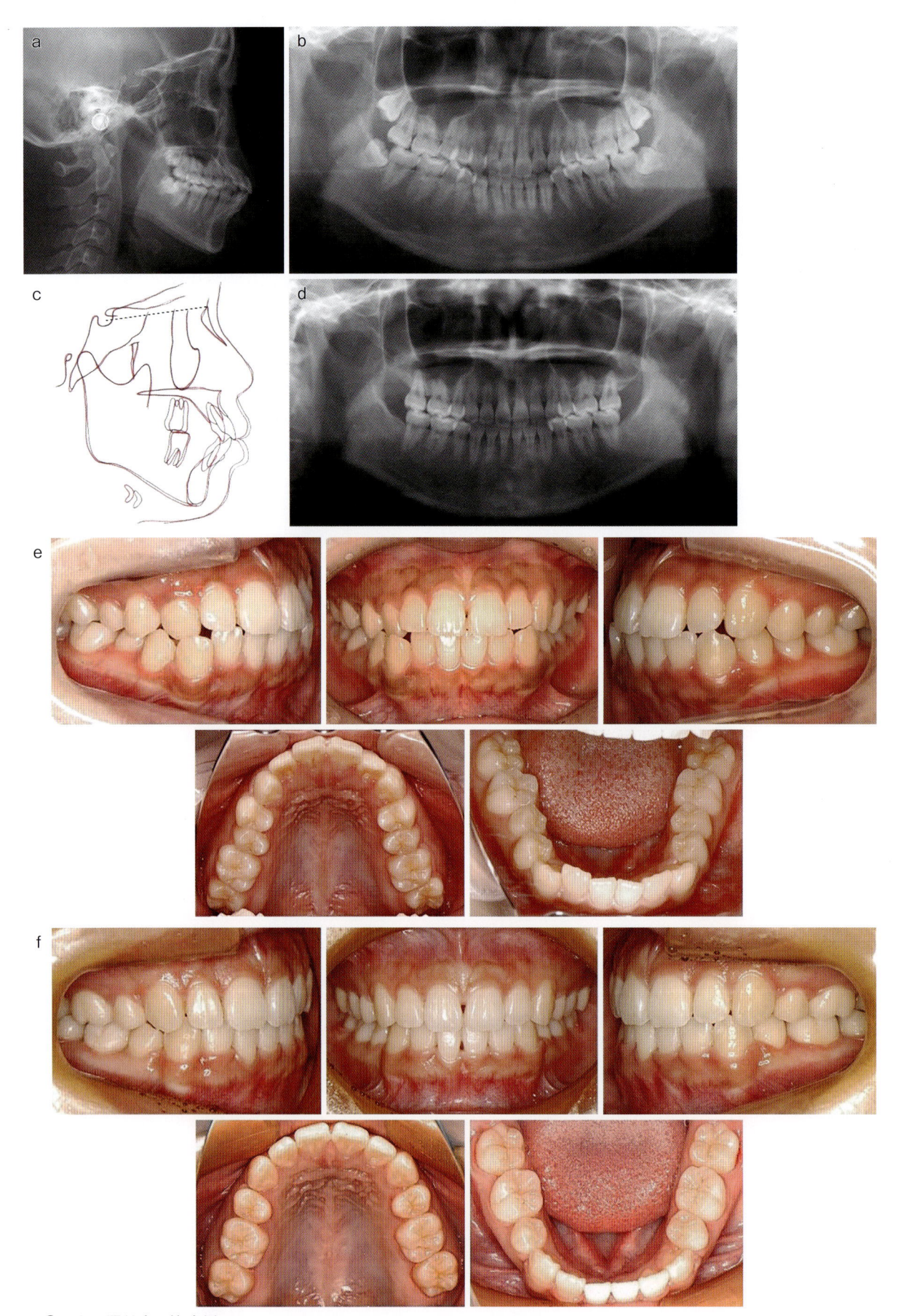

図❸　上下顎前突の治療例
a：治療前の頭部 X 線規格写真、b：治療前のパノラマ X 線写真、c：治療前後の重ね合わせ
d：治療後のパノラマ X 線写真 、e：治療前の口腔内写真、f：治療後の口腔内写真

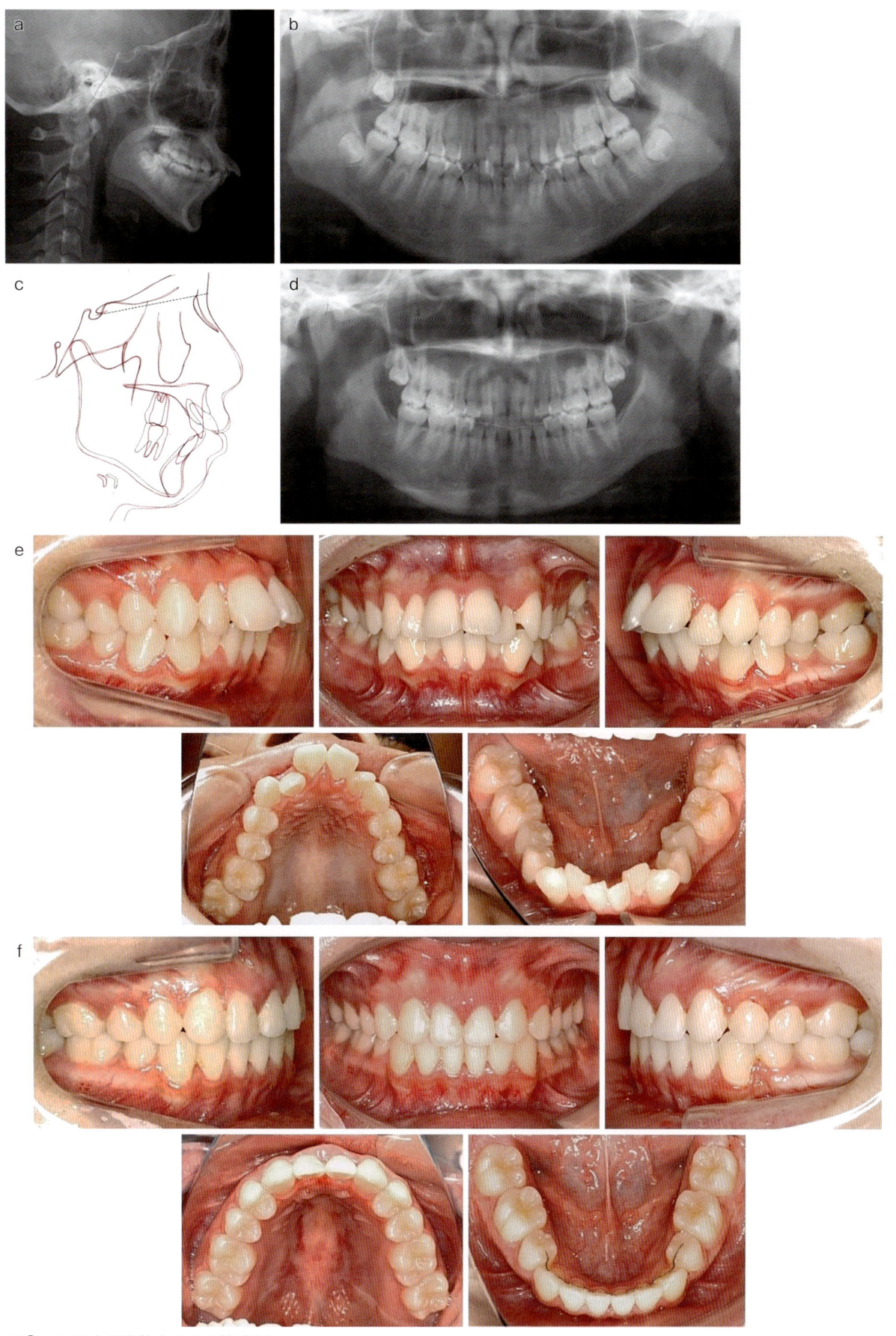

図❹　上顎中切歯抜去による治療例
a：治療前の頭部 X 線規格写真、b：治療前のパノラマ X 線写真、c：治療前後の重ね合わせ
d：治療後のパノラマ X 線写真 、e：治療前の口腔内写真、f：治療後の口腔内写真

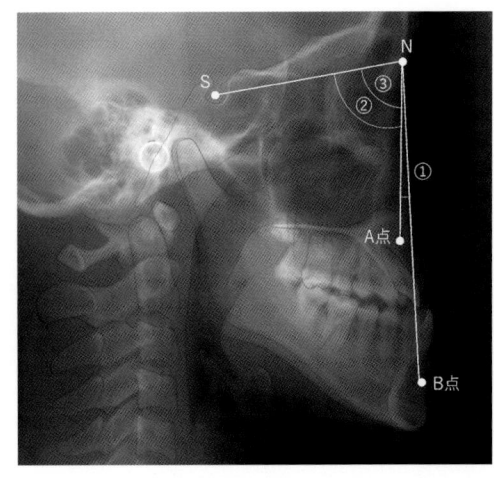

図❺　骨格性下顎前突の分析
① ANB 角：A 点より B 点が前にありマイナスの値となる
② SNA 角
③ SNB 角
SNA 角よりも SNB 角のほうが大きい値となる

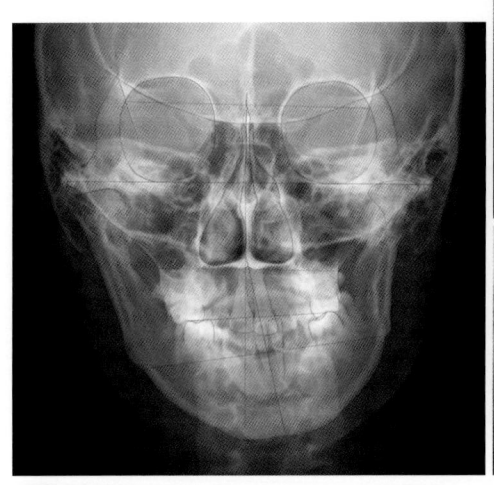

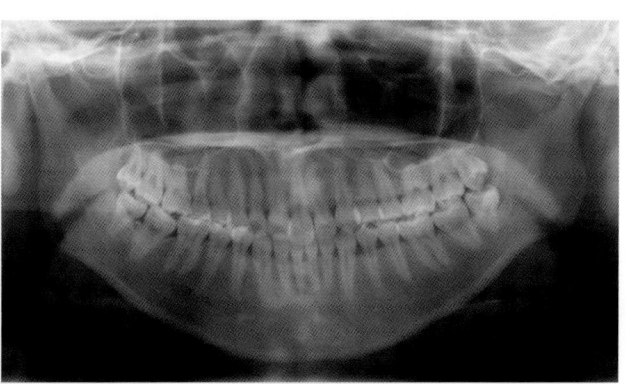

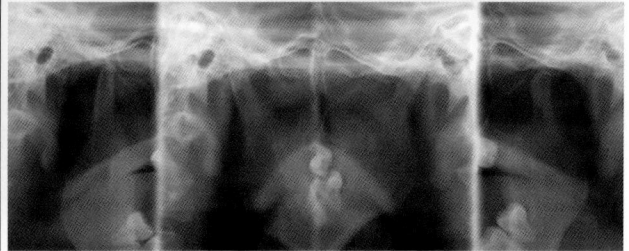

図❻　顔面非対称の顎変形症例
下顎骨が左側に偏位している。下顎頭の形態と下顎枝の長さに左右差がある

　過去の報告では、下顎前突ではANB角が−0.5°を超えて小さい場合は外科的矯正治療の適用となることが多いといわれている。上顎前突では骨格の不調和が大きい場合でも、外科的矯正治療を行わずにカモフラージュ治療を適用する場合も多い。

　また、骨格非対称が原因による下顎の側方偏位や交叉咬合なども、正面頭部 X 線規格写真で著しく顔面非対称が認められる場合は外科的矯正治療の適用となる（**図❻**）。

【参考文献】
1）丹波敏勝，小沢正道，寺町好平，他：骨格性下顎前突における外科矯正の判定基準となる ANB angle の評価について−とくに補正 ANB angle, N vertical, Wits appraisal との比較検討−．日本口腔科学，33：486-490，1984.
2）野本成歩，萩原さかえ，高島知子，他：矯正治療目標値再評価の必要性について．日大口腔科学，27：183-190，2001.

《解説》 **根岸慎一** Shinichi NEGISHI ｜ 日本大学松戸歯学部　歯科矯正学講座
　　　　 石井かおり Kaori ISHII ｜ 日本大学松戸歯学部　歯科矯正学講座

○×でチェック！

1 成長期の児童が上顎正中の隙間を主訴に来院した（図1）。主訴の改善のため即座にスペースの閉鎖をする必要はあるか？

2 成長期の児童が前歯部反対咬合を主訴に来院した。側面頭部X線規格写真分析の結果、SNBは正常であった。チンキャップにより反対咬合を改善する必要はあるか？

3 成人矯正治療の治療結果の確認をする場合、側面頭部X線規格写真の重ね合わせは有効か？

4 成人矯正患者の手術が必要かどうかの診断は患者の側貌のみで判断できるか？

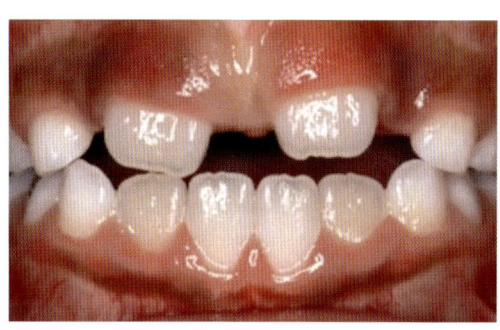

図❶　上顎正中の隙間を主訴に来院した患者の口腔内写真

[解説]

[1]
上顎側切歯の萌出前に起きる正中離開の場合、パノラマX線を撮影し、正中埋伏過剰歯の有無を確認する。ない場合は側切歯の萌出により自然閉鎖することが多いため、経過観察をすることが多い。このステージをアグリーダックリングステージという。

[2]
SNBが正常な場合、上下顎歯軸の異常による歯性下顎前突の可能性が高い。まずは歯軸傾斜の分析を行い、下顎骨が切端位まで後退を認めるかを診断し、舌側弧線装置（リンガルアーチ）にて上顎前歯を唇側に傾斜させて反対咬合を改善する治療を行うことが多い。

[3]
有効である。顎顔面全体の比較を行う場合、S-N平面で重ね合わせ、頭蓋を基準とした治療結果の比較が行える。これは、成長期の患者に対して行うことで成長変化の検討に使用することも可能である。

[4]
手術の検討は、側面頭部X線規格写真により詳細な分析を行い検討する。

【答え】問1：×、問2：×、問3：○、問4：×

YOSHIDA

MEDIT i600

標準価格 ▶ 158 万円（税別）

✓ ケーブル1本での運用可能

タイプCポートにケーブル1本のみで接続でき、PCまわりがすっきりします。

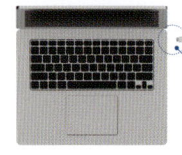
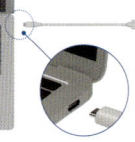

✓ 軽量＆コンパクト

245gと非常に軽量で、スリムな設計のため、持ちやすいです。

✓ 180°回転チップ

上向きに装着できるため、上顎のスキャン時に持ちやすくなります。

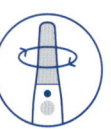

シンプルで簡単操作

製品の
WEBサイト
はこちら

多機能搭載のコストパフォーマンスに
優れた口腔内スキャナーです。
歯科技工所、教育機関でもお使いいただけます。
デジタル歯科を始めたい方におすすめです。

一般的名称：デジタル印象採得装置　歯科技工室型設置型コンピュータ支援設計・製造ユニット
販売名：i600&i700 オーラルスキャナ　承認番号：30300BZI00031000（管理 特管）
製造販売元：株式会社ダブリューエスエム　販売元：株式会社ヨシダ 東京都台東区上野 7-6-9　TEL.0800-170-1170（CAD/CAM のお問い合わせ）

第3章

デジタル画像による
ワークフローと将来展望

 インプラント治療の DX

月岡庸之　Tsuneyuki TSUKIOKA　｜　日本大学松戸歯学部　放射線学講座／東京都・つきおか歯科医院

1　インプラント治療のデジタルトランスフォーメーション（DX）とは

　近年、デジタルデンティストリーといった言葉に代表されるように、歯科界では従来のアナログ機器を使用した診断と治療からデジタル機器を使用した診断と治療に変化していくことが注目されて久しい。

　しかしながら、従来の診断や治療機器の代わりにデジタル機器を導入利用することを行っても、それは単なる機器の進歩であり、その性能や機能の進歩に依存するだけの改変に過ぎない。

　デジタルデンティストリーの最終目標は、デジタル化によってもたらされる歯科医療における情報の簡素化、共有化、再現化である。それらを駆使してインプラント治療体系そのものを変化させていくことが、インプラントデジタルトランスフォーメーション（以下、DX）である。

　これを具現化するためのプロセスとは、個々の治療過程を単純にデジタル化する、いわゆるデジタリゼーションではなく、過程そのものを変換していき、治療精度、コスト、作業時間などを改変するデジタライゼーションの概念が必要である。

　したがって、デジタル化の目標を達成するためには従来の治療の流れ（ワークフロー）で使用されているアナログ機器をデジタル機器に置換していくことではなく、診査、診断、治療計画、治療手技までを連続したデジタル情報を使用した治療手順や手技の変換が必要となる。すなわち、デジタルワークフローの構築が重要なポイントである。

2　インプラント DX 治療に必須のデジタリゼーション

1．X 線検査

　パノラマ X 線および口内法（デンタル）検査のデジタル化は早い段階で導入されたが、近年歯科用コーンビーム CT（以下、CBCT）の爆発的な普及に伴い、インプラント治療における X 線診断の部分はデジタル化が急速に進んだ。

2．シミュレーションソフト

　CT データを用いて、シミュレーションソフト上でインプラントの埋入位置や種類を決定する CAD のシステムから、サージカルガイドや上部構造物をデザインしたものを CAM にデータ抽出して実際の作製まで一貫してできるシステムへと進化している。

3．サージカルテンプレート

　ソフト上で予定したインプラントの埋入角度、深度までを実際の外科手技に反映できるような静的サージカルガイドの作製も、ソフト上での設計とそこからのデータ抽出によるデジタル作製が容易となっている。現在では、CT データと口腔内のデータを一致させたものをモニターで確認しつつ、インプラントのリアルタイムな位置を把握しながら埋入する動的サージカルガイドの普及も始まっている。

4．口腔内スキャナー

　口腔内の状態や形態を 3 次元的に再現するためには、従来、研究模型のアナログ印象と石膏模型の作製に頼らざるを得なかったが、現在では口腔

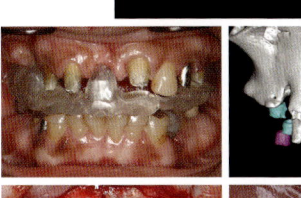
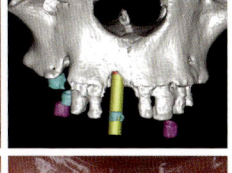
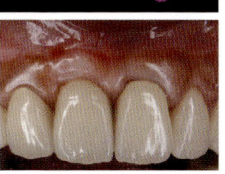

1．初期診断

2．模型診断用ワックスアップ

3．スキャニングステントの製作

4．CT撮影

5．分析ソフトによる
　シミュレーション

6．作業用模型作製
　サージカルテンプレート作製

7．外科処置

8．補綴印象

9．補綴作製

デジタルデバイス

パノラマX線写真
口内法X線写真

CBCT

シミュレーションソフト

CAD/CAM

図❶　従来のインプラント治療ワークフロー。4、5、9の工程がデジタル化された

内スキャナーの登場によって、デジタル化された口腔内の状態および対合関係などを3次元的にソフトウエア内で再現可能なデータを取得できるようになり、ワークフローの変換が大きく進んだ。

5．口腔外スキャナー

口腔外、すなわち顔貌形態をデジタルデータとして採取して、検査診断から補綴物作製まで活用することがフェイススキャナーの登場で可能となった。

6．歯科技工物作製

デジタル化が最も早かった部分は、歯科技工操作の過程である。

いわゆるCAD/CAMテクノロジーが歯科技工の現場で普及し、それに伴い材料も急速に開発された。これにより、歯科技工物の設計は従来のワックシングからソフト上でのデザインに代わり、ミリングマシーンによる各種セラミックの削り出し加工、また、3Dプリンターの活用でアバットメントや補綴物などの上部構造の作製が可能となった。

3　インプラントデジタライゼーションへのワークフロー変化

1．ワークフローの変遷

デジタル化の初期においては、X線検査と診断および歯科技工操作の部分に導入された。とくにCT検査の導入は、3Dデータの活用により脈管や骨形態など注意すべき解剖学的構造の把握が可能となり、インプラント治療の診断を容易かつ明確にできるようになった。また、そのデータを用いたシミュレーションソフト上での治療計画は、治療の予知性を推測可能としたばかりではなく、術者とスタッフおよび患者との情報共有の強力なデバイスとなった（**図1**）。

中期においては、最終補綴物の形態をCTデータへ直接取り込むことによりワークフローに大きな変化が起こった。すなわち、従来はアナログの模型上で診断用ワックスアップや診断用テンプレートを作製していたが、それらの模型をスキャニングしてデータ化し、CTデータとマッチングさせることによりシミュレーションソフト上で、歯肉形態や量および最終補綴物と骨の位置関係がよ

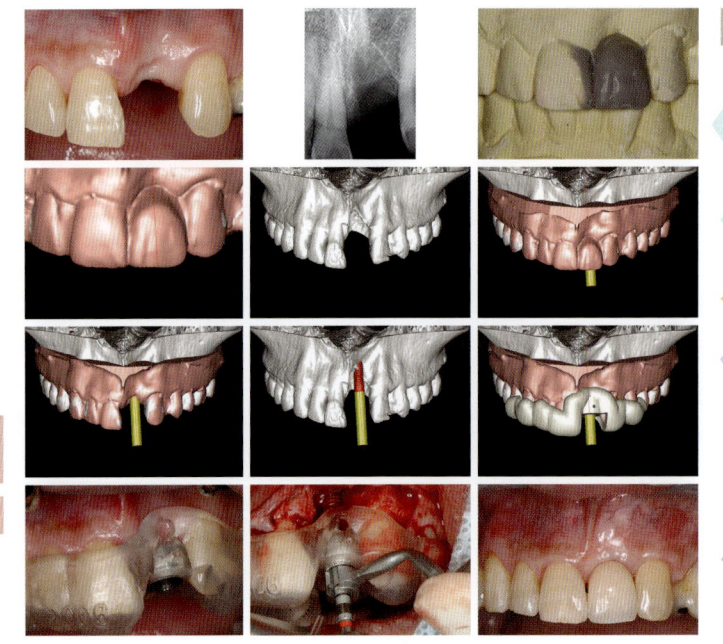

1. 初期診断
2. 模型診断用
   ワックスアップ
3. ワックスアップ
   模型のスキャニング
4. CT撮影
5. 分析ソフトによる
   シミュレーション
   DICOMとSTLの
   重ね合わせ
6. デジタル
   サージカルガイド作製
7. ガイデッドサージェリー
8. 補綴印象
9. 補綴作製

デジタルデバイス

パノラマX線写真
口内法X線写真

口腔外
スキャナー

CBCT

シミュレーション
ソフト

CAD/CAM

図❷　デジタル化されたインプラント治療ワークフロー。3〜6、9の工程がデジタル化された

り明確に診断できるようになり、さらにはそのデータ上でサージカルテンプレートのデザインをデジタルで行い、ソフト上から直接、歯科技工所へ作製を依頼することが可能となった。（図2）[1]。

そして、口腔内スキャナーの登場で、光学印象によるデジタル化の原点というべきアナログデータを介さないワークフローが可能となった。すなわち、従来からの印象材および石膏を使用したアナログ印象と模型作製が、光学印象により不要となり、口腔内の情報をデジタルとして取り込み、ソフト上で保存と加工をすることにより診断用模型、作業模型、ワックスアップ作製の作業工程もすべてバーチャルデータ上で行えるようになった。これらのデータとCTデータとのマッチングを行うことで、続くインプラントシミュレーション、サージカルガイド作製、補綴物作製も、ソフト上での設定と設計が一連の作業として滞りなく行える環境が整った（図3）。

さらに現在では、正確な歯科技工物の作製のため、デジタルフェイシャルデータを活用することで顔貌および骨格に対しての理想的な上下顎関係や前歯部の位置を決定することが可能となり、臨床において歯科医師と歯科技工士の情報の共有も容易となった（図4）。

4 インプラントデジタルワークフローの要点とは

前述のように、インプラントデジタルワークフローの連続化、つまりはDXにはデバイスやデータの取り扱いが重要な点となる。以下、要点について述べる。

1. 口腔内スキャナーおよびシミュレーションソフト

口腔内スキャナーの登場により、従来アナログで行っていたインプラント上部構造物の印象は、スキャンボディを使用したデジタルに変化した（図5）。とくに少数歯のスキャンに関しては、従来法と比較して有意差がない報告も散見される[2,3]。

しかし、その普及を後押ししたのは口腔内の状況をデジタルで記録できる簡便さが大きく、研究模型の段階からデジタル化されたデータで保存ができるようになった面が大きい（図6）。これにより抜歯前の状態から抜歯後の状態までデータ記録が可能になり、そのデータ排出によりシミュレ

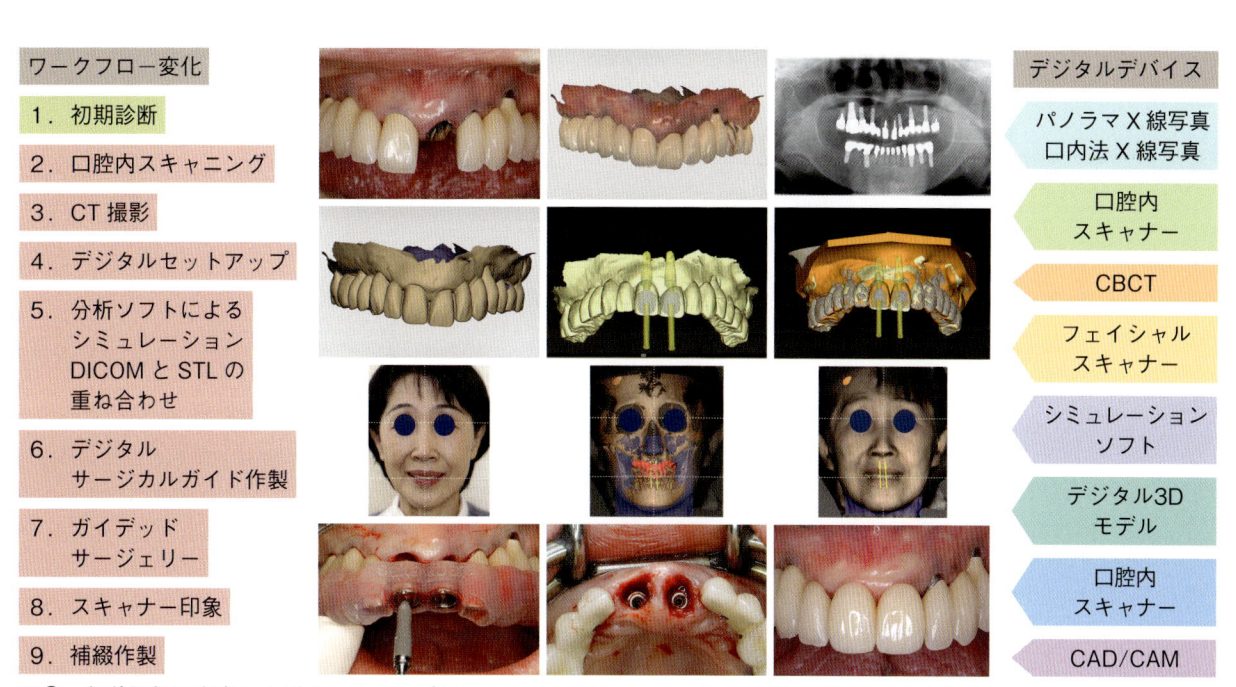

図❸ デジタルインプラントワークフローの進化。2〜9の工程がデジタル化された

図❹ 顔貌評価を考慮したデジタルインプラントワークフロー。2〜9の工程がデジタル化された

ーションソフト上でインプラントの配置やサージカルガイドおよび補綴物のデザインが可能となった（**図7**）。

2．STL と DICOM

　口腔内スキャナーで採得した CAD データと

CT 撮影で得られた DICOM データをマッチングさせるためには、CAD データを STL ファイルに変換する必要がある。これらの CAD データは3次元形状を表現するポリゴンデータであるが、多くの場合、歯および歯列や対合の位置情報、補

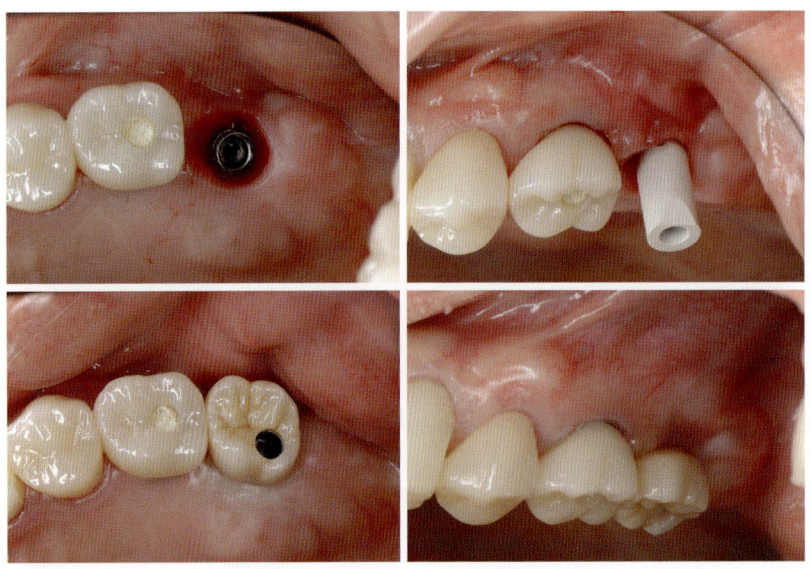

図❺　インプラントに直接スキャンボディーを装着してスキャニングする。上部構造は模型なしで完成する

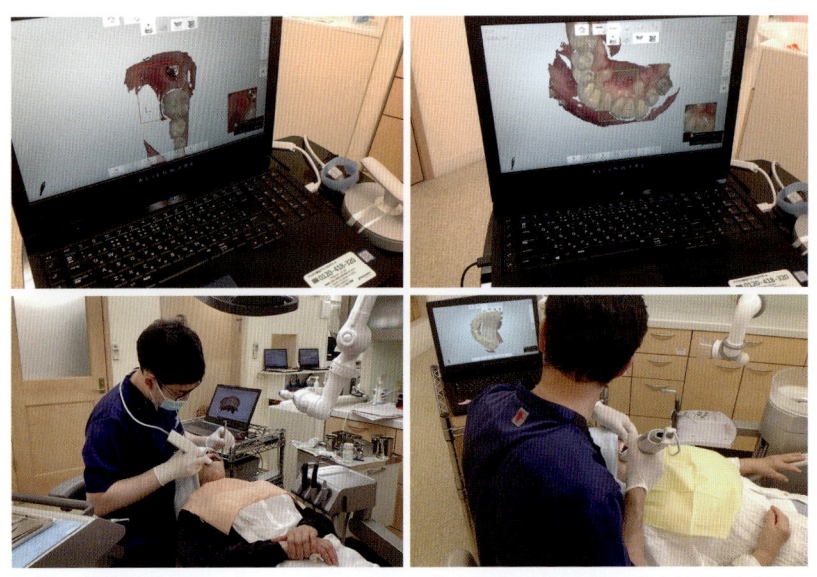

図❻　印象に代わるスキャンデータは PC 上に保存できるが、精度はデバイスに依存する

綴物の種類や色調および患者情報などがスキャナーと CAD ソフトの種類によって、独自フォーマットにより包括記録されている DICOM 準拠形式である。そこで、そのポリゴンデータを STL（Standard Triangulated Language）ファイル形式に変換し、形状データの互換性をもたせ、データとしての融通性を獲得する（図8）[4]。

これらのデータの相互互換性により、CAD/CAM 間をやりとりすることが可能となり現在急速にオープンシステム化が拡大している。しかしながら、STL ファイルは形状データのみであるため付加情報をいっさいもたない。すなわち、完全な互換性をもたせるためには、付加情報を読み込むことのできるソフトウエアを介してのみデータの再現性を維持できる（図9）。これらのソフトウエアの特定は歯科技工士および歯科医師など利用者が模索と検証をしながらデータを補完しているのが現状である。すなわち、ソフトウエア依

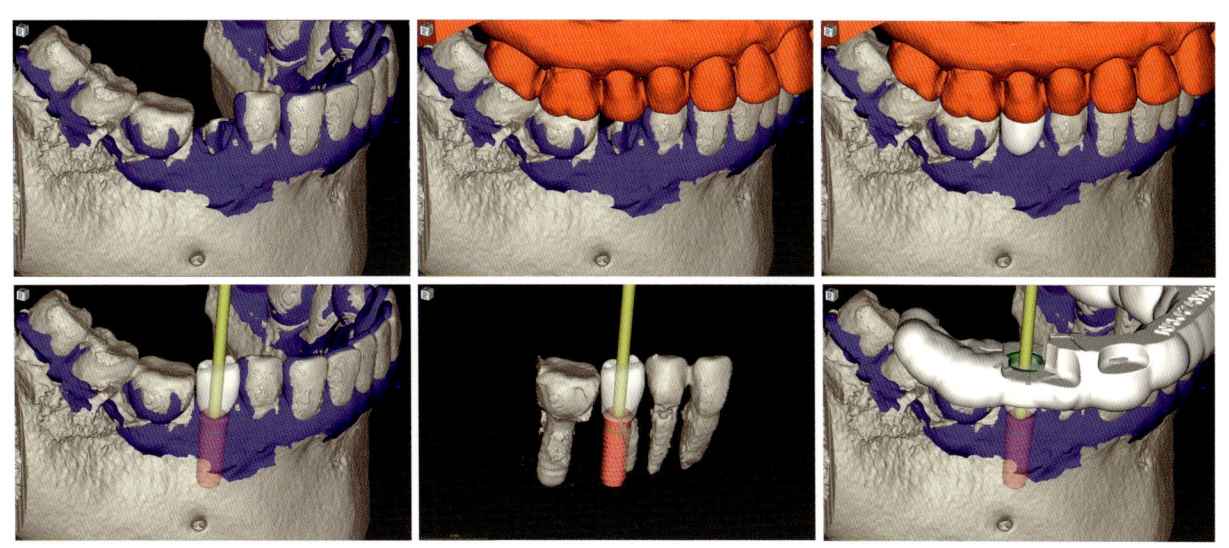

図❼　CAD でバーチャルワックスアップから最終補綴までデザインする

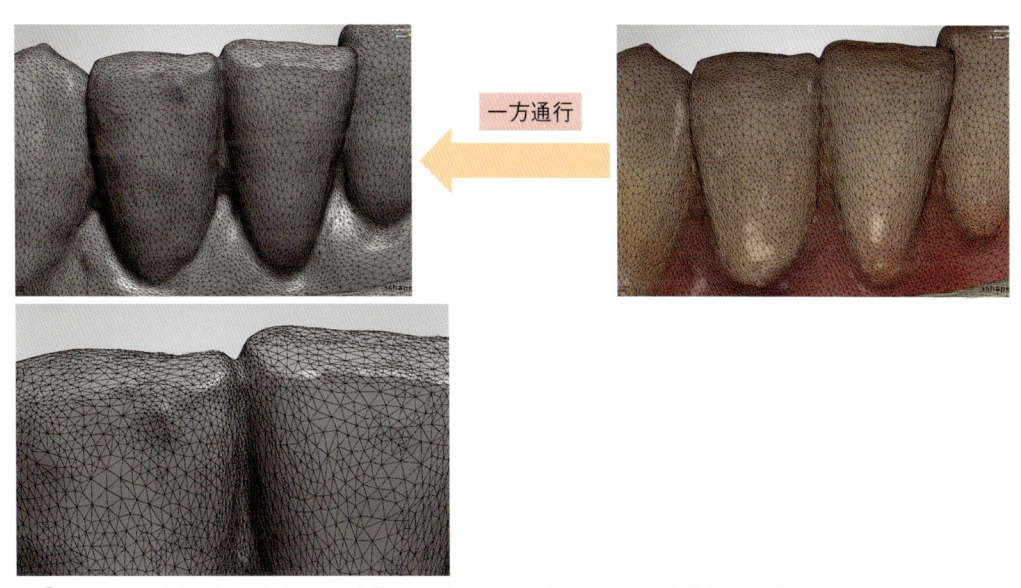

一方通行

図❽　DICOM データから STL に変換すると、圧縮を解いて点の位置情報を維持するために、容量は大きくなる。画像の位置情報や咬合位は保たれるが、色情報は失われる

存性であることに注意しながら構築することがポイントとなる。

3. データマッチングとインプラントシミュレーション

　データマッチングの準備は、CT データの DICOM を VR（Volume Rendering）に変換し、セグメンテーションしておくこととスキャニングデータを STL データに変換しておくことである（**図10**）。注意点としては、異なるデータを重ねていることを十分に理解して作業する必要がある。

すなわち、DICOM から変換された VR 画像は充実データのソリッドモデルでありボクセルから構成され、STL データは表面データのサーフェースモデルでありポリゴンから構成されている（**図11**）。したがって、正確な重ね合わせを行うためには、VR 画像を作製する段階から多数歯の歯面のような高い再現性をもった表面形状を広範囲抽出し、それに合わせてサーフェースモデルである STL データを一致させていくステップを確実に行う必要がある。そのため、VR 画像作製ではハレーショ

STL（Stereolithography）　　　　DCM（DICOM 準拠）

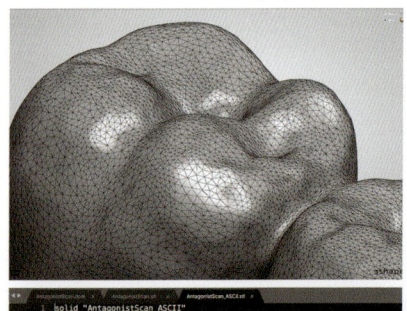
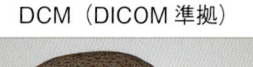
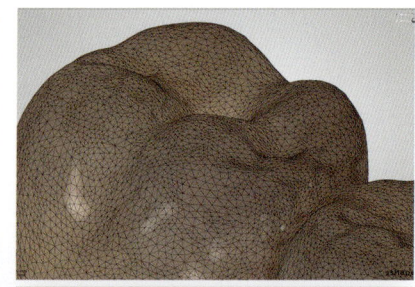
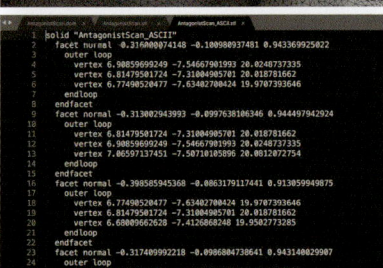

図❾　STL と DCM。各ソフトによって圧縮形式は異なる

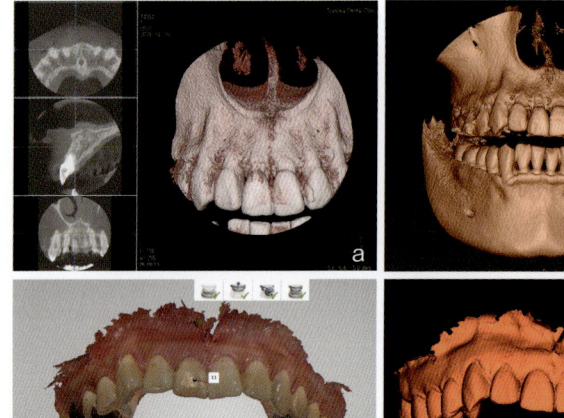
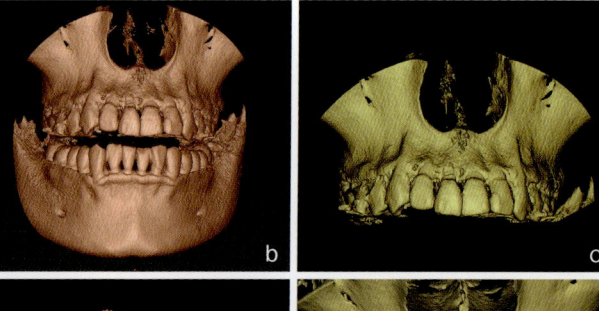
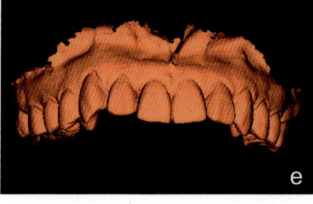
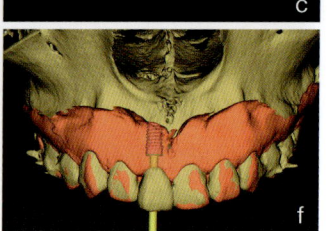

図❿
a：DICOM
b：VR
c：セグメンテーション
d：スキャンデータ
e：STL
f：STL とのマッチング

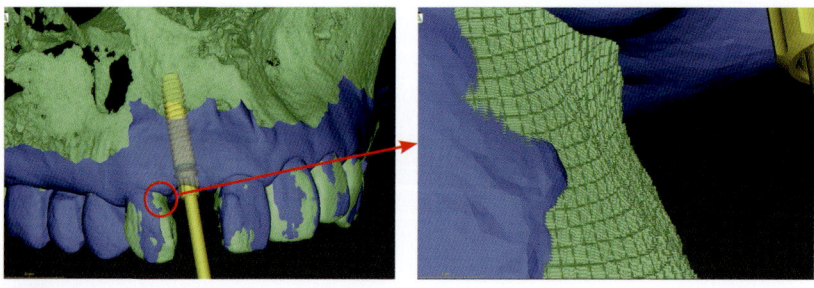

図⓫　STL とポリゴンのマッチングが認められる

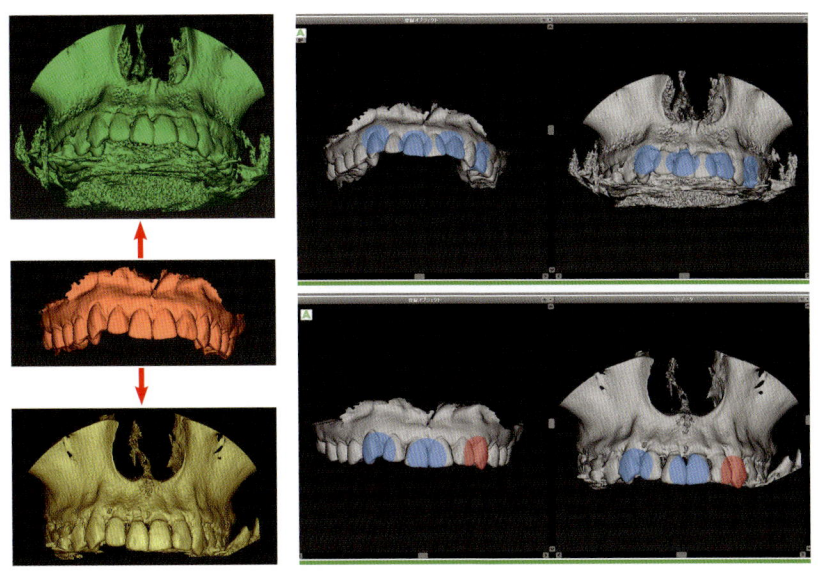

図⓬　VR の作製レベルによってマッチング精度が変わる

ンを極力抑え、余分な CT データの取り込みをなくすようにする（図12）。

　マッチングが終了したシミュレーションソフト上の VR データと STL データは自由に取り外し可能なため、骨の状態、歯肉の状態、補綴物、対合歯、歯根抽出、サージカルガイドなどの情報が一画面で管理可能である。そのため、シミュレーションの精度向上と作業の簡略化が図れる。

4．環境設定

　上記の設定や手順を効率的に行うためには院内のインフラを整備する必要がある。デジタルデータのやり取りは、ハブとなるデバイスもしくはシステムを構築することによって完成する。

　院内のみならず院外ネットワークへの接続はインプラントデジタルワークフローにおいてはとくに重要で、ラボサイドとの連携を密にすることでデジタルワークフローの円滑な管理が可能となる。とくに補綴主導型インプラント治療が叫ばれて久しい現在、最終補綴位置、上部構造デザイン、固定の方法など、インプラントの埋入位置およびデザインを決定するために担当歯科技工士との計画協議は大きな意味をもつため、随時連絡可能な状態にすることが望ましい。また、CAD ソフトの院内への配置は患者およびスタッフへの情報共有

としては、最善で不可欠な方法といえる。

5　インプラント DX 治療がもたらすもの

1．検査の規格化

　従来の口腔内スキャナーをハブとしたワークフローに加えて顔貌データをデジタル化し、STL データおよび DICOM データとマッチングすることで、設定した咬合の位置をデジタルデータ上で再現することが容易になった。また、データのデジタル化は統一した検査の手順とアーカイブを可能とし、効率的な診療体系構築の一助となる。

2．診断の共有化

　採得された各データは前述した診断のワークフローに則り、咬合の再構成に必要な分析をインプラント専門医、矯正専門医が行う。またその診断結果はデジタル化されているため、容易に共有できる。遠隔地にいる矯正歯科医と情報共有することも、画像と 3 次元的な情報を共有することによって、より解釈のしやすい診断結果の協議が可能となる。

　デジタルテクノロジーは、技術的、臨床的、および手技上のメリットを提供できる。しかし、われわれ臨床医は、CAD/CAM インプラント治療の使用を広く適用するための適切な臨床文献が不

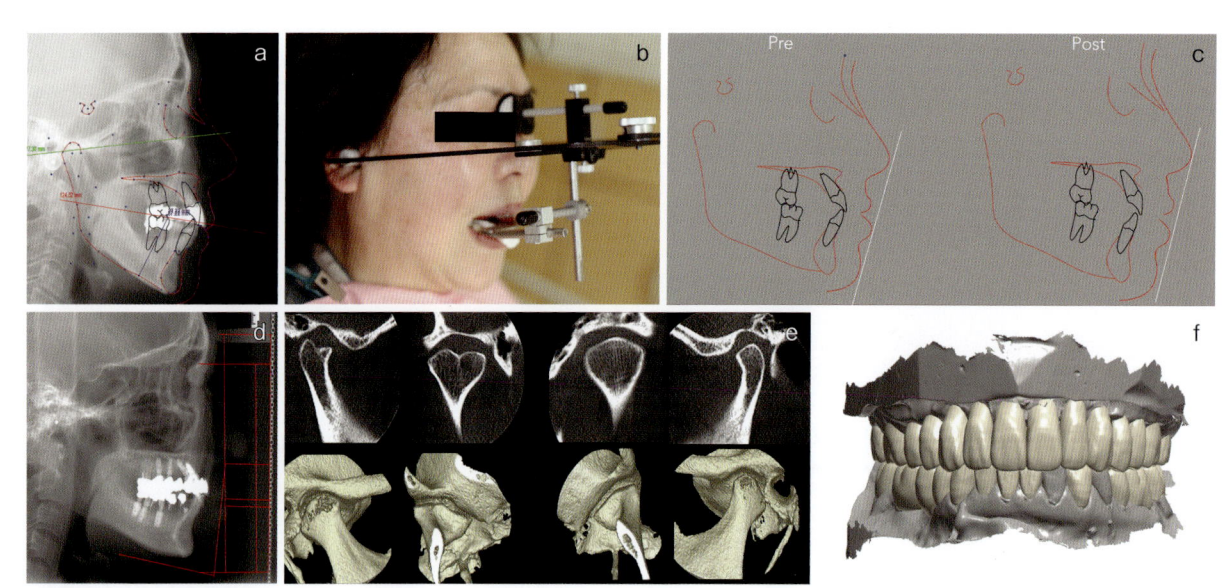

図⓭　a〜fを標準データとして採取する
a：硬組織セファロ分析
b：CPI レコード
c：顎位の決定
d：軟組織セファロ分析
e：顎関節診断
f：バーチャルワックスアップ

十分であることに注意する必要がある[5]。

3．治療の標準化

　検査データがデジタル化されて診断データが各科の担当医と診断が確定的になった場合、その後の治療はすべて同じ行程で行われる。したがって、これらデジタルデータ化されたコンピュータ支援の再建歯科は、従来のワークフローと比較し、以下に関する特定の利点が予想される状況に適用する（**図13**）[6]。

- データの取得、管理、および保存
- データと手順の標準化
- コミュニケーションツール
- コンポーネントの規格化された製品
- 新しい材料の加工の可能性
- 時間と労力の削減
- コストの削減

6　インプラント DX 治療の実際

▶症例

①65歳、女性。主訴は、入れ歯を使用したくない。
全身状態の特記事項はない（**図14**）。

②通法および X 線検査にて適正な咬合高径を決定した（**図15**）。

③決定した位置でスキャン用義歯に置換し、口腔内スキャナーにて歯列、咬合高径、口腔粘膜の情報をスキャンした。それらのデータを STL ファイルに変換し、DICOM データから作製した VR データとシミュレーションソフト上で重ね合わせ、最終補綴物のデザインを作製する（**図16、17**）。

④シミュレーション上でインプラントの適正な配置とデザインを決定し、デジタルサージカルガイドの作製とアバットメント選択および上部構造の設計をした。これらのデータは CAM に送信され、実物が作製された（**図18、19**）。

⑤外科処置はこれらの設計を忠実に再現したサージカルテンプレートを使用し、インプラント埋入が行われた。すでに作製してある上部構造を即日に装着して即時に加重した（**図20**）。

⑥同日の装着後の口腔内と顔貌を示す（**図21**）。

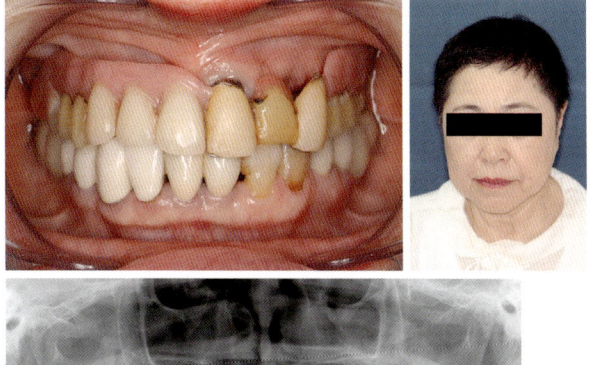

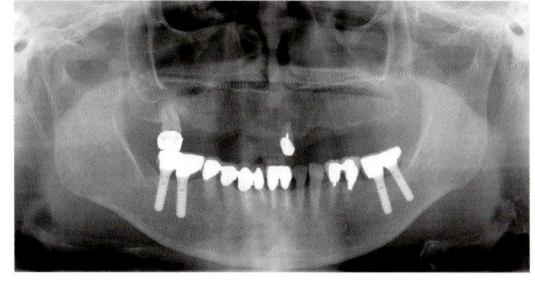

図⓮　初期診断
65歳、女性
主訴：入れ歯を入れたくない
全身状態：特記事項なし

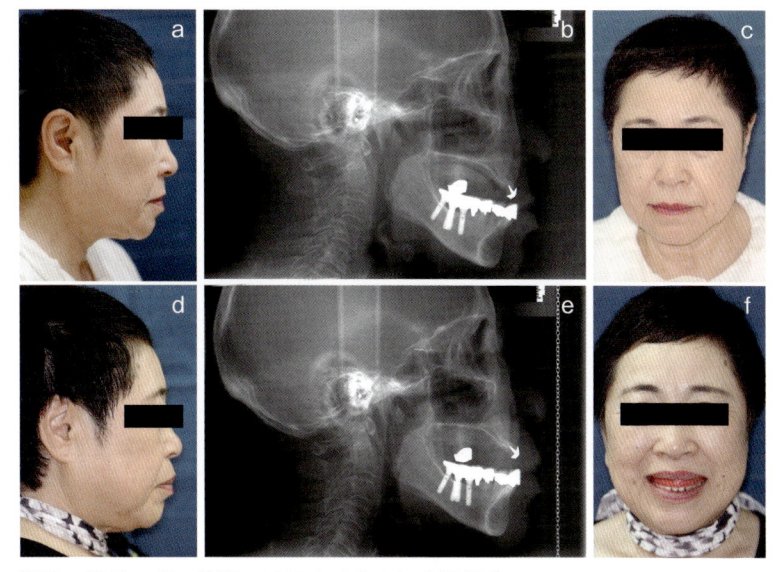

図⓯　通法に従い蠟堤で適正な咬合高径を採得する

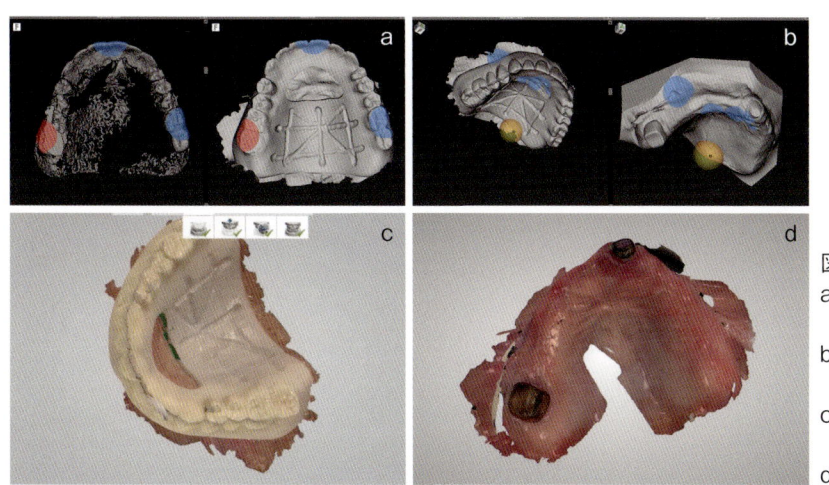

図⓰
a：造影性をもった義歯の CT データと
　スキャンデータをマッチング
b：義歯のスキャンデータと口腔内歯肉
　データのマッチング
c：口腔内義歯装着状態のスキャンデー
　タ
d：口腔内粘膜面のスキャンデータ

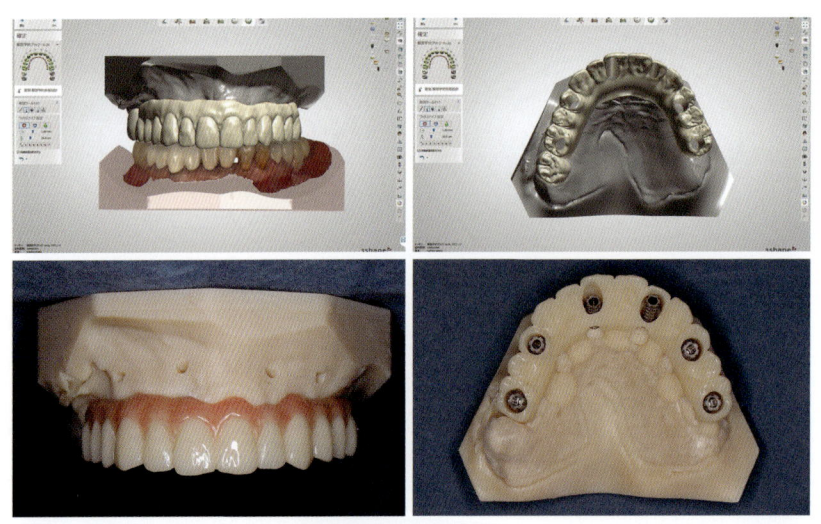

図⓱ CAD デザインによる上部構造の作製

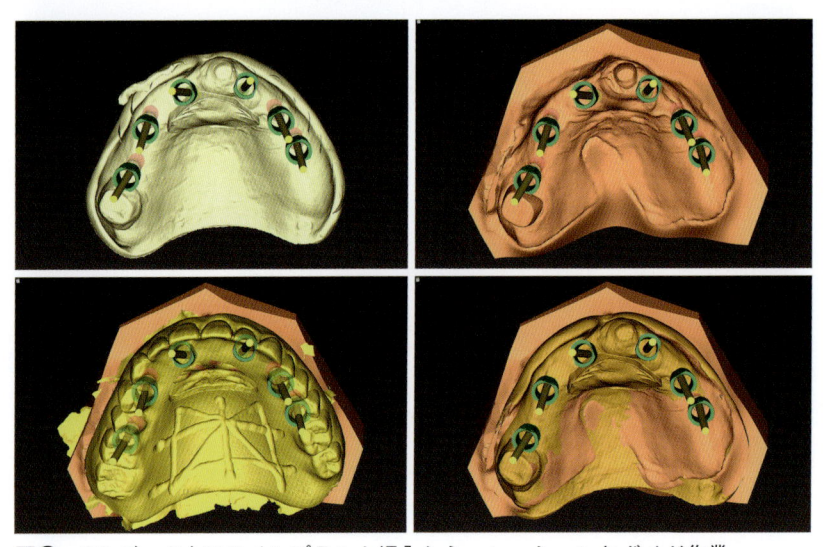

図⓲ 3D データ上でのインプラント埋入シミュレーションとガイド作業

【参考文献】

1）金田 隆，月岡庸之：難易度別治療手順の基本，インプラントCTシミュレーションのすべて，砂書房，東京，2014：73-164.

2）Fukazawa S, Odaira C, Kondo H: Investigation of accuracy and reproducibility of abutment position by intraoral scanners. J Prosthodont Res, 61（4）：450-459, 2017.

3）Giménez B, Özcan M, Martínez-Rus F, Pradíes G: Accuracy of a digital impression system based on parallel confocal laser technology for implants with consideration of operator experience and implant angulation and depth. Int J Oral Maxillofac Implants, 29（4）：853-862, 2014.

4）Tapie L, Lebon N, Mawussi B, Fron Chabouis H, Duret F, Attal JP: Understanding dental CAD/CAM for restorations--the digital workflow from a mechanical engineering viewpoint. Int J Comput Dent, 18（1）：21-44, 2015.

5）Wismeijer D, Mans R, et al.: Patients' preferences when comparing analogue implant impressions using a polyether impression material versus digital impressions (Intraoral Scan) of dental implants. Clin Oral Implants Res, 25（10）：1113-1118, 2014.

6）Hämmerle CH, Cordaro L, van Assche N, Benic GI, Bornstein M, Gamper F, Gotfredsen K, Harris D, Hürzeler M, Jacobs R, Kapos T, Kohal RJ, Patzelt SB, Sailer I, Tahmaseb A, Vercruyssen M, Wismeijer D: Digital technologies to support planning, treatment, and fabrication processes and outcome assessments in implant dentistry. Summary and consensus statements. The 4th EAO consensus conference 2015. Clin Oral Implants Res, 26（9）Suppl 11: 97-101, 2015.

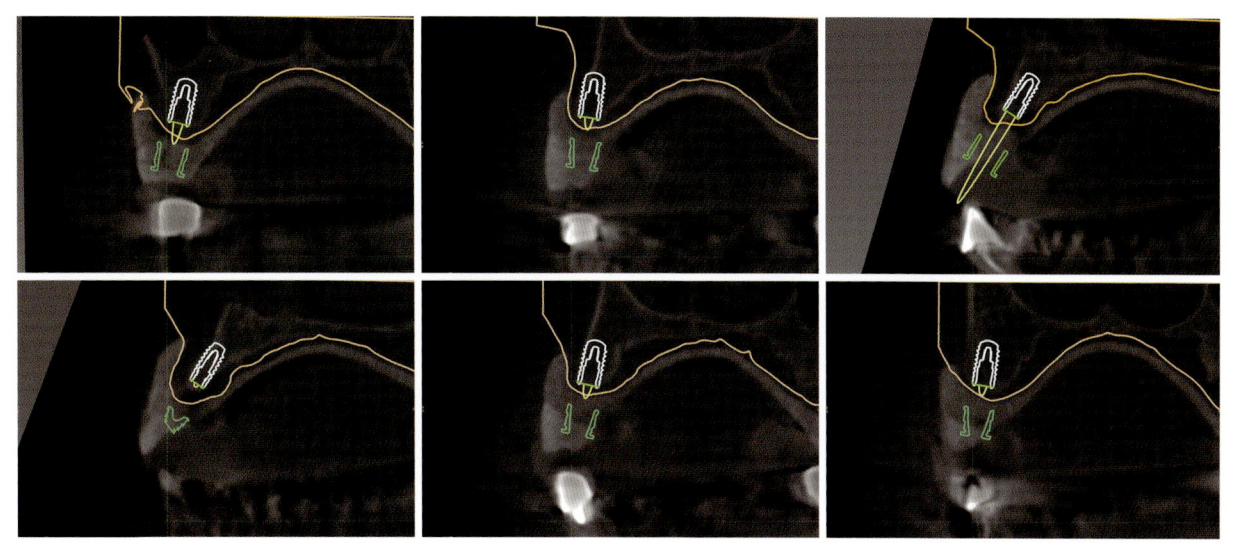

図⓳　すべてのインプラントの配置は、クロスセクショナル画像で確認する

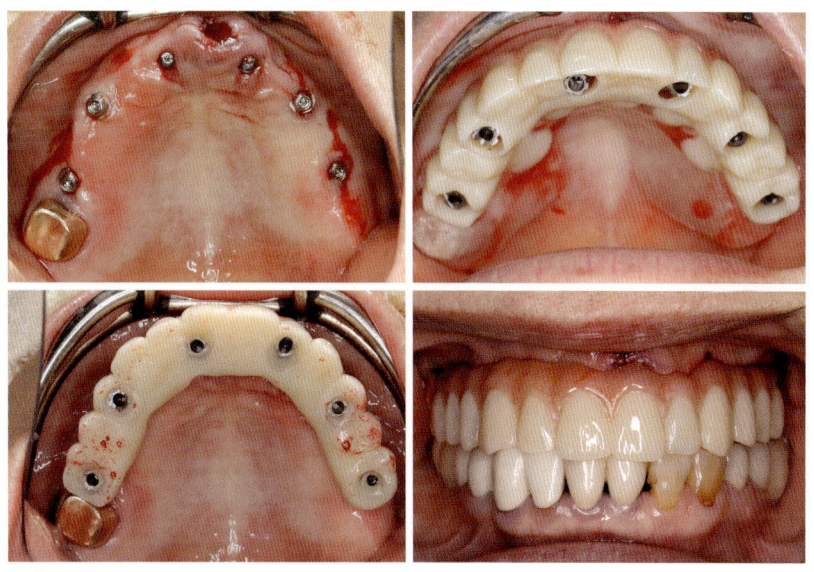

図⓴　シミュレーションどおりにインプラントが埋入され、同時にプロビジョナルレストレーションが装着された

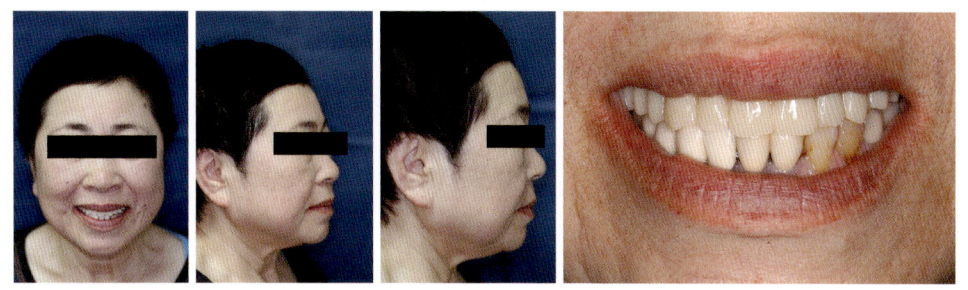

図㉑　顔貌は改善し、スマイルラインと前歯部の位置は調和がとられている

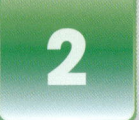

2 矯正歯科治療の DX

根岸慎一　Shinichi NEGISHI　｜ 日本大学松戸歯学部　歯科矯正学講座
石井かおり　Kaori ISHII　｜ 日本大学松戸歯学部　歯科矯正学講座

1 矯正歯科のデジタル技術の進化

矯正歯科は近年、デジタル技術の進化により劇的に変化している。従来の矯正歯科治療は、2次元の資料（写真やX線）を手計測でトレースしたり、石膏模型をノギスで計測して治療計画の立案を行ってきたが（**図1、2**）、デジタル技術の導入により、診断から治療計画、さらには治療の実行まで、すべてのプロセスがより正確かつ効率的になった。従来のアナログの手法は新人教育や治療のフィードバックにいまでも欠かせないが、この進化によって患者の快適さを向上させ、より精度の高い治療結果を得られると考えられる。

2 デジタル診断とスキャン技術

デジタル技術により最も恩恵を受けているのは診断ではないだろうか。従来の印象材を使った印象に代わり、口腔内スキャナー（以下、IOS）の普及が著しい。これにより、患者の口腔内の3D画像を迅速かつ正確に取得することが可能となった（**図3**）。IOS は、光学スキャン技術を使用しており、高解像度の3D データを短時間で取得することが可能である。これにより、歯の形状や位置を詳細に把握でき、より正確な診断が可能となる。また、デジタルデータとして保存されるため、膨大な石膏模型の保管場所の問題も解決されている。さらに、IOS よりも普及頻度の高いデジタルデバイスは歯科用コーンビーム CT（以下、CBCT）であろう。

IOS の STL データと CBCT の DICOM データを融合させることで、従来の診断技術では不可能であったボーンハウジングの確認および専用ソフトウエアによる歯槽骨内の歯の移動をシミュレーションすることが可能となった（**図4**）。具体的には埋伏歯の診断、治療計画の策定、装置作成の流れは従来よりシームレス化されている。CBCTおよび IOS のデータで埋伏歯の位置や角度を確認し（**図5**）、融合させたデータを3D プリンティ

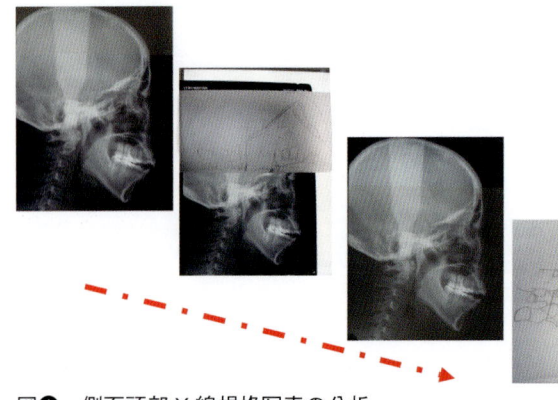

図❶　側面頭部 X 線規格写真の分析

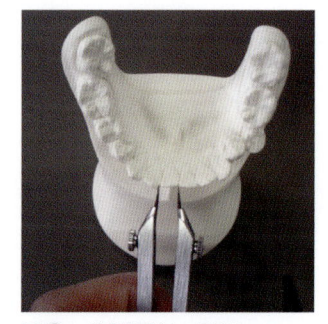

図❷　歯冠幅径の計測

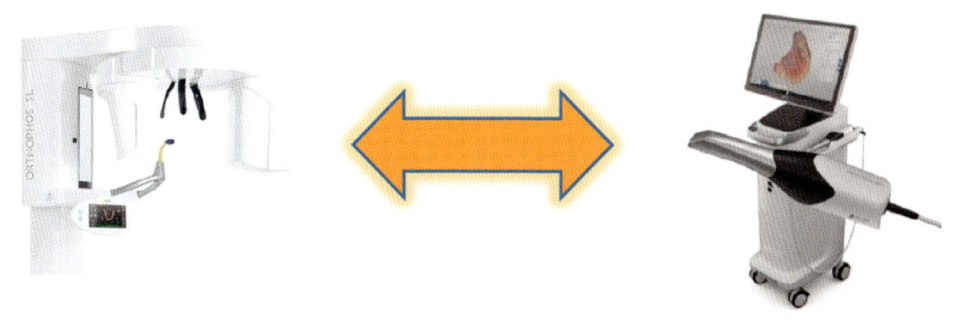

図❸ CBCT と IOS

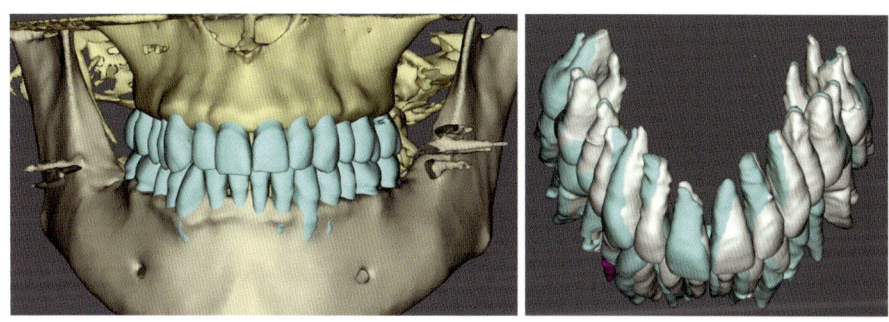

図❹ IOS の STL データと CBCT の DICOM データのマッチング

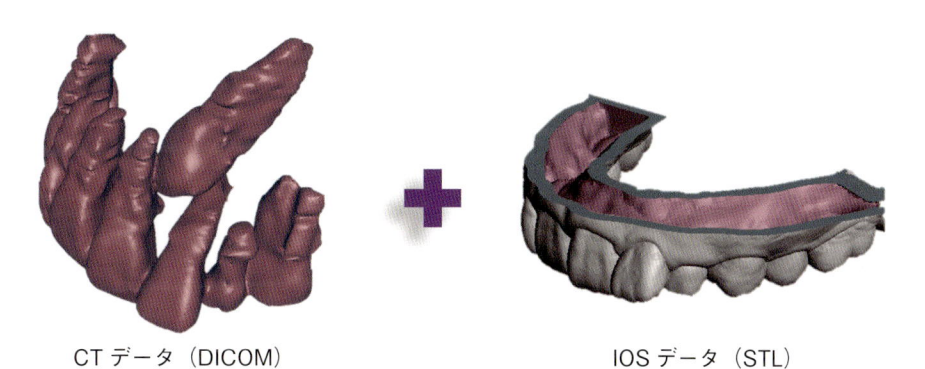

CT データ（DICOM）   IOS データ（STL）

図❺ 埋伏歯症例における DICOM+STL のマッチング

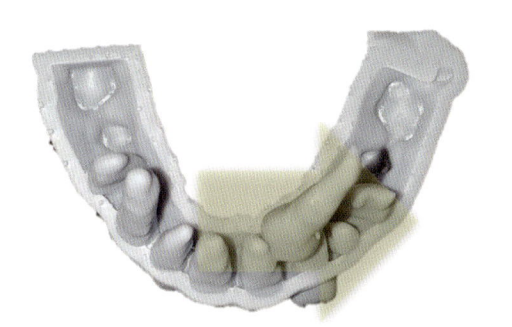

図❻ 効率的な牽引方向の考察。隣在歯への影響を考慮して最短距離で最善の牽引方向を考察しやすい

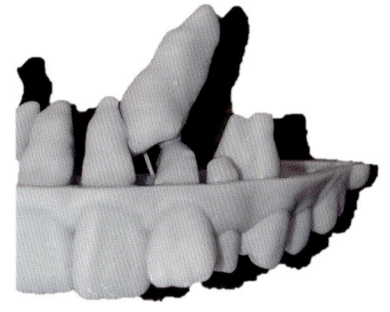

図❼ 開窓手術を容易にする歯冠位置の可視化。深在性の埋伏歯の OPE における有用性がとくに高い

ングすることで隣在歯への影響を考慮して最短距離で最善な牽引方向を考察できる。また、口腔外科医に開窓処置などを依頼する場合においても、

この模型により矯正歯科医と口腔外科医の意思の疎通が容易に行える（**図6、7**）。また、この模型（場合によってはデータでも可能）により牽引

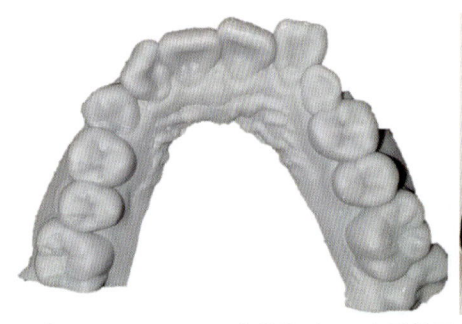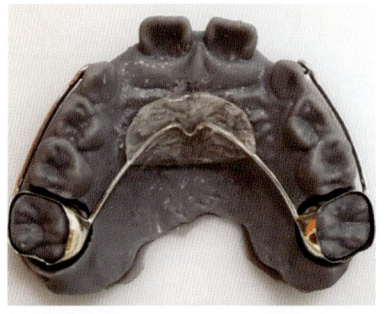

図❽ 模型はそのまま作業模型に、牽引装置を作製。口腔内を正確に再現した IOS データと重ね合わせているため、模型はそのまま作業模型になる。牽引装置をデザインして作製することが可能。バンド印象と組み合わせることでバンド系装置の製作も可能

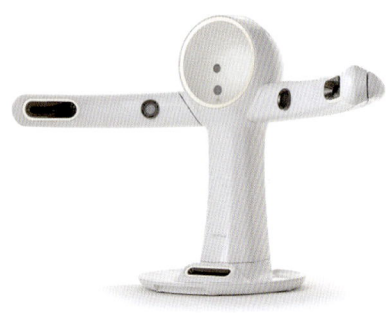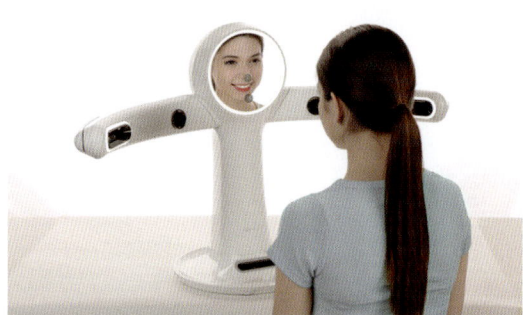

図❾ フェイススキャナー

装置をデザインして作製することも可能である（**図8**）。

　また、サーフェイススキャン技術は歯や顎骨などの硬組織のみではなく、フェイススキャナー（**図9**）を使用することで、患者の顔面軟組織情報を3次元的に評価することが可能となった。従来の矯正歯科診断では、正面観写真により左右対称性、側面観写真により口元の突出や上下顎骨のズレなどを評価することで顔面軟組織の形態を間接的に評価していた。フェイススキャンによって取得される軟組織情報は、患者の顔の骨格や筋肉の状態を詳細に分析でき、これによって個別化された治療計画を作成する際に患者の顔の特徴や構造を考慮できる。

　また、この軟組織情報を利用することで治療前後の顔の変化や効果を予測し、可視化できる。この可視化された情報は患者に対して治療の効果や変化を説明することに役立ち、また、治療の進行状況をモニタリング可能である。これらのデジタルスキャンは、即座にコンピュータ上で確認でき、物理的なモデルを必要としないため、患者の不快感の軽減や診療時間の短縮を可能としている。

3 コンピュータ支援設計（CAD）と製造（CAM）

　取得した3Dデータは、コンピュータ支援設計（CAD）ソフトウエアを使用して分析し、治療計画が立てられる。CADソフトウエアを用いることで、歯の動きをシミュレーションし、歯槽骨内において無理のない歯の移動を再現した治療計画を立てることが可能となった。このシミュレーションは治療開始前の診断だけではなく、治療の各ステップにおいてのフィードバックにも有用であり、予期しない問題を未然に防げる。近年では、AI技術により側面頭部X線規格写真の計測ポイ

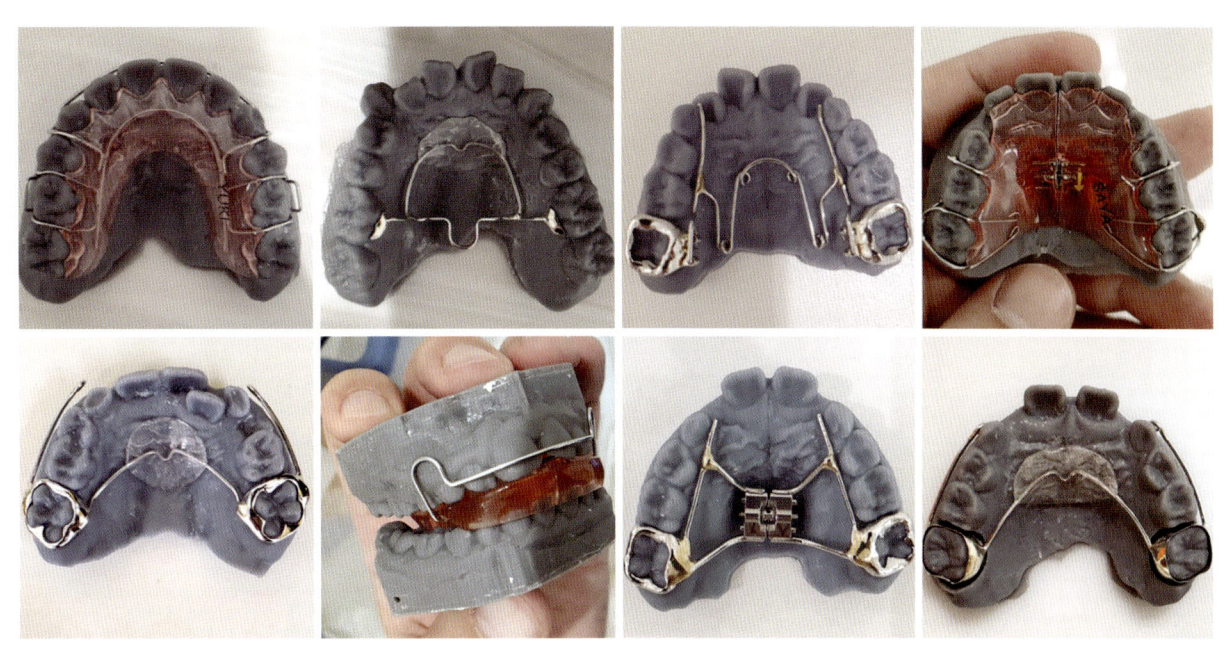

図❿ さまざまなデジタルカスタムメイド装置

ントの設定やトレースなども自動で行えるソフトウエアも散見されるが、これらはあくまで補助ツールとして活用することを勧める。担当医は解剖学的特徴を熟知していることが必要である。

　治療計画が立てられた後、コンピュータ支援製造（CAM）技術により、カスタムメイドの矯正装置を作製できる（図10）。近年のマウスピース型矯正装置の台頭は、これらデジタル技術の急速な進歩なしではなし得なかったであろう。このプロセスにより、個々の患者に最適な装置を提供できる。

4　3D プリンティング技術

　近年では医療機器として登録されている3Dプリンターも普及しており、装置の内製化を行っている矯正歯科クリニックも少なくない。使用するハードウェアの違いにより、加工できる材料が異なる。使用できる材料はさまざまで、レジン系のものが最も一般的で、マウスピース型矯正装置の内製はデジタルセットアップを行った歯列を3Dプリンティングして作製された歯列模型上でマウスピースを作製する。この技術により個々の患者

に合わせた矯正歯科装置や、治療過程で必要な他の補助具を迅速に作製できる。これにより、治療のカスタマイズが容易になり、治療期間の短縮や効果の向上が期待できる。

　また、歯科矯正用アンカースクリューはいまや矯正歯科治療に欠かせないデバイスとなっており、矯正歯科医が自ら埋入することが多いと思われるが歯根間に埋入する際はスクリューと歯根の位置関係に細心の注意が必要である。この場合もデジタル技術の活用により、IOS で取得した STL データと CBCT の DICOM データを用い、安全な埋入ガイドを専用ソフトウエア上で作成して3Dプリンティングすることで、リスクの減少が可能となっている（図11）。

　3D プリンティングは、従来の手法では難しかった複雑な形状の装置や補助具を製造する際に威力を発揮する。さらに、材料の選択肢が広がり、透明なアライナーから金属製のブラケットまで、さまざまな素材で製作が可能である。これにより、患者のニーズや治療計画に合わせた最適な選択ができる。

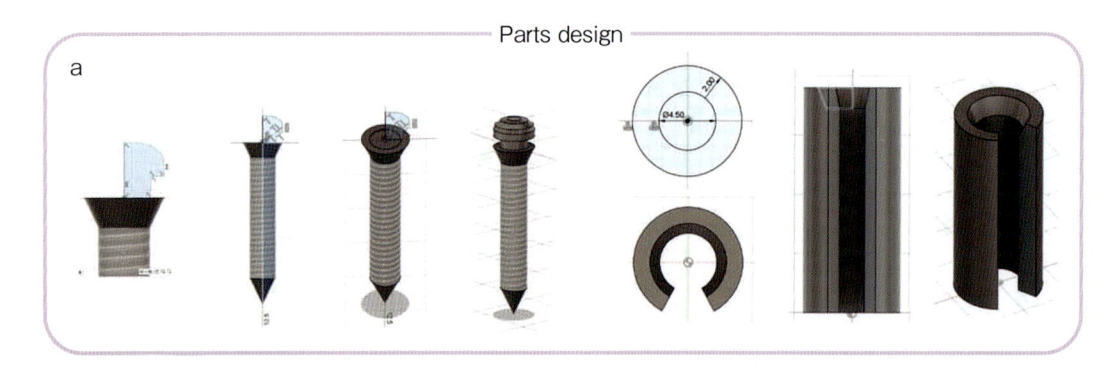

Parts design

a

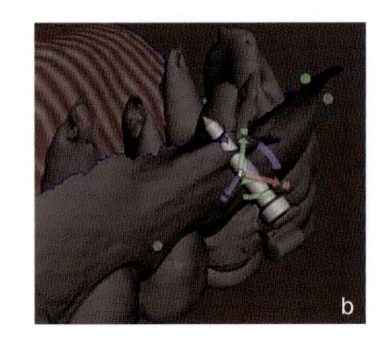

b

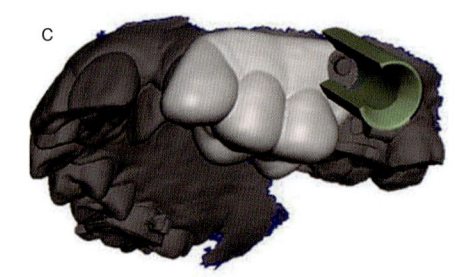

c

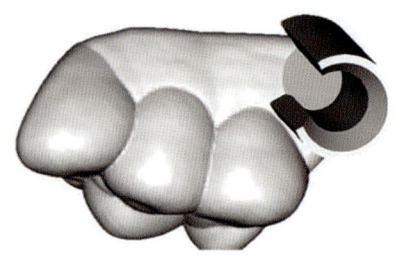

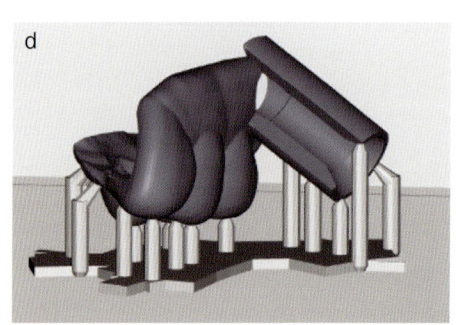

d

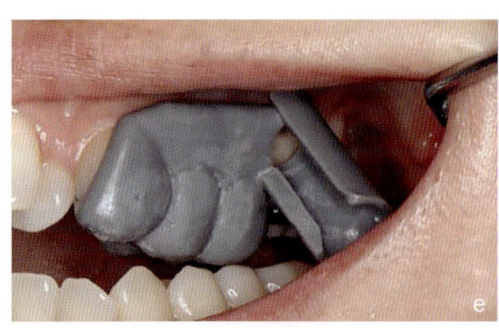

e

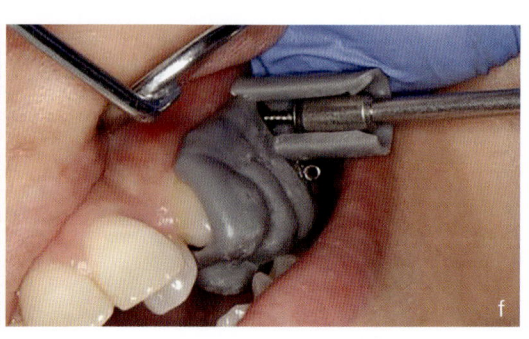

f

図⓫　アンカースクリューガイド作成の手順
a：埋入するアンカースクリューを CAD ソフトにて作製する
b：シャフトガイドと可視化モデルを用いて植立のシミュレーションを行う
c：植立部位決定後にシャフトガイドを設置し、サージカルガイドを作製する
d：サポート材を付与し、3D プリンターにて出力する
e：口腔内でのガイドの指摘
f：ガイドを使用してスクリューの埋入

5 デジタルモニタリングと遠隔治療

さらに、デジタル技術は治療中、治療後のモニタリングにも役立てられる。スマートフォンアプリなどのシステムを使用して、患者の治療進捗状況をリアルタイムで確認できる。この分野は、デジタル技術の進歩と、近年の感染症の世界的なパンデミックにより急速に発展したと考えられる。これにより、患者は定期的な通院の必要が減り、遠隔地からでも治療を受けることが可能となった。

デジタルモニタリングシステムは、患者が自宅でスマートフォンを使って口腔内の写真を撮影し、アプリを通じて歯科医師に送信することを可能にした。歯科医師はその写真をもとに治療の進行状況を評価し、必要に応じて治療計画を調整できる。これにより、患者は頻繁に通院することなく、効果的な治療を受けられる。また、緊急時は迅速に対応できるため、患者の安心感も向上するであろう。しかしながら、対面による治療が望ましいのはもちろんであり、3週間程度に一度調整が必要なワイヤー矯正とは相性が悪い。患者のニーズを優先し、治療効果を疎かにする場合もあるので注意が必要である。

6 デジタル技術がもたらす未来の展望

デジタル技術の進化はより加速していくと思われる。将来的には、さらに多くの革新的な技術が矯正歯科に導入されるであろう。たとえば、前項で少し触れたが、人工知能（AI）や機械学習を活用した診断技術の向上、さらにはバーチャルリアリティ（VR）や拡張現実（AR）を用いた治療シミュレーションなどが期待されている。これら

は治療効率の向上も期待できるが、矯正歯科医を目指す若い歯科医師の教育にも寄与すると考える。

AIを活用することで、過去の膨大な治療データをもとにした診断の精度向上や、治療計画の最適化が可能とあり、また、VRやARを用いることで、患者は治療前に自身の治療プロセスを仮想体験できる。これらの技術は、歯科医師のスキル向上にも寄与し、より高度な治療を提供できるようになる。

デジタル技術の進化により、矯正歯科は大きく変貌を遂げた。診断の正確性、治療計画の最適化、装置のカスタマイズ、治療のモニタリングなど、すべての段階で革新的な進歩が認められる。これらの技術は、患者にとって快適さと治療の効果を高め、歯科医療の発展に寄与するため、すべての歯科医師は使用すべきだと考える。

【参考文献】

1）Nearchos C. Panayi（編），三林栄吾，深澤真一，友成 博，根岸慎一（監訳），中嶋 亮，山田邦彦，江間秀明，道田将彦（翻訳統括）：基礎から学ぶデジタル時代の矯正入門．クインテッセンス出版，東京，2023.

2）Jean-Marc Retrouvey, Mohamed-Nur Abdallah（編），三林栄吾，深澤真一，友成 博，根岸慎一（監訳）：歯科矯正学における3D診断および治療計画・アライナー、OSA、TMD治療にも応用できる最新のデジタル矯正．クインテッセンス出版，東京，2022.

3）岡野修一郎，南舘崇夫，小松昌平，赤間康彦：THE ALIGNER ORTHO　アライナー矯正治療の最適解 ALIGNER RADIO BOOK．クインテッセンス出版，東京，2024.

3 補綴治療の DX

梅原一浩　Kazuhiro UMEHARA　｜　青森県・梅原歯科医院

近年歯科界でも使用されるようになった「DX」とは、「Digital Transformation」の略称であり、本来「IT の浸透により、人々の生活をあらゆる面でよりよい方向に変化させる」ということを意味した言葉であった。しかし、現在では意味が拡大し、経済産業省では「企業がビジネス環境の激しい変化に対応し、データとデジタル技術を活用して、顧客や社会のニーズを基に、製品やサービス、ビジネスモデルを変革するとともに、業務そのものや、組織、プロセス、企業文化・風土を変革し、競争上の優位性を確立すること」と定義している[1,2]。

医療における DX とは、「全体最適された基盤（クラウドなど）をとおして、保健・医療や介護関係者の業務やシステム、データ保存の外部化・共通化・標準化を図り、国民自身の予防を促進し、より良質な医療やケアを受けられるように、社会や生活の形を変えること」と考えられており[3]、歯科界も DX という変革を起こそうと、多方面からアプローチされている[4～11]（図1）。しかし、歯科における DX とは、本来の意味である「デジタル技術を駆使して、よりよい環境を患者さんに還元すること」ではないかと考える。すなわち、補綴治療の DX とは、「デジタル技術を駆使して、歯科医師と歯科技工士、歯科衛生士が共通の見解をもって、患者さんの診査・診断から治療計画を立案し、補綴治療によって患者さんにとってよりよい口腔内環境を還元できること」ではないかと考えている[11]（図2）。

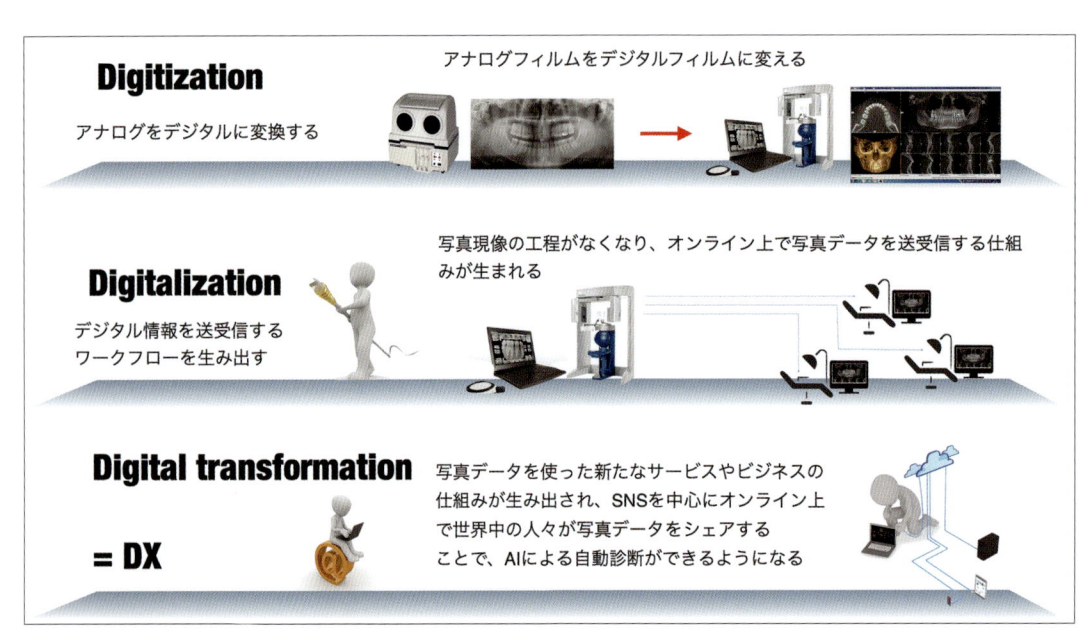

Digitization
アナログをデジタルに変換する
アナログフィルムをデジタルフィルムに変える

Digitalization
デジタル情報を送受信する
ワークフローを生み出す
写真現像の工程がなくなり、オンライン上で写真データを送受信する仕組みが生まれる

Digital transformation = DX
写真データを使った新たなサービスやビジネスの仕組みが生み出され、SNSを中心にオンライン上で世界中の人々が写真データをシェアすることで、AIによる自動診断ができるようになる

図❶　歯科界における DX（Digital Transformation）

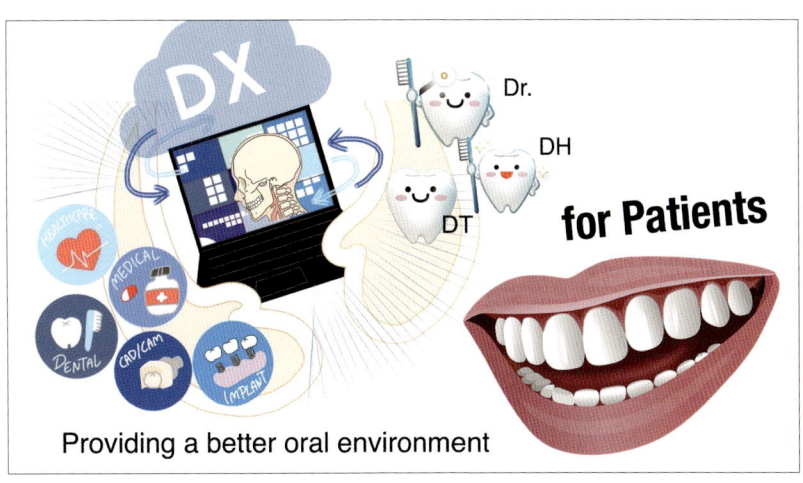

図❷　筆者が考える補綴治療の DX

Analog

Digital

膨張・収縮	： あり
適合精度	： 個人差
データの保存	： ×
再製作	： 1 から

膨張・収縮	： 少ない
適合精度	： ○
データの保存	： ◎
再製作	： 可能

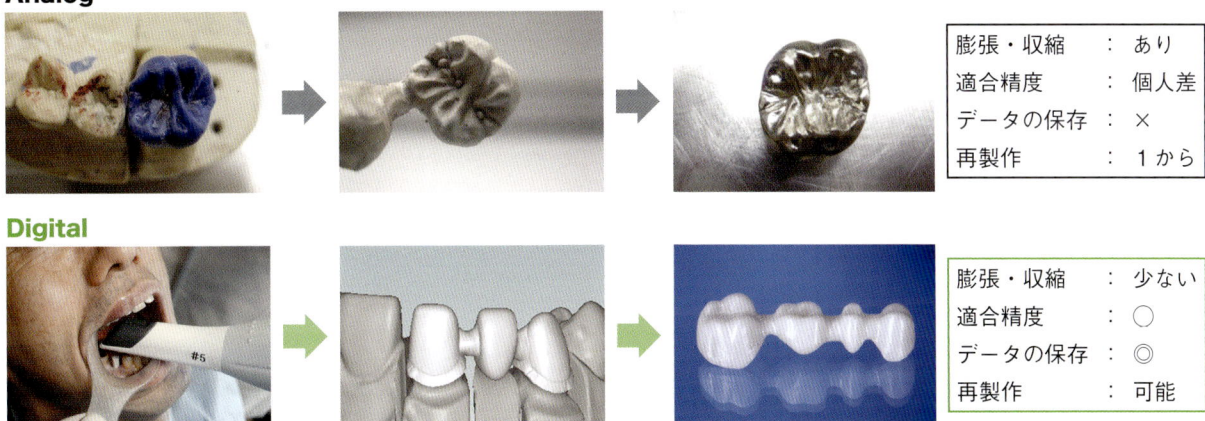

図❸　クラウンブリッジ修復におけるアナログとデジタルの違い。アナログ（間接法）は、製作過程における膨脹と収縮のコントロールが適合精度に影響を及ぼすだけではなく、個人差が生ずる。また、再製作は 1 からやり直すこととなる。一方でデジタル（CAD/CAM システム）は製作過程をすべてコンピュータで行うため、データの保存が可能であり、再製作が容易である

1 補綴治療における DX の変遷

　はじめに、補綴治療におけるデジタル化について、その現状と変遷を簡単に解説する。

　補綴治療は、アナログの時代、間接法や重合における膨張・収縮を駆使して、よりよい適合精度を求めてきた。しかし、その精度は、ラボサイドによって個人差があり、再製作を余儀なくされた場合には、1 から作り直さなければならないという課題が残された。近年、デジタル化によって、印象採得は口腔内スキャナー（以下、IOS）を用いた光学印象採得が行われ、補綴装置の設計から製作に関しては、CAD/CAM システムが用いら

れるようになり、アナログの課題であった個人差は改善され、データを保存することで再製作も比較的容易になっている[12, 13]（**図 3**）。

　一方で、チェアーサイドもラボサイドも、高額なデジタル機器を購入し、2 年目以降のライセンス料や保守料を支払わなければならないという新たな課題がみえ、「デジタルだけではなくアナログも併用している」、「デジタル化を導入したいが、費用を含めて実際にどのように使用するか検討中」という歯科医師が多いのが現状である。今後、IOS はさらなる進化を遂げ、精度が向上し、出血や唾液に左右されず、色調も採れるようになり、価格も手ごろになるであろう。また、CAD/CAM

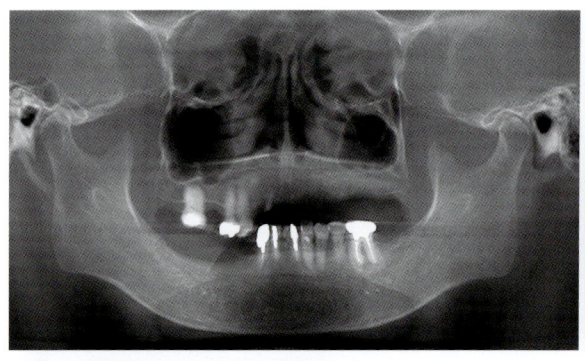
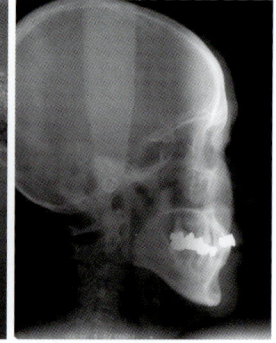

図❹ 補綴治療における画像診断（2D）
①欠損歯列を読む場合
②局所的疾患を把握する場合
③骨格や気道の形態を把握する場合

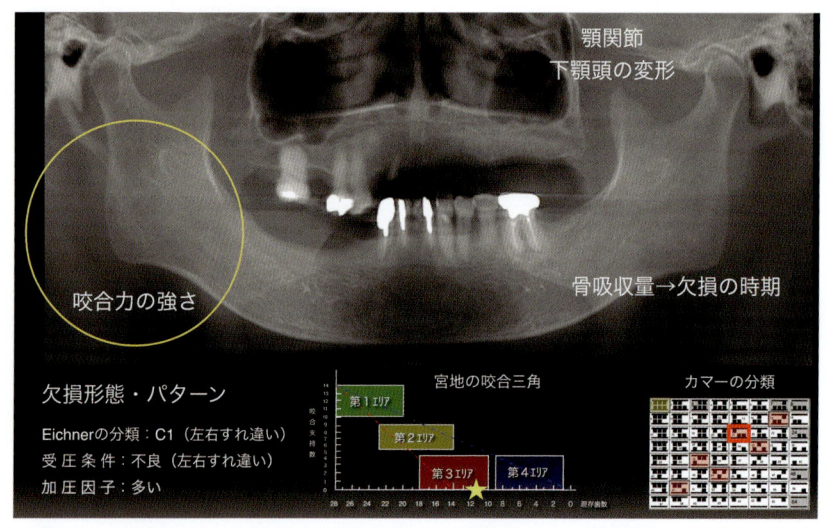

図❺ 2D画像からわかること。パノラマX線撮影から、局所的な疾患や顎関節の状態を把握するだけでなく、骨吸収量から欠損の時期を推測できたり、欠損形態やパターンの他に、咬合力の強さも検討することが可能である

システムから3Dプリンターによる模型や義歯の製作も一般的になることが予想される。それゆえ、種々のデジタル機器の保険適用が、今後の導入に大きく左右すると思われる。

2 画像診断における DX の特徴

それでは、本誌のテーマである「画像診断」という視点から、臨床で行っている補綴治療について考えてみたい。

補綴治療の目的は、機能的回復と審美的回復が主となる。そのため、補綴治療における画像診断は、一般に①欠損歯列を読む場合、②局所的疾患を把握する場合、③骨格や気道の形態を把握する

場合に用いられる（図4）。パノラマX線写真から欠損歯列を読む場合は、欠損形態（Eichnerの分類、宮地の咬合三角、歯の生涯図など）、欠損パターン（カマーの分類）、加圧要素、受圧要素などを診査し、補綴の難易度と治療のゴールを検討する[14〜17]（図5、6）。局所的疾患を把握する場合は、顎関節の診査・診断を含め、補綴するうえで歯周治療や歯内療法の必要性を診査したうえで、クラウンレングスニングやMTMの必要性を検討したり、有床義歯における支台歯の支持、把持、維持を検討する。さらに、セファログラムによる矯正分析を行うことで、骨格や気道の診査は、補綴する際の咬合高径、咬合平面や配列（リップサ

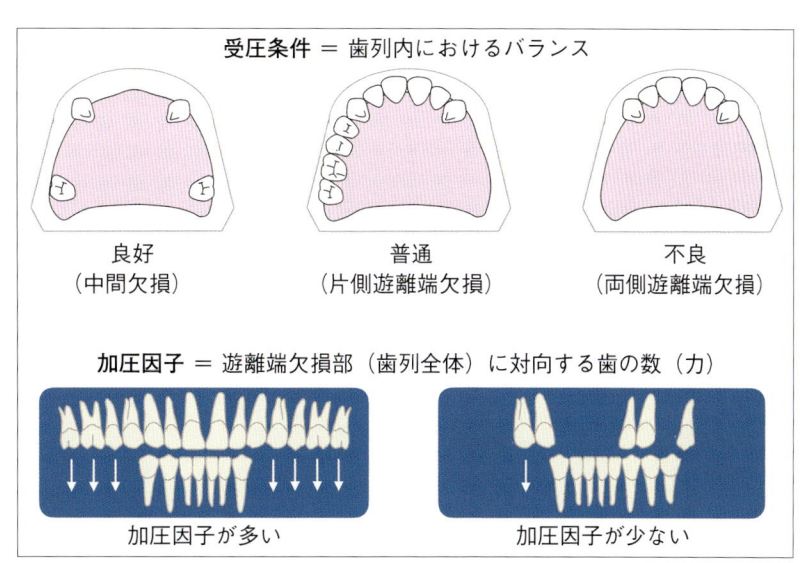

図❻ 欠損歯列のキーワード
受圧条件：片顎単位で遊離端欠損の数を数え、歯列内のバランスから補綴治療
　　　　　後のトラブルを予測する
加圧因子：遊離端欠損部に対向する歯数から、歯列全体の性質を把握する

（図中）
受圧条件 ＝ 歯列内におけるバランス
良好（中間欠損）　　普通（片側遊離端欠損）　　不良（両側遊離端欠損）
加圧因子 ＝ 遊離端欠損部（歯列全体）に対向する歯の数（力）
加圧因子が多い　　　加圧因子が少ない

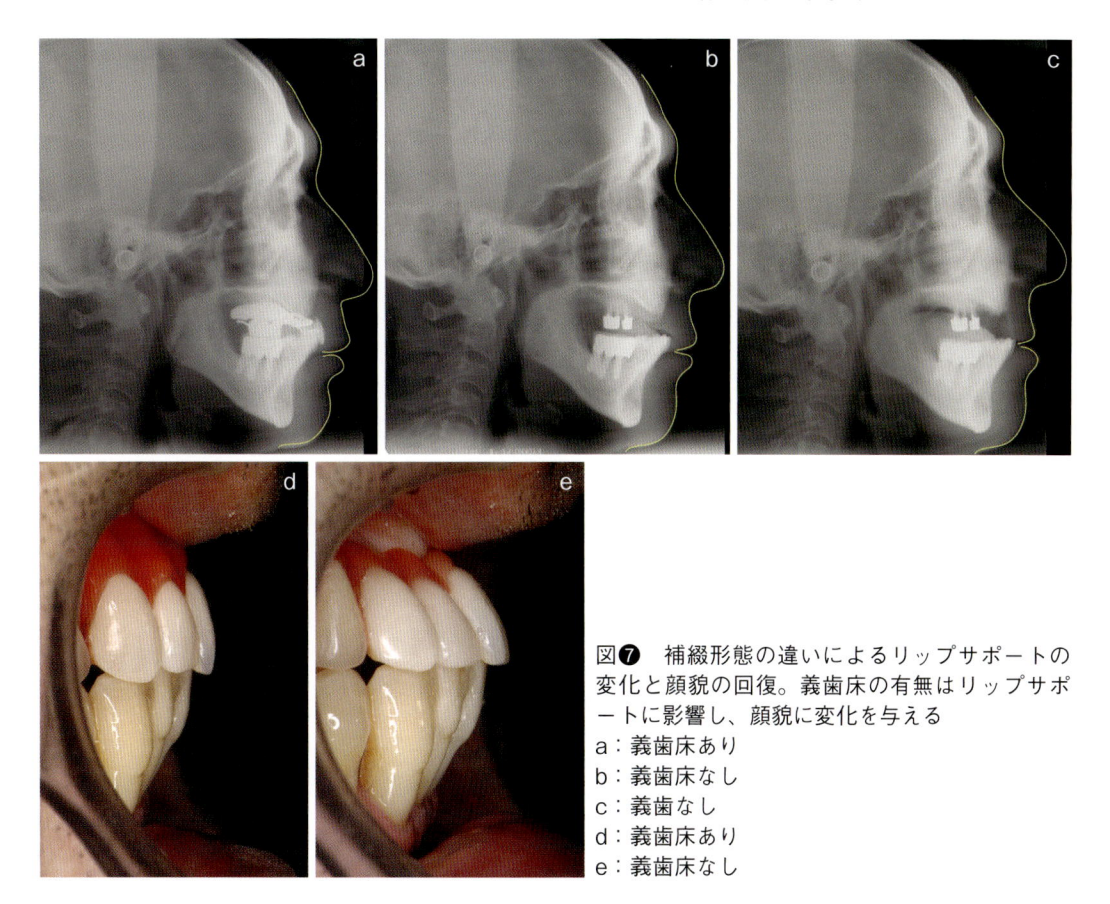

図❼　補綴形態の違いによるリップサポートの
変化と顔貌の回復。義歯床の有無はリップサポ
ートに影響し、顔貌に変化を与える
a：義歯床あり
b：義歯床なし
c：義歯なし
d：義歯床あり
e：義歯床なし

ポート含む）を検討するうえで重要である[18,19]（**図7**）。

また、補綴治療を行ううえで、パラファンクションのある患者さんや咬合力が強い患者さんは、治療後に歯根破折を引き起こす可能性が高く、治療の難易度が高くなるため、阿部[20,21]は、パノラ

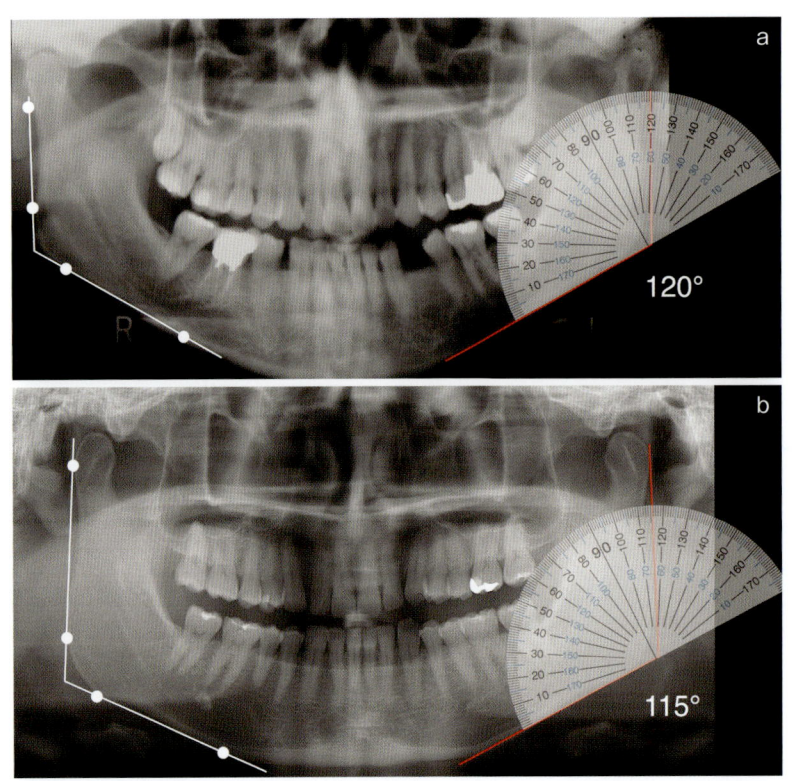

図⑧　咬合力の強さ
a：修正下顎角が120°未満になると歯根破折を起こしやすい
b：修正下顎角が115°。咬合力が強く、歯根破折を起こしやすいため、咬合崩
　壊が起きないように注意すべきである

マX線写真において下顎枝と下顎下縁で構成される修正下顎角の角度を計測することで、咬合力の強さを推測可能であることを報告している（図8）。前述したようにいままでも補綴治療における画像診断は、アナログでも必要な情報を十分得ることができ、補綴治療を進めていくうえでの診査・診断が可能であったといえる。

では、デジタル化によって、どのような情報がプラスされ、診査・診断が変化するのか検討してみたい。

アナログでは、用途に合わせて別々の資料を撮るため、資料の数が増え、それぞれの資料を頭の中で重ね合わせて一体化して考えなければならない。デジタル化の一番のメリットは、資料をデータ化し保存できることである。また、顔貌写真や下顎運動測定したデータをソフトに取り込むことによって、立体化、数値化できる（図9）。その結果、2次元で繋がらなかった情報を可視化して、3次元的に一体化した状態を把握することが可能となり、術前の診査・診断はもちろん、治療前後の比較も3次元で行える。すなわち「データ保存・共有」と「可視化」がデジタル化の大きな特徴である[11]（図10）。

これまで、3次元的な画像診断は、おもに外科矯正治療を行う場合に臨床応用されている。これを補綴治療に応用する場合、全顎的な咬合再構成を行う場合に必要となることはいうまでもないが、一般臨床医がデジタル化を臨床に取り入れる目的は、「経験値を縮めること」だと考えている（図11）。

3　補綴治療における DX の理想

筆者が考える補綴治療における DX とは、前述のとおり、「デジタル技術を駆使して、歯科医師と歯科技工士、歯科衛生士が共通の見解をもって、患者さんの診査・診断から治療計画を立案し、補

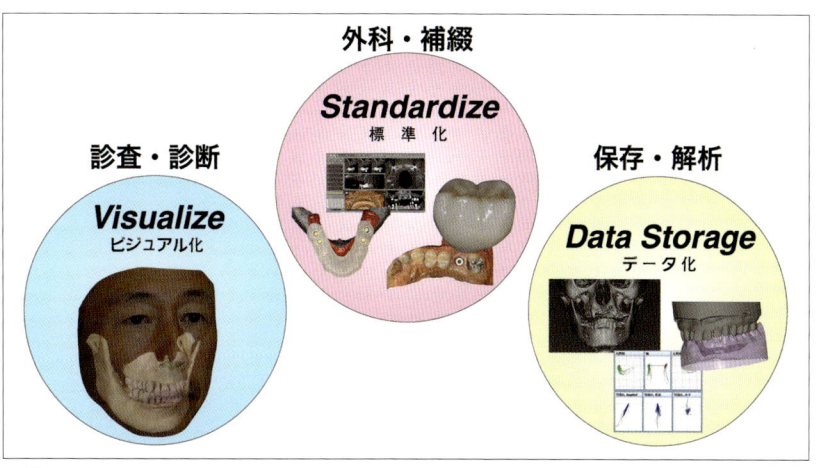

図❾　デジタル化の現状
①ビジュアル化：3D 画像を可視化することで、立体的に診査・診断ができる
②標準化：外科治療や間接法における技術的・理工学的誤差を回避できる
③データ化：データを保存することで、元（以前）の状態や最も顎位が安定した
　状態へ復元可能であり、これから行う治療や行った治療（経過）の解析が可能
　となる

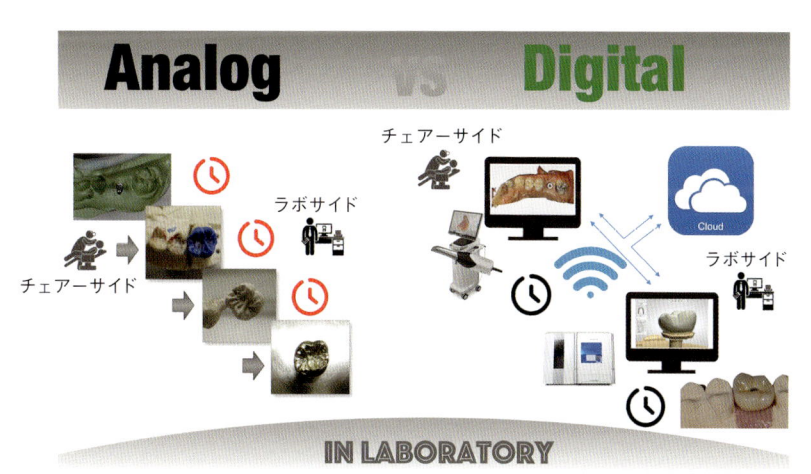

図❿　デジタル化のメリット。ラボサイドでは、デジタル化により間接法
よりも作業効率と時間が短縮されるだけではなく、データをクラウドに保
存できるため、再製作も比較的容易に行える

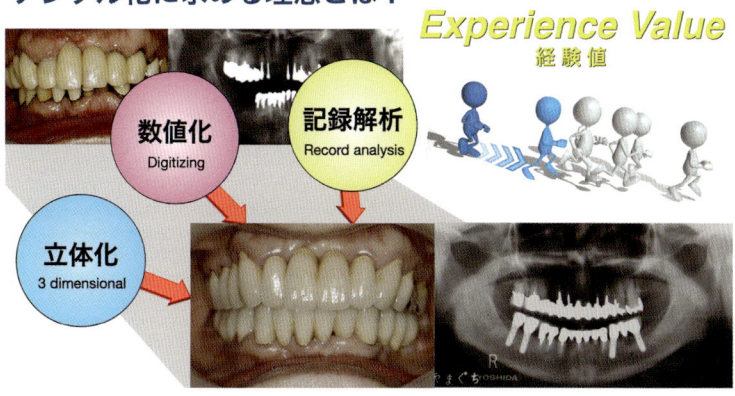

図⓫　筆者の考えるデジタル化の理想。立体化、数値化された記録を解析
することで、先人たちとの経験値の差を縮める

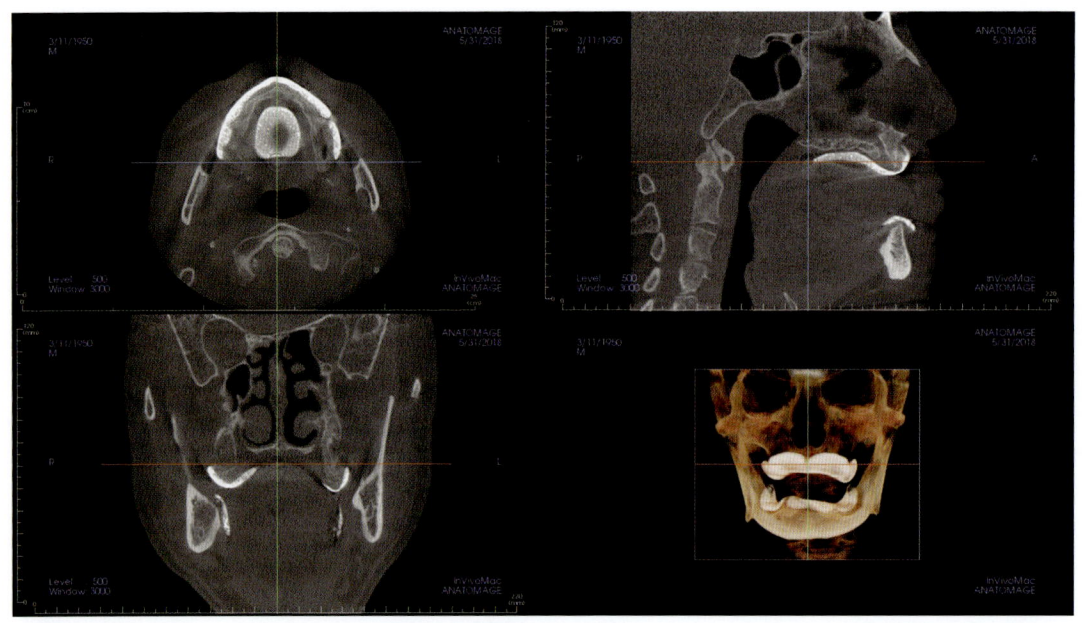

図⓬　CBCTを用いた解剖学的診査・診断。基礎床のレジン部にバリウムを混ぜて、骨外形と粘膜の厚さの関係性を診査・診断し、床の外径と位置関係を決定・確認できる

綴治療によって患者さんにとってよりよい口腔内環境を還元できること」である。それゆえ、デジタル化は、「臨床におけるいままでの疑問を解決する手段の1つ」であり、「先人たちとの経験値を縮めるためのツールの1つ」であると考えている。

では、実際にどのように治療を進めていくべきか、デジタル化を利用した補綴治療を行う際の診査・診断と、筆者が求める理想的な補綴治療のDXについて紹介する。

▶症例1

　3次元の画像を最も有効に用いることができる補綴治療の1つに、フルデンチャーの症例が挙げられる。フルデンチャーは、無歯顎ゆえに歯科用コーンビームCT（以下、CBCT）撮影時に金属アーチファクトが生じないため、床外形の設定や咬合平面、咬合高径の決定・確認に有効である。宝崎[22]は、基礎床のレジン部にバリウムを混ぜることで、骨外形と鋭縁および粘膜の厚さとの関係性を診査・診断できることを報告している（図12）。また田中[23]は、ニュートラルゾーンにおける床外径の決定に顎舌骨筋線、外斜線を利用して

おり、その診査・診断および確認に応用できることも報告している。さらには、人工歯配列した試適時にCBCT撮影を行う場合、咬合平面および咬合高径の確認・決定、床の厚さや位置関係をラボサイドと一緒に確認することが可能である（図13）。このように、アナログでは肉眼と経験値でしか学び得なかったことを、デジタル技術を用いて可視化することで、経験の少ない歯科医師や歯科技工サイドにとっても臨床技術が向上するメリットが得られると考える。しかし、フルデンチャーで重要な印象は、現状IOSで採得することはまだ難しく、可能なかぎり精密なアナログ印象採得ができるようになることが必要である。

　欠損補綴治療を行う際に、診査・診断で最も重要なのは、欠損の原因を把握しておくことである。

▶症例2

　患者は34歳の女性で、2‾の歯根破折を主訴に来院した。顔貌写真では、下顎が左側に少し偏位しているように見えるが、口腔内写真では咬合平面は水平に見える（図14）。矯正モードで撮影したCBCTのデータに3D顔貌写真をマッチングさせた3次元診査でも、下顎が左側に少し偏位してい

Vertical Dimension

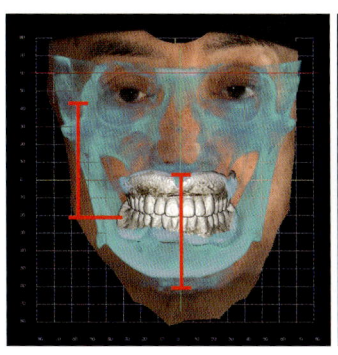
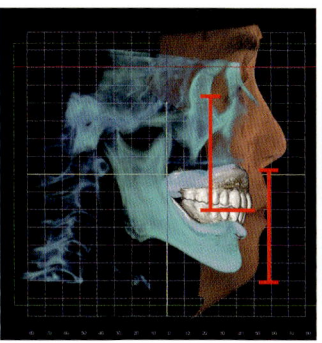
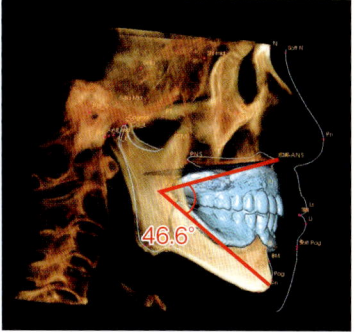

Willis method　　　　　　Lower Facial Height
（LFH）：48.6±2.9°

図⓭　垂直的顎位の決定方法。スケールの入った3D画像や矯正分析（LFH）を用いることで咬合高径の診査・確認ができる

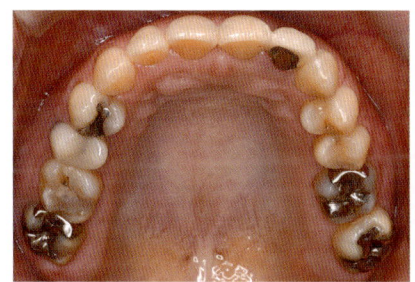
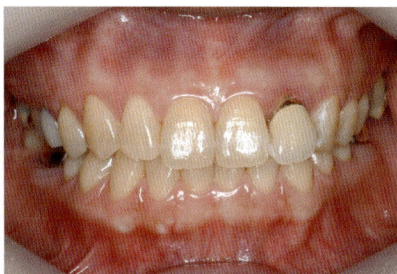
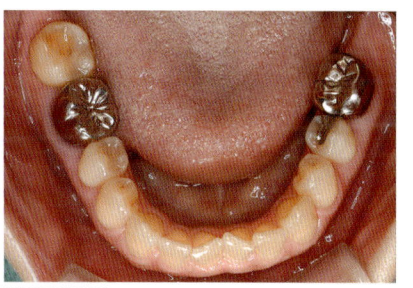

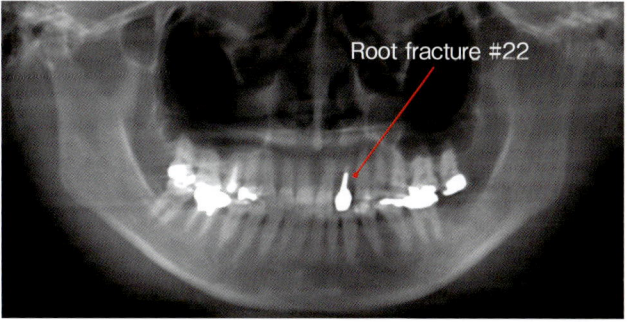

Root fracture #22

Bleeding on probing								●	● ●							●	● ●	●									
Probing Depth B		2 1	2 1 2	1 2 1	1 1 1	1 1 1	1 1 1	1 1 1	1 1 1	1 1 1	1 1 1	2 4 3	2 2 2	2 2 1	1 1	2 2 2	2 2 2	
Probing Depth L		2 2 2	2 2 2	1 1 2	2 1 2	1 2 1	1 2 1	2 1 2	1 2 1	1 1 2	2 1 2	2 1 2	2 1 2	1 1 1	2 2 1	2 2 1	2 1 2	
Mobility		0	0	0	0	0	1	1	1	2	0	0	0					
	8	7	6	5	4	3	2	1	1	2	3	4	5	6	7	8	
Mobility		0	0	0	0	0	0		0	0	0							
Probing Depth L		2 2 2	2 2 2	2 2 2	2 2 2	1 2 2	1 1 1	1 1 1	1 1 1	1 1 1	1 1 1	1 1 1	1 2 1	2 1 2	1 2 2	1 2 1	2 1 2	
Probing Depth B		3 2 2	2 2 2	2 2 1	1 1 1	1 1 1	1 1 1	1 1 1	1 1 1	1 1 1	1 1 1	2 2 2	2 2 2	2 1 2	2 2 2	1 2 1	2 2 2	
Bleeding on probing			●		●													

図⓮　術前の口腔内写真およびパノラマX線写真とペリオチャート

ることが認められる。しかし、アナログでフェイスボウトランスファーを行って咬合器にマウントすると、上顎にもカント（ローリング）が生じており、咬合平面は上顎が右上りで、下顎は左側偏位していることが確認できた（**図15**）。スプリント治療にて顎位を安定させ（**図16**）、下顎運動を

測定解析したうえで、デジタル技術を用いてインプラント治療を行い、上部構造を装着した（**図17**）。術後は下顎運動測定を定期的に行い、早期接触や咬合干渉がないか注意している[24, 25]（**図18**）。本症例のように、2次元のアナログ診査ではわからなかったことがデジタル技術でわかるよ

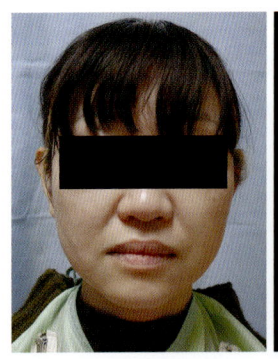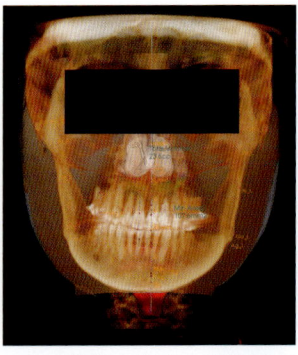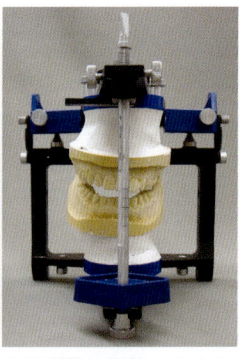

図⓯　アナログとデジタルによる顎位の診査。顔貌写真では下顎の偏位しかわからないが、3D写真とフェイスボウトランスファーから上顎も偏位していることがわかる

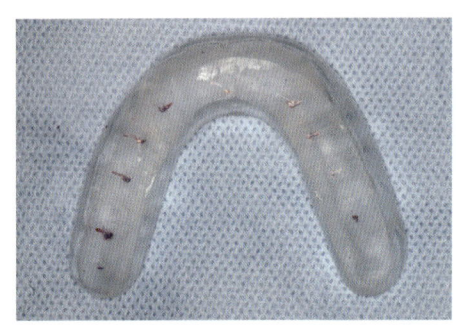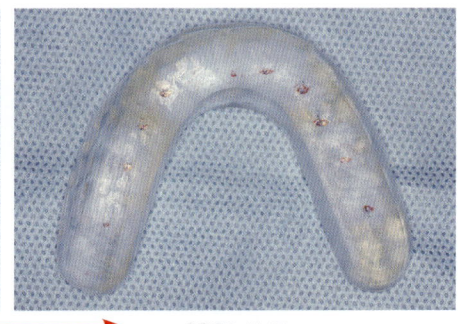

2019/10/31 → 2020/1/7

図⓰　スプリント治療による顎位の是正

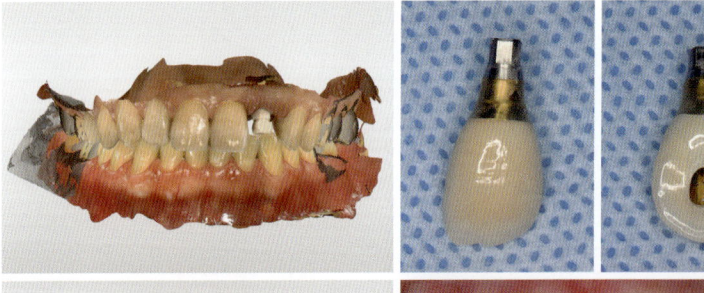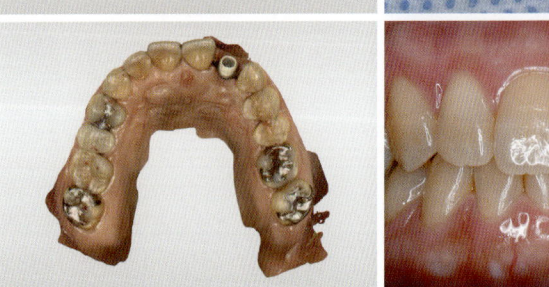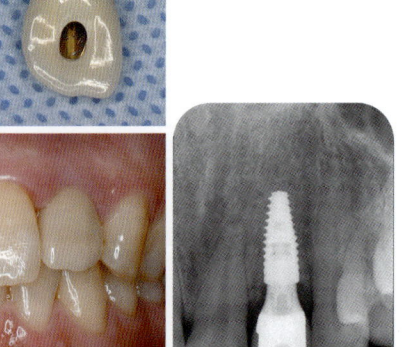

図⓱　インプラント治療による修復

うになる反面、欠損原因を最終確認するためには、アナログ技術を用いて再確認する必要性もあることを忘れてはならない（**図19**）。

デジタル化が当たり前になってきている一方で、

デジタル化における課題が少なくない。データを入力してから出力するまでには、さまざまな課題も残されているのが現状で、決してデジタル化だけですべてが完結されないことを認識しておいていただきたい[11]（**図20**）。また、日本人は金属修

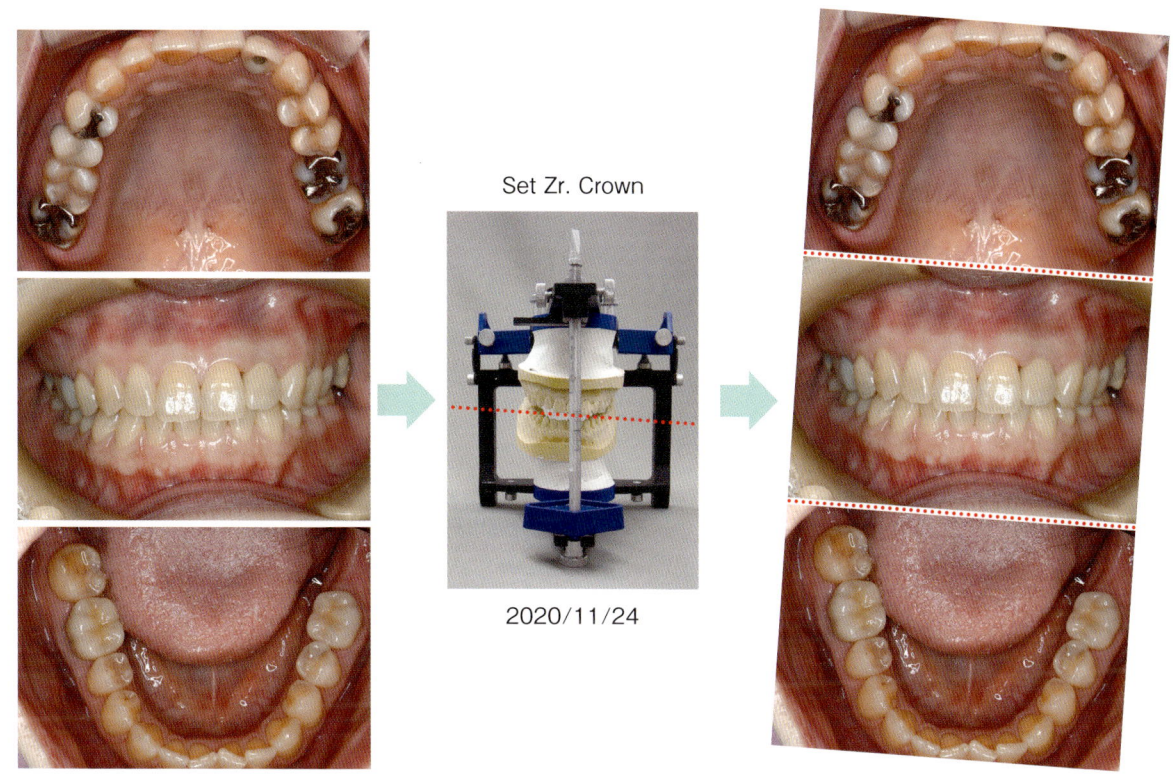

図⓲ 術後の口腔内写真（水平面→咬合平面）。右は、実際の口腔内。咬合平面は傾斜している

Set Zr. Crown

2020/11/24

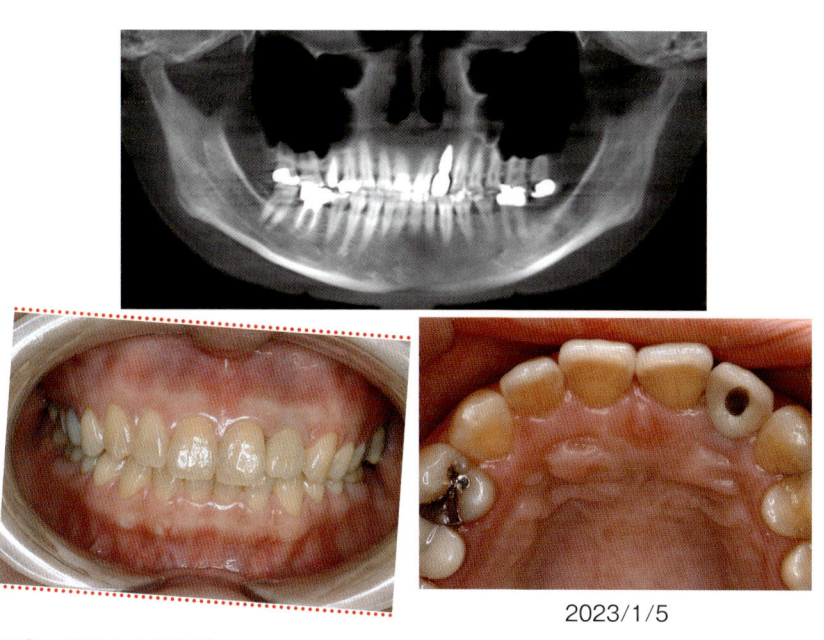

図⓳ 術後3年経過時

2023/1/5

復している症例が多いことから、天然歯列の矯正治療以外の症例では金属アーチファクトが発生するため、IOS で印象採得した STL データや PLY データを CBCT の DICOM データとマッチングさせる際には AI だけではうまくマッチングされ

ないため、アナログによるマッチングを行わざるを得ないのである（**図21**）。また、IOS を用いた咬合採得に関しても同様で、隣在天然歯の動揺や歯根膜の被圧変位量に左右されやすく、対合歯とのクリアランスが少なくなり、低くできている補綴

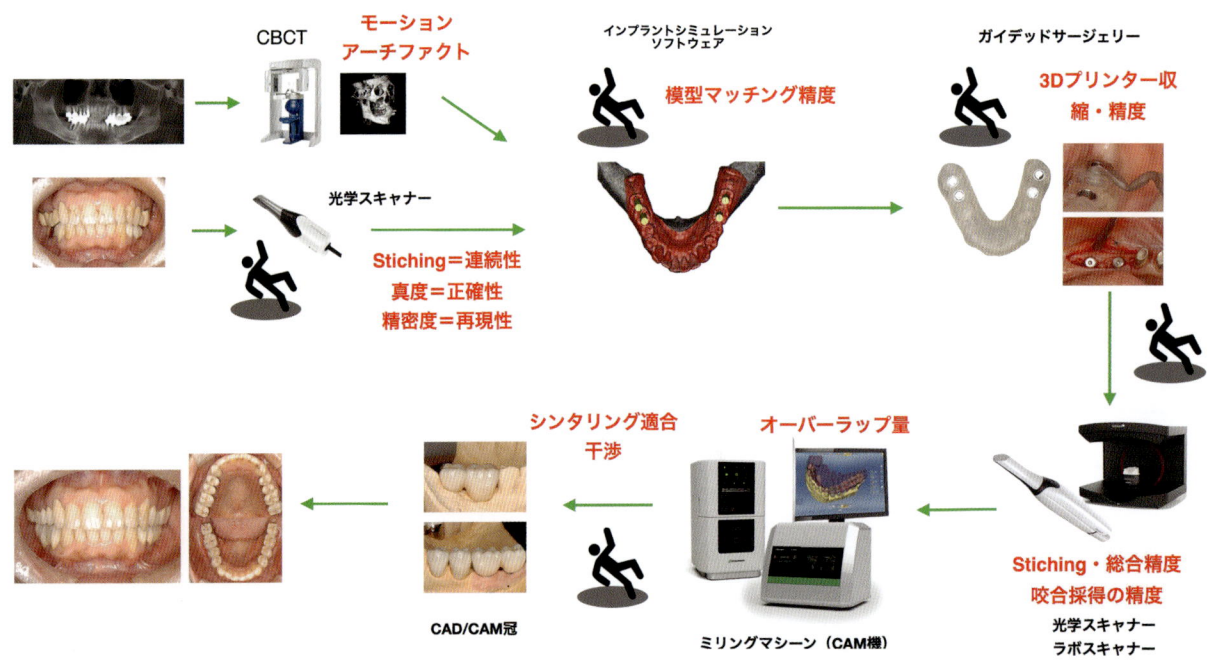

図⓴ デジタル化のブラックボックス。各ステップごとに、まだ改善を必要とする課題が残されている

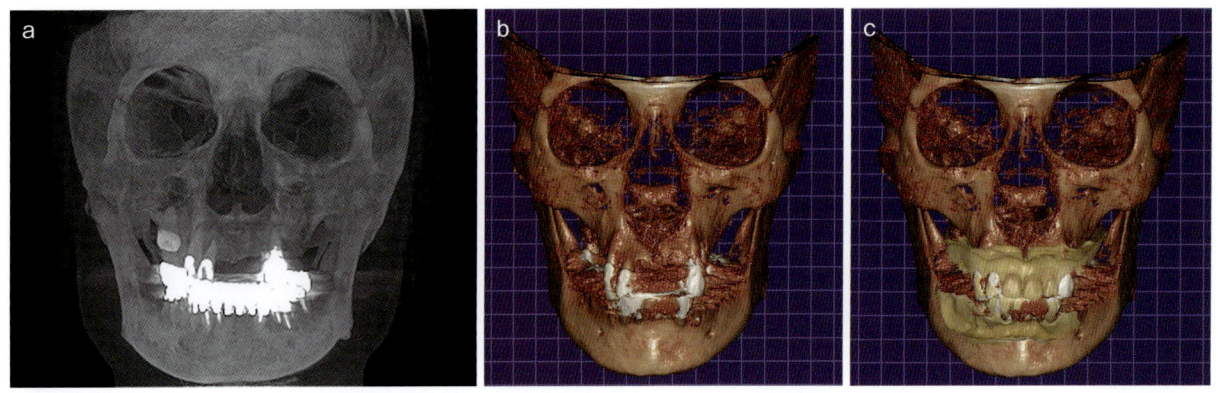

図㉑ メタルアーチファクトのある症例でのマッチング。AI ではマッチングが難しいため、マニュアルによる最終調整が必要である
a：CBCT 画像
b：AI 合成画像
c：マニュアル合成画像

物も少なくない（**図22**）。それゆえ、CAD/CAM システムを用いてジルコニア修復を行う場合には、咬合調整と鏡面研磨をしっかり行う必要があることを認識して治療を行うことが望ましい[11, 24, 25]（**図23**）。

◉

現在、筆者が考えている理想的補綴治療の DX は、補綴装置を製作するためのデジタル化ではなく、診査・診断のためのデジタル化である。前述した2症例は、チェアーサイドとラボサイドのデジタルデータのやりとりにすぎない。理想としては、補綴治療の診査・診断を経験値のある先生、歯科技工士、歯科衛生士、経験値の少ない先生が一緒に考え、経験値を継承できるようにして、患者に貢献することだと考える。現在のネット環境（たとえば ZOOM 会議室）を利用して共通のソフトウエアにマッチングさせたデータをアップロードし、咬合再構成させるための症例検討を行って、治療経過を確認していくことが必要である。「そんなことはすでに行っている」という先生方

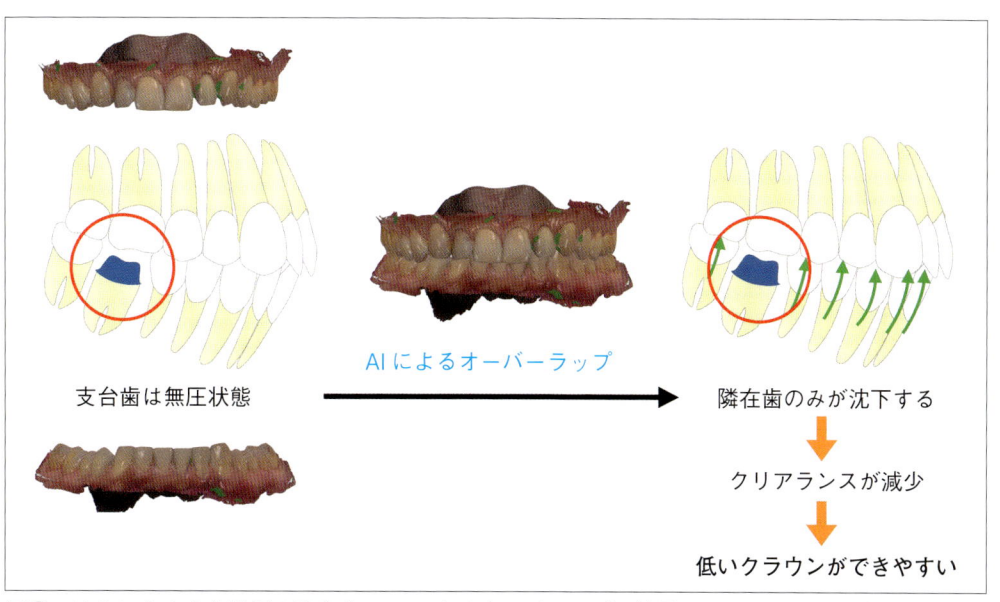

図❷ IOS による咬合採得の注意点。AI によるオーバラップの結果、クリアランスが減少し、低い
クラウンができきやすい

支台歯は無圧状態 → AI によるオーバーラップ → **隣在歯のみが沈下する** → クリアランスが減少 → 低いクラウンができやすい

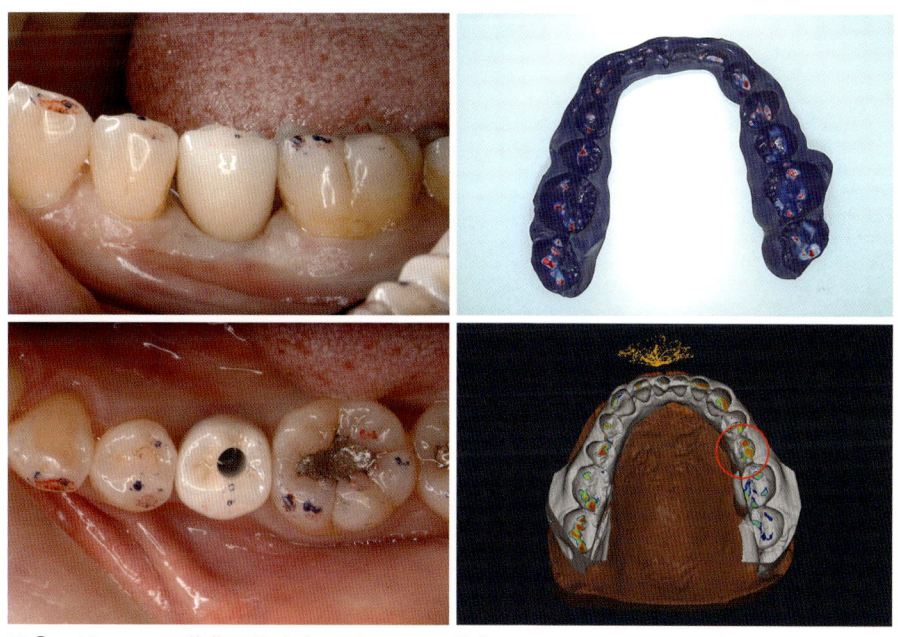

図❸ ジルコニア修復の注意点。ジルコニア修復ではシリコーンバイト材や下顎運動測定
器などによる接触点の確認と咬合調整後の鏡面研磨が重要である

もいると思うが、ここで重要なのは、可能であれば症例をアップロードする先生が、各種のデータ（DICOM、STL、OBJ、PLY、XML など）をマッチングできる 3 次元解析ソフトウエアを用いて症例検討することである（**図24**）。

　医療における「仁」という言葉は、患者に対する「思いやり」をつねに忘れてはならないことを意味している。デジタル化によって生産性を向上・安定させたり、ビジネスモデルを変えていくこともひとつの補綴治療の DX かもしれないが、現状の補綴治療における画像診断を含めた DX は、アナログで診断できることにデジタル化を治療のサポートとして加え、口腔内の長期安定を目的とした、患者のための医療でありたい。

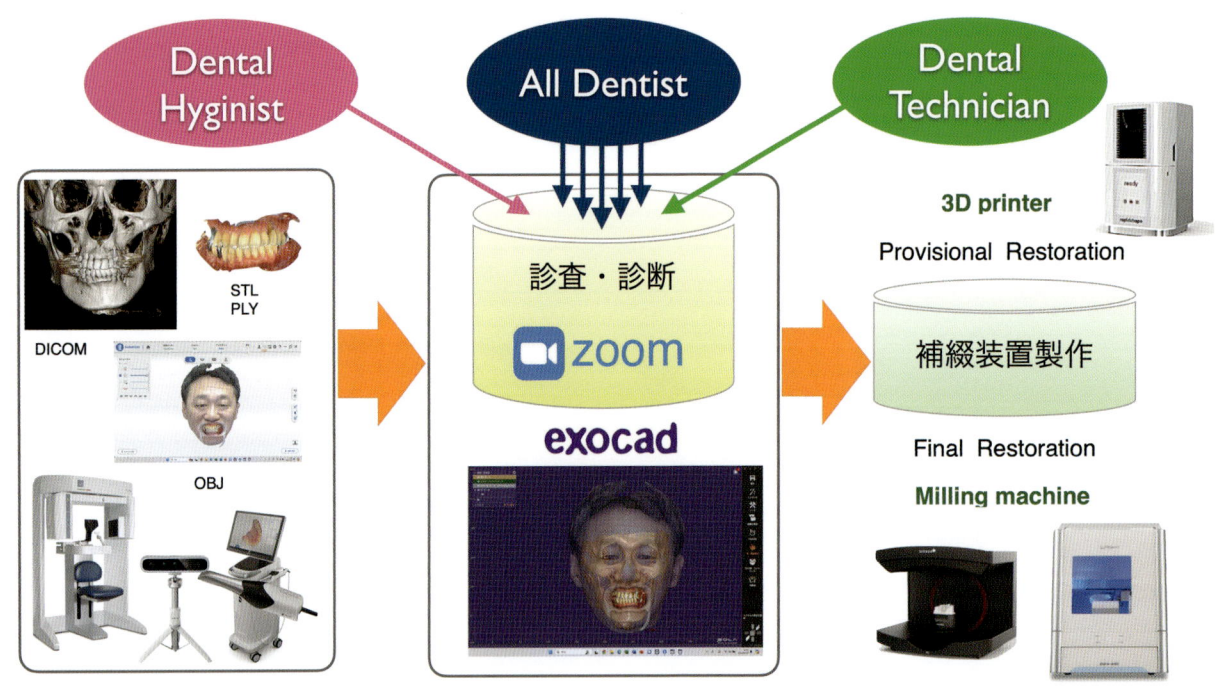

図❷　補綴治療における DX の理想。各種データを共通のソフトウエアにアップロードし、ネット環境を利用して診査・診断、治療計画を Dr.、DH、DT が一丸となって症例検討して患者によりよい口腔内環境を還元できることが理想である

【参考文献】

1）ベイカレントコンサルティング：デジタルトランスフォーメーション．日経 BP 社，東京：2016.
2）ベイカレントコンサルティング：デジタルトランスフォーメーションの実際．日経 BP 社，東京：2017.
3）菊池 真：医療 DX－進展するデジタル医療に関する最新動向と関連知識．別冊 医学のあゆみ，1/25号，医歯薬出版，東京：2024.
4）田中晋平，他：補綴歯科治療のデジタル化の現状と未来．日本補綴歯科学会誌，9（1）：38-45，2017.
5）金澤 学：有床義歯補綴のデジタルトランスフォーメーション．口腔病学会雑誌，89（1）：13-17，2022.
6）市川哲雄，他：DX 推進のための対応：義歯治療のデジタル化の現状と今後について．日本補綴歯科学会誌，16（2）：251-257，2024.
7）梅原一浩：歯科審美のためのデジタル機能解析．歯科放射線，29（1）：1-5，2016.
8）梅原一浩，他：インプラント治療に必要なチェアサイド－ラボサイドの共通認識－前歯部インプラント補綴を成功に導く治療ステップと技工操作－第 7 回（最終回）デジタル化の進展がインプラント治療に及ぼす影響．歯科技工，医歯薬出版，44（2）：230-241，2016.
9）梅原一浩：デジタルでここまでできる咬合診査・治療．日本歯科評論，77（8）：85-95，2017.
10）梅原一浩：補綴領域における CBCT の応用．歯科放射線，59（2）：47-51，2020.
11）梅原一浩，他：インプラントシミュレーション，デジタルワークフローの現状と将来展望．日本口腔インプラント学会誌，35（4）：291-299，2022.
12）田中譲治，他：口腔内スキャナー使用の光学印象による種々の臨床応用：フルアーチインプラント症例の光学印象法からコピーデンチャーの製作まで．日本口腔インプラント学会誌，32（1）：71-79，2019.

13）田中譲治：インプラント治療における口腔内スキャナーのさまざまな臨床応用．日本口腔インプラント学会誌，34（2）：31-39，2021.
14）宮地建夫：症例でみる欠損歯列・欠損補綴レベル・パターン・スピード．医歯薬出版，東京：2011.
15）宮地建夫：欠損歯列の評価とリスク予測－上下顎歯数のアンバランスとそのリスク－．日本補綴歯科学会誌，5（1）：21-27，2013.
16）永田省蔵：欠損歯列の評価とリスク予測－「上減の歯列」の術後経過とその問題点から補綴手法を考える－．日本補綴歯科学会誌，5（1）：28-33，2013.
17）武田孝之：欠損歯列の評価とリスク予測－「上減の歯列」に対するインプラントの適応－．日本補綴歯科学会誌，5（1）：34-36，2013.
18）田中譲治：上顎無歯顎のインプラント補綴－長寿社会を迎えてインプラントオーバーデンチャーの必要性を探求－．日本補綴歯科学会誌，11（2）：102-110，2019.
19）小柳圭司：インプラントは臨床でこう活かす－無歯顎への対応，その 1，治療方針の選択基準，設計，埋入を中心に－．日本歯科評論，増刊，2003.
20）Abe S, Takayanagi A, Nakazawa A, Kobayashi A：Risk assessment of tooth fractures from the modified genial angles. Int J Clin Dent, 3（2）：103-110, 2010.
21）阿部 修，他：下顎角は歯牙破折のリスク評価になり得るか．補綴臨床，45（3）：254-263，2012.
22）宝崎岳彦，他：患者満足を高める One Day Denture の実際．歯科技工，45（12）：1472-1483，2007.
23）田中五郎：デンチャースペース義歯．デンタルダイヤモンド社，東京，2016：12-16.
24）梅原一浩：下顎運動測定器 ARCUSdigma Ⅱ の有用性とその臨床応用．北海道歯科医師会雑誌，72：33-35，2017.
25）梅原一浩：顎運動測定装置を活用した臨床の現在と将来．日本歯科医師会雑誌，74（6）：4-13，2021.

4 歯科領域 AI の今後の展望

田島聖士　Satoshi TAJIMA　｜　AOI 国際病院　歯科口腔外科部長／医療創生大学　歯科衛生専門学校長

1 インプラント AI と インプラントコミュニティ

1. インプラント AI 開発：デンタル X 線画像

　筆者は2018年から歯科 X 線画像を用いた AI 開発を行っている。その１つとして、患者のインプラントのデンタル X 線画像からインプラントの種類を判別する AI 作成も試みているが、満足のいく精度が出ていない。100種類以上のインプラントのデンタル X 線画像を用いてデータを拡張し、計100万枚以上の教師データを使用して AI 作成を行ったが、社会実装できるレベルの結果には至っていないのが現状である（**図１**）。

2. インプラントコミュニティ「ImplaDetect」 の発足

　インプラント AI を作成するために収集したデータや X 線画像などを筆者だけが所持しているのはもったいないと考え、各インプラントの詳細なデータと判別のための情報をまとめ、書籍『インプラント辞典 2024』[1] に収載した。

　また、「不明なインプラントの判別」、「インプラント難民」という歯科業界の問題を解決できるよう、インプラントコミュニティ「ImplaDetect」（Facebook の非公開グループ、無料）を発足し、運営している（**図２**）。

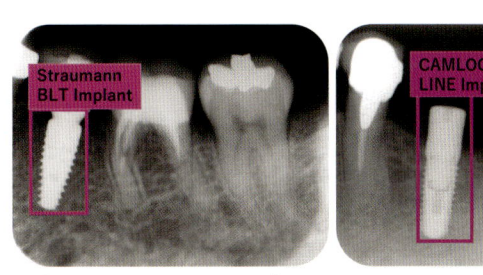

図❶　開発していたインプラント AI の例

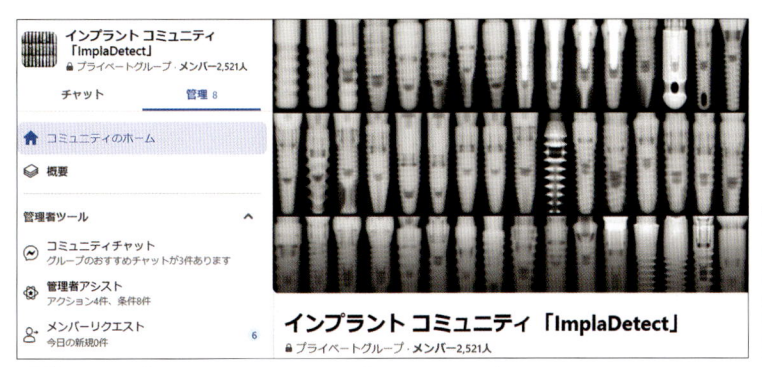
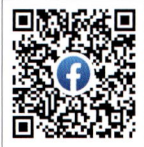

図❷　インプラントコミュニティ「ImplaDetect」

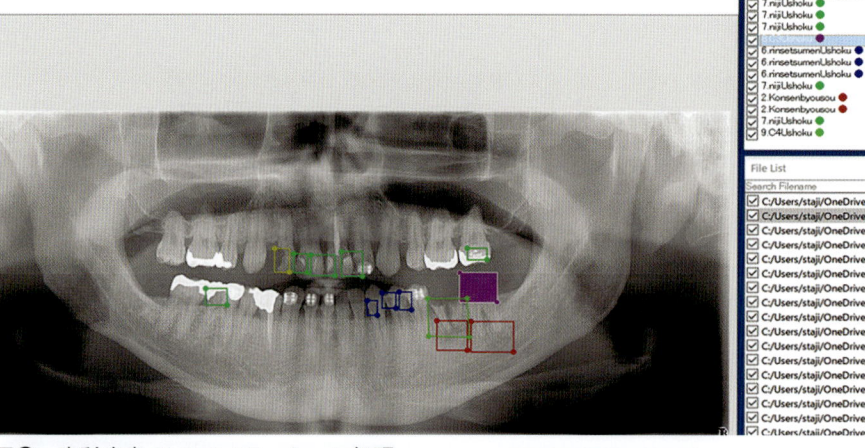

図❸ 歯科疾患 AI のアノテーション処理

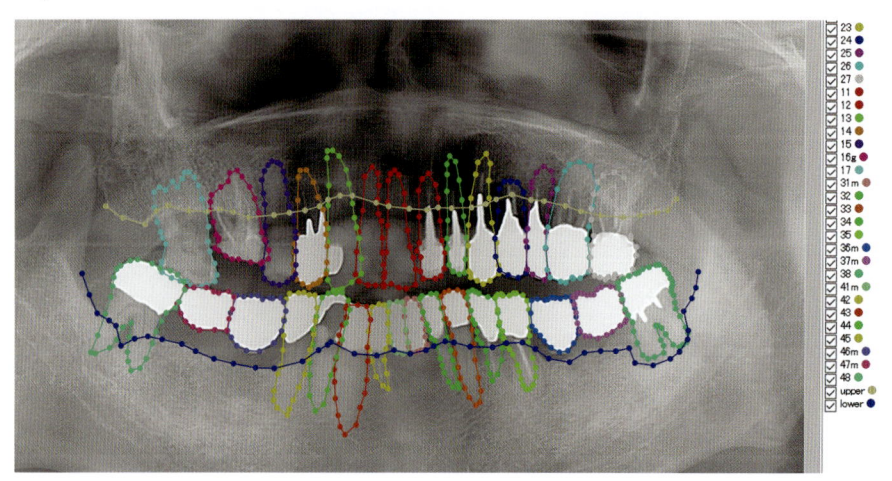

図❹ 歯式 AI のアノテーション処理

　利用方法は、不明なインプラントの X 線画像などをこのコミュニティに投稿してもらう。個人の知識や能力には限界があるため、有志メンバーが自発的に協力し合ってインプラントを判別している。ただし、本コミュニティはインプラント判別を確約するものではない。

　2024年 6 月 4 日現在、スタディグループやインプラントメーカーの垣根を越えて2,521名方がメンバーとなっており、インプラントメーカーは28社中、21社にご協力をいただいている。「インプラント難民ゼロ」を目指して活動しており、ぜひ図 2 の二次元バーコードよりご登録いただければ幸甚である。

2 これまでに開発した歯科 X 線 AI

1．AI 開発の概要

　X 線画像の読影は歯科医師の経験などにより差が出ることもあり、医療現場における AI 利用の効果としては、「AI によるダブルチェック」により、見逃しやヒューマンエラーを防ぎ、また「医療の標準化」も期待できると考えられる。また、スクリーニングとしても使用できるため、歯科医療従事者側および患者側にも有益なシステムと考えられる。

　筆者は歯科におけるスクリーニング診査を考えた際、パノラマ X 線画像がその中心となると考え、パノラマ X 線画像を用いた歯科疾患 AI、歯式 AI、歯周病 AI の開発を行っており、そのアノテーション処理から開発を開始した（**図 3 、 4**）。

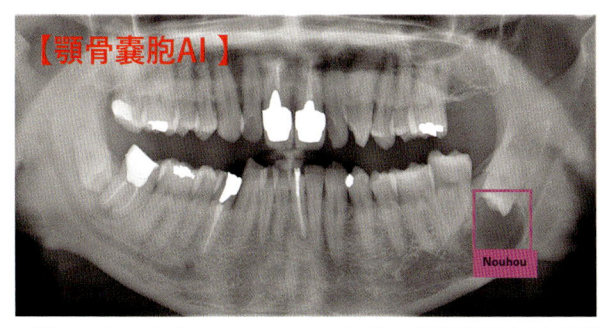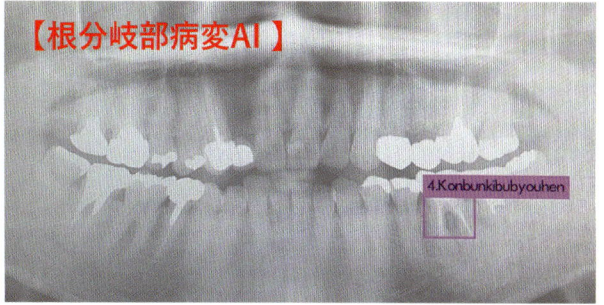

図❺　開発した歯科パノラマ X 線画像の顎骨嚢胞 AI と根分岐部病変 AI

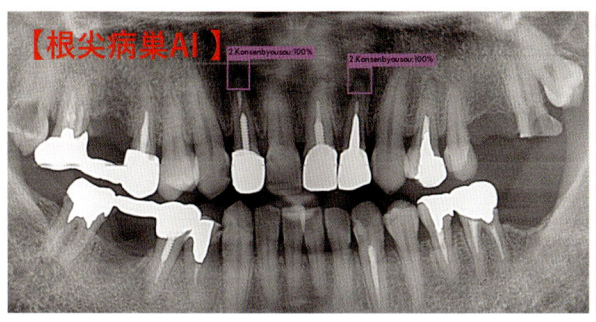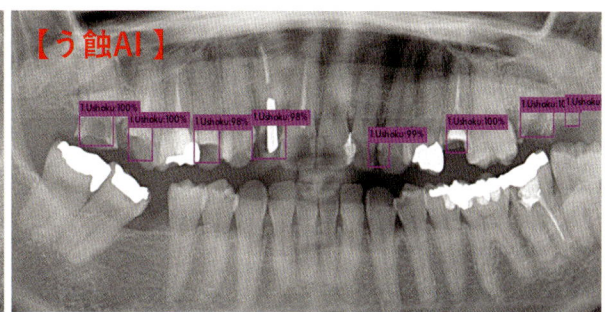

図❻　開発した歯科パノラマ X 線画像の根尖病巣 AI とう蝕 AI

現在の教師用データは、各 AI ともに約 3 万枚の画像を用いて学習している。

2. 各種歯科疾患の診断支援 AI（特許取得済み）：パノラマ X 線画像

歯科疾患 AI としては、顎骨嚢胞 AI、根分岐部病変 AI、根尖病巣 AI、う蝕 AI を開発している（図 5、6）

これまでの成果としては、論文 2 編の報告[2,3]と特許取得[4]である。

3. 歯式 AI（歯の数と番号を自動検出する AI）：パノラマ X 線画像

現在、パノラマ X 線画像を用いた歯科疾患 AI と歯式 AI は、AWS（アマゾンウェブサービス）上で使用できるように構築しているため、クラウド上で AI 判定できる仕組みとなっている（図 7）。

4. 歯科健診 AI（歯科疾患 AI・歯式 AI・歯周病 AI を統合して、AI 歯科健診表の作成と前回画像との比較ができるシステム、特許出願中）：パノラマ X 線画像

現在、歯周病 AI（歯槽骨のラインを自動検出する、パノラマ X 線画像）の開発を行っている。

「歯科パノラマ X 線画像を用いた歯科健診 AI システム」は、①各種歯科疾患の診断支援 AI、②歯式 AI、③歯周病 AI を組み合わせた AI である（図 8）。

AI がパノラマ X 線画像を解析して、AI 健診結果表を提案することになるが、最終的には歯科医師による確認、承認が必要となる。AI 歯科健診結果表は、前回データとの比較も可能となる。

5. 国民皆歯科健診での活用に向けて

この X 線画像の蓄積によるデータ分析は、国民の歯科疾患における貴重なヘルスケアデータとなり、これからの口腔衛生や歯科医療発展における礎となると考えられる。

また、本システムは、実施が検討されている「国民皆歯科健診」においても利用可能と考えられる。数年に一度はパノラマ X 線画像の撮影による「AI 歯科健診」を行うことで、視診による通常の歯科健診では把握できない顎骨病変や歯科疾患の早期発見が可能になると思われる。

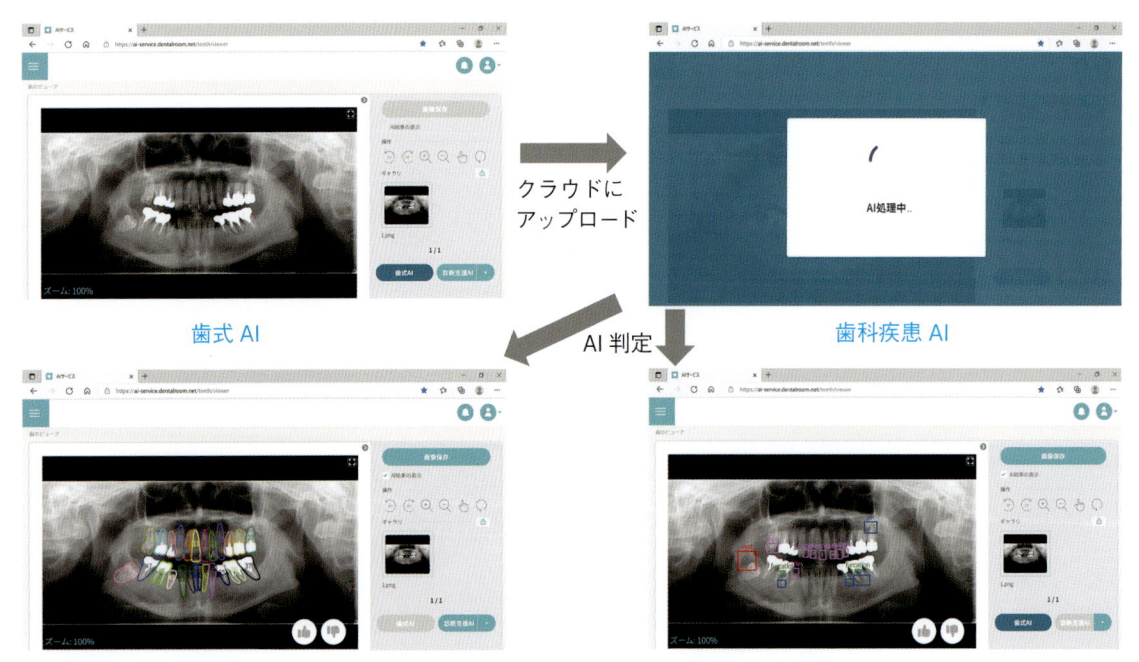

図❼　開発した歯科パノラマ X 線画像の歯式 AI と歯科疾患 AI の AWS 上での画面

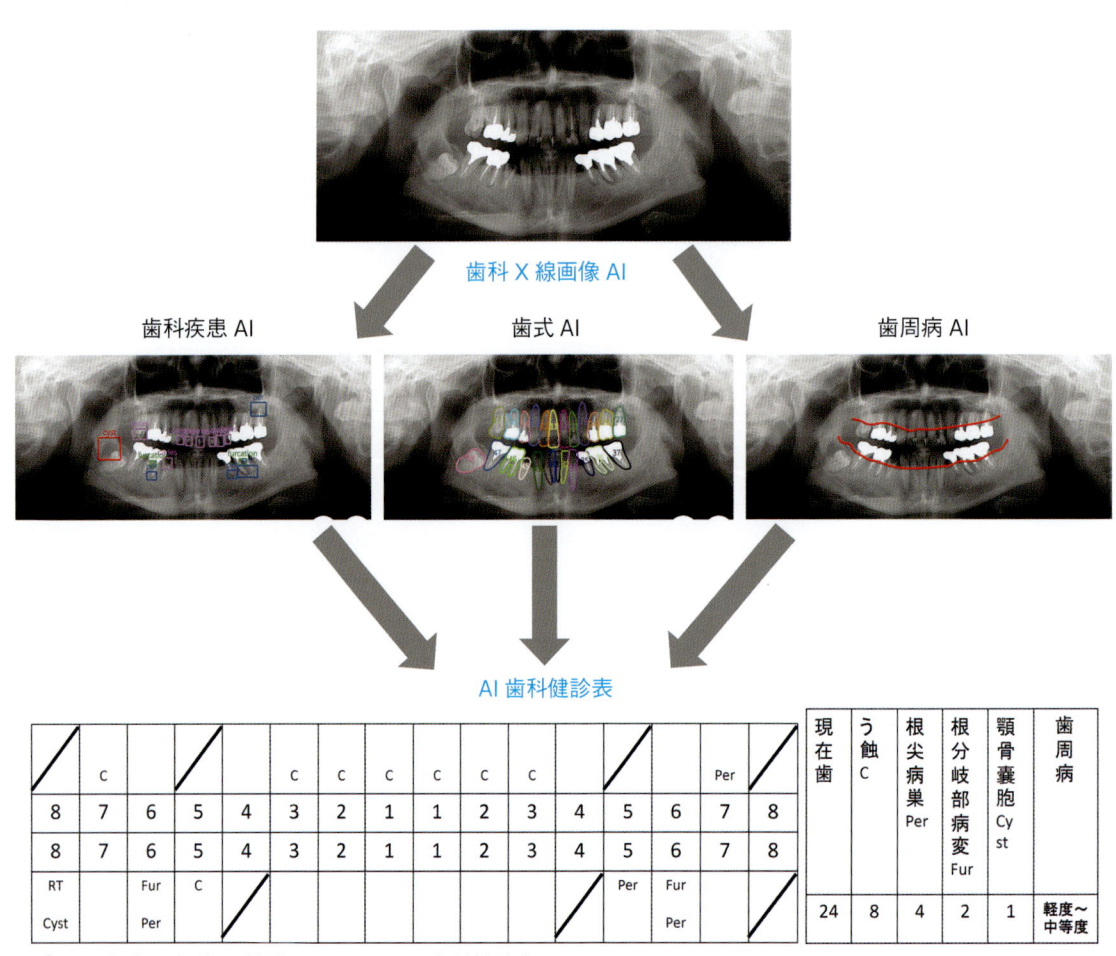

歯科 X 線画像 AI

歯科疾患 AI　　　　歯式 AI　　　　歯周病 AI

AI 歯科健診表

																	現在歯	う蝕 C	根尖病巣 Per	根分岐部病変 Fur	顎骨嚢胞 Cyst	歯周病
	C				C	C	C	C	C	C					Per								
8	7	6	5	4	3	2	1	1	2	3	4	5	6	7	8								
8	7	6	5	4	3	2	1	1	2	3	4	5	6	7	8								
RT Cyst		Fur Per	C							Per	Fur Per						24	8	4	2	1	軽度～中等度

図❽　開発中の歯科 AI 健診システムと AI 歯科健診表

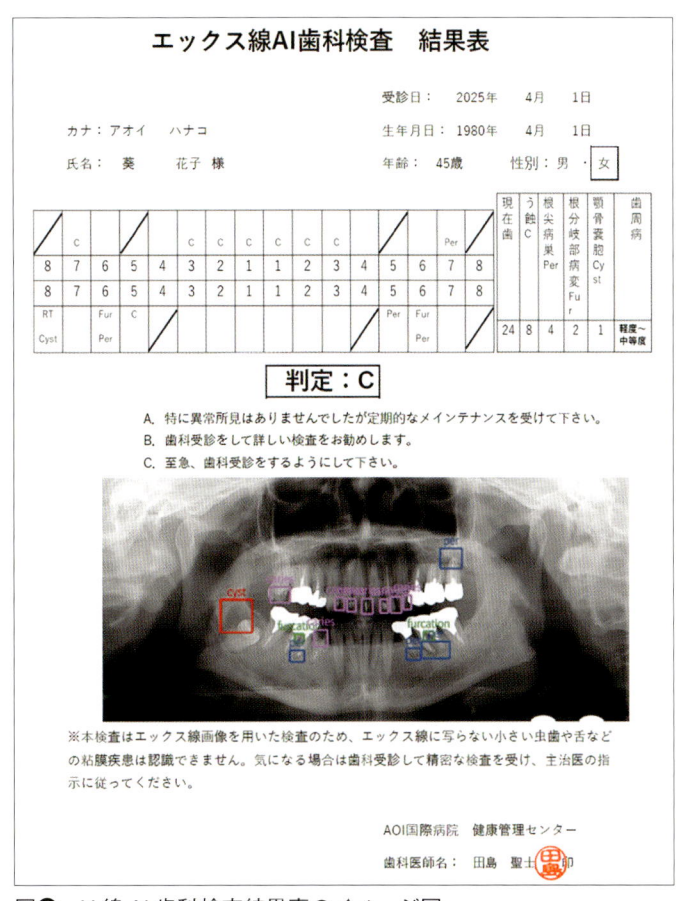

図❾ X線AI歯科検査結果表のイメージ図

2022年に政府が出した骨太の方針にも「国民皆歯科健診」が盛り込まれ、今後は下記のような方向性での運用が期待される。

- 通常の医科の健康診断の１つとしてパノラマX線画像を撮影
→ AIで評価し、結果を健診結果表でフィードバック
→歯科疾患を早期発見し、歯科受診に繋げる
→口腔の健康増進
→全身の健康増進
→健康寿命の延伸
→医療費の削減
→国民皆保険制度の維持

　筆者が勤務している葵会グループのAOI国際病院健康管理センターでは、上記の「パノラマX線画像AIシステムを用いた歯科健診」を、2025年度から運用開始予定としている（**図9**）。歯科だけの健診では受診者数が少なくなること、および上記の政府骨太政策の観点からも「X線AI歯科健診を全身の健康診断と一緒に実施する形式」での運用を予定している。

3　歯科における今後のAI利用と展望

1．ハイプ・サイクルと歯科AI

　ハイプ・サイクル（hype cycle、ハイプ曲線）は、特定のテクノロジーの成熟度、採用度、社会への適用度を示す図であり、アメリカのガートナー社がこの用語を造った（**図10**）[5]。

　1995年以来、ガートナー社はハイプ・サイクルを用いて、新しいテクノロジーの登場によって生じる過度の興奮や誇張（hype、ハイプ）、そしてそれに続く失望を説明している。それはまた、技

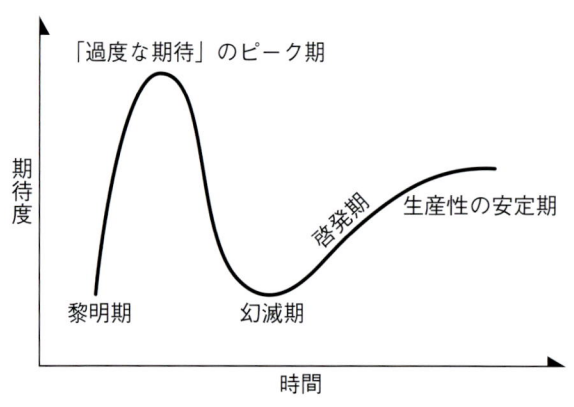

図❿　ハイプ・サイクルの概略図 (参考文献[5] より引用改変)

術がいかにして次の段階に進み、実際に利益を生み出し、そして広範に受け入れられるかも示す。

　ハイプ・サイクルとは新技術・テクノロジーが社会に受け入れられる段階を表したものであり、次の5つの段階から構成される。

①**黎明期**：技術の引き金、ブレークスルー

②**「過度な期待」のピーク期**：世間の注目による過剰期待の頂

③**幻滅期**：過度な期待からの幻滅のくぼ地

④**啓発期**：実情や限界を踏まえた現実的な製品や利用による啓蒙の坂

⑤**生産性の安定期**：生産性の台地から継続的進化と普及

2. 歯科における AI 活用の展望

　歯科 AI におけるハイプ・サイクルは、まだまだ「黎明期」であり、「ピーク期」に向かうためにまず、AI などのテクノロジーを用いた社会性の醸成が必要と考えられる。そのためには、歯科医師・歯科企業・スタディグループ・大学・学会・歯科医師会などが協力して、AI 開発から社会実装へ繋げるルートやスキーム作りが課題と考えられる。

　歯科界ではいまだに PMDA に許可された医療 AI 機器は存在していない。さまざまなハードルがあるが、多くの方々と協力して社会実装し、歯科医療に貢献できる AI 開発を継続していきたいと考えている。

【参考文献】
1）田島聖士：インプラント辞典．アマゾン KDP，2024．
2）田島聖士，園田央亙，小林 誉：パノラマエックス線画像における根分岐部病変を自動検出する AI モデルの開発．日本歯周病学会誌，63：119-128，2021．
3）Satoshi T, Yoshiyuki O, Takashi K, Maiko K, Chikanobu S, Kaori T, Hiroto S, Yoshimi I, Takayoshi S: Development of an automatic detection model using artificial intelligence for the detection of cyst-like radiolucent lesions of the jaws on panoramic radiographs with small training datasets. Journal of Oral and Maxillofacial Surgery, Medicine, and Pathology, 34: 553-560, 2022.
4）特許番号：特許第6830082号，特許出願人：田島聖士，医療法人社団葵会，名称：歯科分析システムおよび歯科分析 X 線システム．2021年1月19日：特許査定．
5）ガートナー ハイプ・サイクル：Gartner Inc（Stamford, California, USA）
https://www.gartner.co.jp/ja/research/methodologies/gartner-hype-cycle
（2024年8月10日最終アクセス）

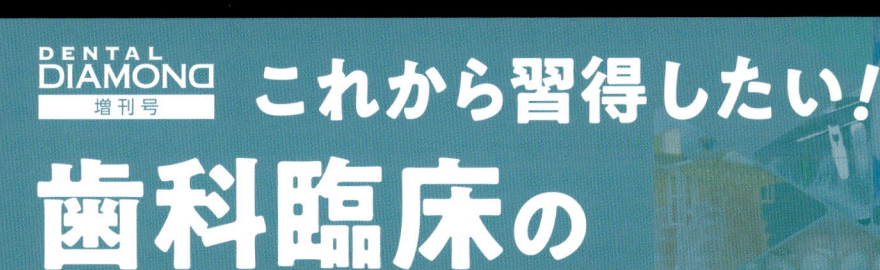
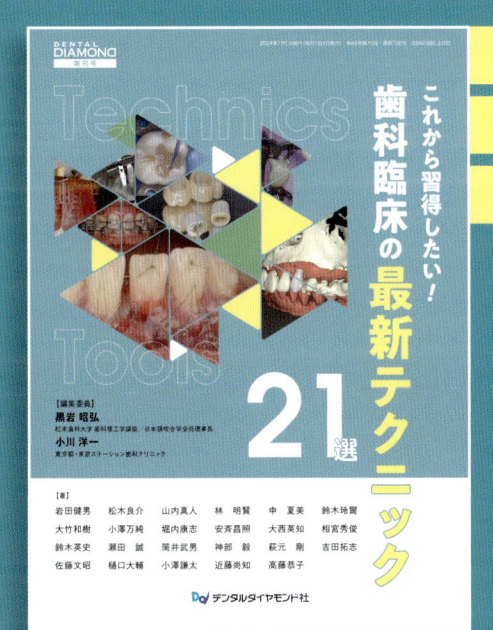

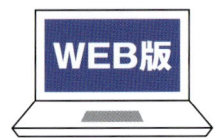
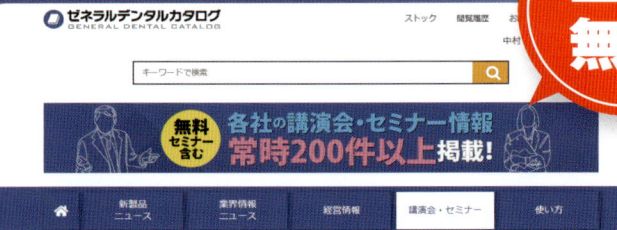
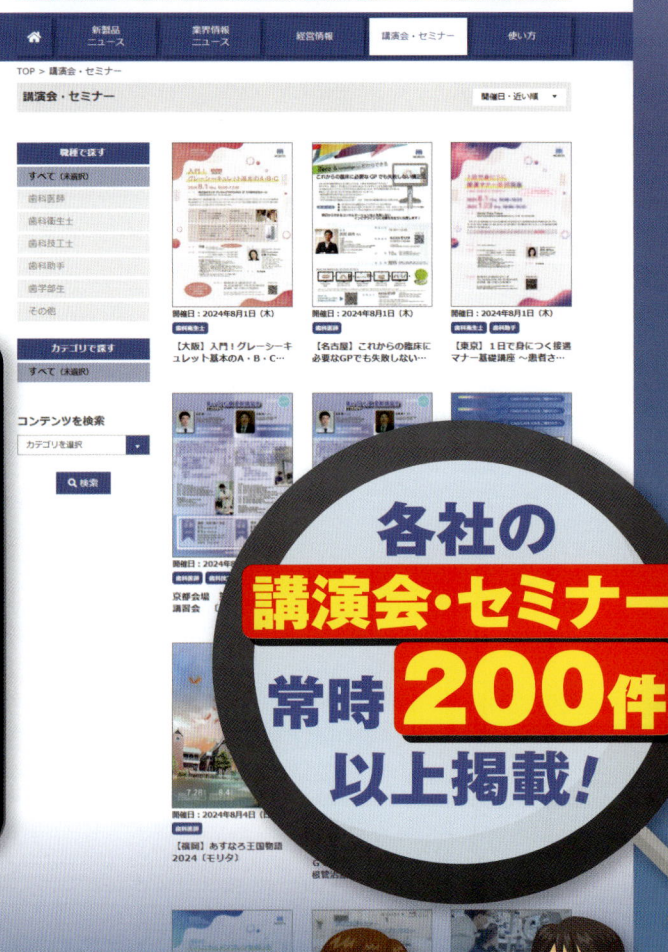
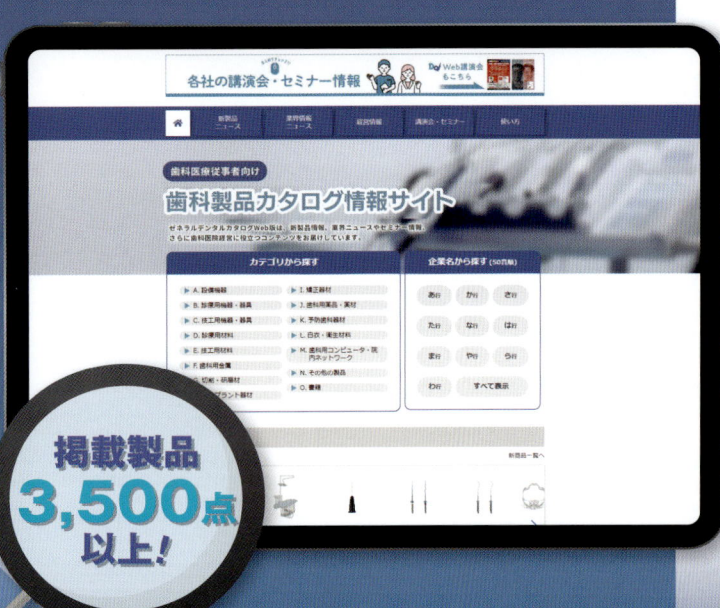
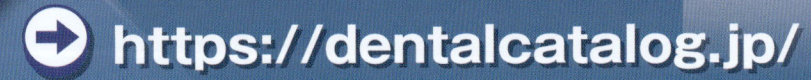

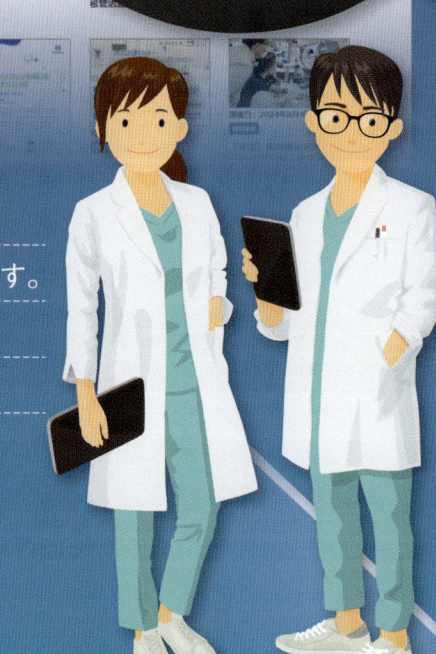

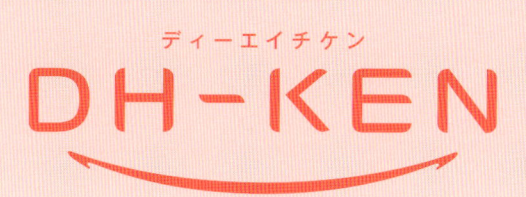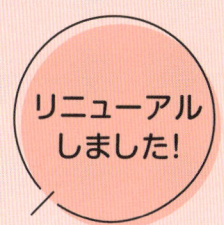
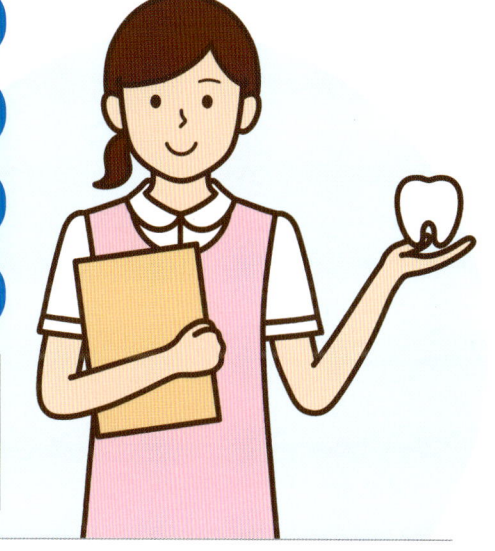
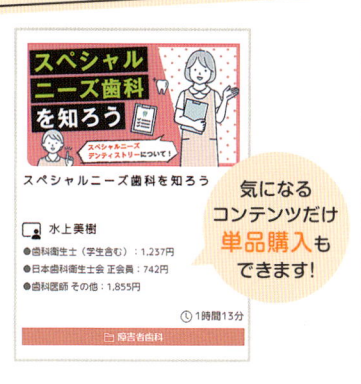
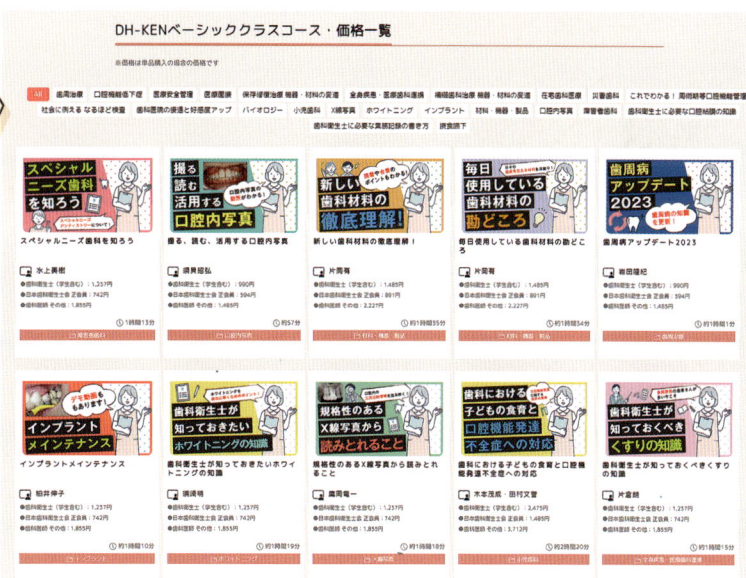

Dd DENTAL DIAMOND 増刊号

臨床に役立つ画像診断トレーニング

発 行 日──2024 年 10 月 1 日　通巻第 736 号
編集委員──金田 隆｜村上秀明｜森本泰宏
発 行 人──濱野 優
発 行 所──株式会社デンタルダイヤモンド社
　　　　　〒 113-0033
　　　　　東京都文京区本郷 2-27-17　ICN ビル 3 階
　　　　　TEL　03-6801-5810 ㈹
　　　　　https://www.dental-diamond.co.jp/
　　　　　振替口座　00160-3-10768
印 刷 所──株式会社エス・ケイ・ジェイ